医院管理·暖医文化·叙事智慧

叙事医院管理
从精益管理到价值共生

Narrative Hospital Management
From Lean Management to Value Symbiosis

杨晓霖 李新江 李钊 著

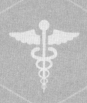

广东科技出版社
全国优秀出版社
·广州·

图书在版编目（CIP）数据

叙事医院管理：从精益管理到价值共生 / 杨晓霖，李新江，李钊著. —广州：广东科技出版社，2024.3
ISBN 978-7-5359-8177-6

Ⅰ.①叙… Ⅱ.①杨… ②李… ③李… Ⅲ.①医院—管理 Ⅳ.①R197.32

中国国家版本馆CIP数据核字（2023）第196027号

叙事医院管理：从精益管理到价值共生
Xushi Yiyuan Guanli : Cong Jingyi Guanli Dao Jiazhi Gongsheng

出 版 人：严奉强
责任编辑：刘锦业
封面设计：友间文化
责任校对：李云柯　杨　乐
责任印制：彭海波
出版发行：广东科技出版社
　　　　　（广州市环市东路水荫路11号　邮政编码：510075）
销售热线：020-37607413
https://www.gdstp.com.cn
E-mail：gdkjbw@nfcb.com.cn
经　　销：广东新华发行集团股份有限公司
印　　刷：广州市彩源印刷有限公司
　　　　　（广州市黄埔区百合三路8号　邮政编码：510700）
规　　格：787 mm×1 092 mm　1/16　印张16.25　字数420千
版　　次：2024年3月第1版
　　　　　2024年3月第1次印刷
定　　价：68.00元

如发现因印装质量问题影响阅读，请与广东科技出版社
印制室联系调换（电话：020-37607272）。

序

"叙事医院管理"与高质量发展的"幸运草"

经典畅销书《当幸运来敲门》[①]（*Good luck:Creating the conditions for success in life and business*）讲述了这样一则故事：两位失联多年的老朋友维克多和大卫在一次偶然的机会相遇，两人小时候一同居住在贫民区。如今的维克多从昔日的一位名不见经传的小洗车工变成了一位大企业家，而大卫原本继承远房亲戚的财产，经营一家工厂，现在却濒临破产，生活难以为继。维克多不忍心看见儿时伙伴大卫的人生陷入低谷，意志如此消沉，决定将自己成功的秘诀分享给大卫。维克多成功的秘诀是祖父讲述的一则关于"找寻幸运草"的故事。

在"找寻幸运草"的故事里，智者梅尔林向骑士们下战帖，要求大家在七天内找到可以带来财富和成功的四叶幸运草，然而响应者寥寥，只有黑骑士和白骑士两人决定尝试一下，启程去寻找四叶幸运草。途中，他们遇到土地神、湖泊仙女、丛林天后等人，大家都认为这片丛林的土壤太过坚硬，水源不充足，树木高大茂盛，阳光无法照进来，连三叶草都难以生长，何况是四叶幸运草。黑骑士花了七天七夜在偌大的森林中到处奔波，找寻那棵传说中的四叶幸运草。然而，黑骑士短视近利，缺乏热情、耐心和智慧，最终并未成功。

而白骑士在听取众神对四叶幸运草生长所需环境的描述，并对森林的整体情况进行全面勘察之后，决定不再盲目找寻幸运草，开始致力于创造和改良适宜四叶幸运草生长的环境。白骑士开垦出一片松软的土壤，去除土壤里的小石子，引入充足的水源，砍去遮蔽阳光的大树。前六天白骑士就这样全心全意地翻土、施肥，默默耕耘，第七天，风神将四叶幸运草的种子散播到丛林的每一个角落，大部分都落在了贫瘠的土地上，但是也有一些落在了白骑士培育的土地上，当天四叶幸运草破土而出。

"找寻幸运草"的故事告诉我们：获得幸运草的唯一要诀在于要耐心开垦出适合幸

[①] 《当幸运来敲门》（*Good luck: Creating the conditions for success in life and business*）由西班牙经济学家、管理学家亚历克斯·罗维拉（Alex Rovira）与西班牙创新管理大师费南多·德里亚斯·迪·贝斯（Fernando Trias de Bes）合著。

运草生长的土壤。然而，目前大多数医院领导者就像黑骑士一样，为了医院的高质量发展绞尽脑汁，四处奔波，到处考察，盲目修建医院大楼，到处购买先进的医疗设备，不惜花重金引进医疗人才，但是高级医疗人才常常因为"水土不服"而再次流失。宽敞的医院大楼和高级而昂贵的医疗仪器和检测设备并不能提高患者满意度和医疗服务水准，也不能让医院高质量发展，相反，医院领导者最终错过了医院高质量发展的黄金时机。

医院领导者应该向白骑士学习，成为医院这片土壤的耕耘者，创造出适合"幸运草"生长的大环境，营造医院的最佳叙事生态。如果良好的医院叙事生态无法建立起来，整体荒芜而缺乏生机，医院里的每一个个体的发展就成了无源之水、无本之木。在叙事医院管理语境下，医院领导者应该着眼于医院高质量发展所需要的内外环境，使每一位在这片土地上默默耕耘的领导者和员工拥有叙事赋予的神奇"魔力"，人尽其才，物尽其用，在最佳的医院叙事生态中茁壮成长，相互滋养，彼此成就梦想，为医院的高质量发展献计、献策，并付诸实践和努力。

可以将叙事领导力看作是一种"元领导力"，是领导者发展其他一切领导力的重要基础；叙事管理是领导者展现自己叙事智慧的实践路径。如果医院的叙事生态和谐而健康，医院各个层级的领导者就能将柔性的叙事领导力和叙事管理才能发挥到极致。反之，医院的每一位员工势必会滋生颓废或者消极的情绪。"大健康"语境下各维度的关系势必因叙事连接的薄弱而存在沟通不畅的问题，各种矛盾层出不穷。临床一线医务工作者战战兢兢或如履薄冰，患者的就医体验势必会很差，患者的满意度难以提升，最终提高医疗服务水准便成了一句空话。

医院叙事生态的健康与和谐取决于医院领导层的叙事意识、叙事素养以及叙事智慧。"大健康"语境下，医院每位员工都迫切希望实现自我人生价值和社会价值，践行医学使命。医院每位员工都希望自己能像"幸运草"一样生长在一片能够展示和发挥自己聪明才智的土壤，这片土壤就是医院的叙事生态。医院叙事生态也同样滋养医院的顶层管理队伍，因为医院领导者也是医院大家庭的一分子，只是社会分工不同，但是目标和愿景是一致的，那就是最终提供优质服务，提升患者满意度，提高医疗服务水准，增进民众福祉，进而实现医院的高质量发展。

如果医院的领导层缺乏叙事领导力或者缺乏叙事意识或者叙事智慧不足，医院领导者就会像黑骑士，对待日常管理工作头痛医头，脚痛医脚，或者如黑骑士一般到处寻找或者打听"幸运草"的下落，急于求成，没有从根本上去留意或者去开垦适合"幸运草"生长的土壤。在叙事医院管理语境下，医院领导者更应该向白骑士学习。如果医院领导者愿意在积极营造良好与和谐的医院叙事生态方面付诸行动和努力，就会获得或者构建出医院高质量发展所必需的最佳医院叙事生态，这也是树立人文医院文化建设典型所必需的，更是医院文化"软实力"和"暖实力"的最直接体现。

如果医院的每一位领导者都成为受人尊敬和爱戴的白骑士，那么"幸运草"就会在医院各处生根发芽，而且生命力旺盛。可以预见的是，如果医院的领导者、员工、患者及患者家属都能像"幸运草"一样，在和谐的医院叙事生态中共生，那么医院的每一位员工都会被叙事医院管理智慧赋能，进而激发无限的工作热情和创造力，同时患者的依从性和治愈率也会得到极大提升，医患关系会更加和谐。医院作为医护患的温馨家园，像"幸运草"赖以生存的土壤一样，离不开医院领导层和每一位员工的辛勤耕耘与悉心呵护；同样，医院的领导者和每一位员工为了践行自己医学的初心和使命也离不开医院这片沃土。

管理无小事，尤其是医院管理。希望医院领导者能从本书中汲取有关叙事医院管理的精髓，并结合不同区域、不同文化以及医院的具体实际情况，在实践中加以发展和完善；通过叙事医院管理事件，培育出更多的"幸运草"，将幸运和温暖传递给更多医院、医者、患者、民众，为医院高质量发展提供源源不断的动力支持和智慧支持。笔者真诚期待与全国医院领导者携手并进，提升医院管理水平，夯实高质量发展的人文基础，促进医学的进步与社会的和谐，早日实现"健康中国2030"的宏伟目标。

杨晓霖

于南方医科大学叙事医学中心

2023年9月

§目　录

1

第三篇　实践篇

第一篇

引　言

"一切事物趋于完善的动力，都源自适当的改革。"

——（法）巴尔扎克

德鲁克认为，企业的本质是为社会解决问题，一个社会问题就是一个商业机会，公司必须在寻求自身利益最大化的过程中自动履行社会义务①。而医院的组织特征和功能定位与一般企业大相径庭，医院以人为主导开展精细的、复杂的集体活动，为服务对象提供攸关生死的医疗健康服务。受社会制度、文化背景、医疗保险制度等外部因素影响，各国医院管理模式各有不同。在我国，目前医院面临的外部宏观环境和内部微观环境持续变化，情况复杂，同时医疗关乎民生，首先考虑社会效益，再考虑经济效益。医院需要在医疗质量与患者安全、医院运行效率以及可持续发展等方面不断探索、开拓，也需要在筹资来源有限的情况下保障医院正常运转，因此，我国医院管理近年来逐渐由粗放式管理向精细化管理转变。

近年来中国在医疗设备和影像技术方面取得了显著进展。高端医疗设备的研发和生产能力得到提升，包括计算机体层成像（CT）、磁共振成像（MRI）、正电子发射体层成像（PET）、超声、内窥镜等，医疗设备性能和分辨率的不断提高，为临床诊断和治疗提供了更准确、更细致的信息。各医院不断购置新设备，开展新技术、新项目，医院硬件设施趋于同质化。

中国医疗系统的数字化和信息化水平也不断提升。电子病历系统的应用和普及提高了医疗记录和信息管理的效率，促进了医疗卫生信息的共享和交流。互联网和移动技术的发展也推动了在线医疗、远程诊断和健康管理等新模式的兴起，医院软件设施也趋于同质化。近五年来医疗领域开始广泛应用人工智能技术（artificial intelligence，AI）。机器学习、图像识别和自然语言处理等技术为医学影像分析、疾病预测和诊断提供了新的方法和工具。人工智能还在手术机器人、辅助诊断和智能医疗辅助系统等方面发挥着重要作用。

此外，基因检测和精准医学在中国得到快速发展。大规模基因测序项目的开展使得基因信息的获取和分析更加便捷。通过分析个体基因组信息，实现了个体化医疗和个体化药物治疗，提高了治疗效果和安全性。这些医疗技术为临床医疗提供了更多的选择和工具，医院的技术壁垒也逐渐降低，趋于同质化。在硬件、软件、技术均出现同质化的趋势下，医院管理者无疑将会在医院竞争中占据越来越重要的位置。在我国，医院管理者多由具有医学背景的高级知识分子担任，整体上比普通企业管理者具备更加丰富的专业知识和行业经验。但总体看来，在管理的实际成果上，医院管理者拿出的答卷并没有比企业管理者更优异。原因在于医院组织结构的差异巨大，这些医院管理者会碰到不同于企业管理的各种问题。

---

① 彼得·德鲁克（Peter F. Drucker）. 管理的实践 [M]. 齐若兰，译. 北京：机械工业出版社，2006.

无论是公立医院还是非公立医院、大医院还是小医院的管理者，都有可能遇到下列难题：

　　面对日益激烈的医疗竞争环境，如何保持医院的核心竞争力？

　　想把医院做大做强，但是带动医院成长的关键点到底是什么？

　　面对医疗质量问题带来的危机时，应该采取什么样的对策？

　　管理层团队成员知识背景和水平不一，常争论不休，如何形成合力？

　　管理者如何平衡自己的工作和家庭？

　　如何解决医院内部工作效能不一致的问题？

　　医护人员与患者之间如何形成良好医患关系？

　　如何帮助员工缓解职业倦怠感？

　　如何帮助员工实现职业身份认同？

如何让医院这样的独特组织和谐运转，一直是值得持续探讨的问题。医院管理学发展相对临床医学的发展来说，稍显滞后。医院管理中遇到很多实际问题，以现有的医院管理学、组织管理学等知识来解决这些问题仍存在一定困难，有很多值得深刻探讨的地方。

传统意义上的医院管理在面对这些涉及人文方面的难题时，存在一些盲区，需要一些艺术上的处理。而叙事医院管理是一门融合管理学和诸多人文学科的新兴交叉学科。同时也是一门可以助力医院实现高质量发展的艺术，是传统医院管理不可或缺的有益补充，从这个意义上看，叙事医院管理注定是一门拥有广阔发展前景的艺术。

一、中国医院宏观环境与价值观念的巨变

中国政府近年来一直致力于医疗改革，不断地进行富有创造力的变革，成效显著，但仍有待改善的空间。习近平总书记强调，"要倡导健康文明的生活方式，树立大卫生、大健康的观念，把以治病为中心转变为以人民健康为中心"。所谓"大健康"，就是围绕人的衣食住行、生老病死，对生命实施全程、全面、全要素的呵护。在"大健康"和"大卫生"语境下，中国健康政策由治病向防治一体逐步转变，进一步推动了健康领域向纵深方向发展。

我国政府在2016年发布的《"健康中国2030"规划纲要》中首次提出要实现全民健康目标，标志着人民群众的健康规划正式提到国家高度。《"健康中国2030"规划纲要》中提出了以人为本、预防为主、综合施策的健康发展理念，并提出一系列健康政策和行动计划，包括推动分级诊疗制度改革、促进健康教育等。中国政府推动的改革，以及积极推动"互联网+"医疗健康发展等措施，旨在缓解城乡医疗资源分布不平衡、

大医院看病难和看病贵等诸多问题，以及促进医患间的信息交流和患者便捷就医等，为民众提供更加便捷和个性化的健康服务。

在过去的15年里，中国经历了许多重要的经济变化。尽管经济增速有所放缓，但中国仍然是全球经济增长最快的主要经济体之一。过去15年，中国经济保持相对稳定的增长，通过结构调整和企业转型升级，实现了经济结构的优化。随之而来的是居民消费能力的不断增强，同时民众对于医疗和健康领域的服务需求也逐渐增加。此外中国的城市化进程持续加速，大量人口从农村流向城市，城市化率不断提高，城市人口占比不断提升，城市居民就医需求增加明显，同时对医疗服务水准也提出更高的要求。

随着我国经济社会的不断发展，中国的教育水平也普遍提高，中国居民的健康意识逐渐增强。社会价值观念也发生巨大变化，消费主义和多元化的价值观开始在社会中传播。年轻一代对于个人权利、自由选择和个性发展等方面的关注逐渐增加，尤其表现在医疗领域。拥有一定知识文化水平的年轻一代迫切需要更加人性化和有温度的医疗服务。各级医院管理者将人文爱心医院的建设提上议事日程，树立人文医院文化建设典型更是医院的"软实力"和"暖实力"的最直接体现。

二、中国医院蓬勃发展态势中的诸多质疑

《中国卫生健康统计年鉴（2022）》中指出，"截至2021年底，中国拥有36 570家医院，涵盖了公立医院（国有、集体）、非公立医院（联营、私营）两大类型，其中公立医院11 804家，非公立医院24 766家，其中公立医院数量虽仅占33%，但床位数占70.2%，是主要的医疗服务提供者。在过去的几十年中，中国医院在服务数量和服务质量上取得了巨大的成就，1949年，我国城乡居民的人均寿命35岁，而2021年，我国人均预期寿命已提高到78.2岁。"

正如英国著名历史学家、英国国家学术院院士，医学社会史、医学文化史的先驱，被誉为"那一代最伟大的医史学家"——罗伊·波特（Roy Porter，1946—2002）在其鸿篇巨制《剑桥医学史》中所言，"在西方世界，人们从来没有活得这么久，活得这么健康，医学也从来没有这么成就斐然。"

然而，矛盾的是，医学也从来没有像今天这样招致人们强烈的怀疑和不满。在设备和技术不断革新的背景下，医学关注的点从器官到细胞、从细胞到分子，从分子到基因，越来越微观化，医疗行业仿佛走进一个越来越狭窄而无法掉头的小巷或死胡同，将更多诊断和治疗寄托于高新技术的进步。专科、亚专科的不断细分，使得医疗行为进一步往以疾病为中心的诊疗思维纵深推进。

以临终患者治疗为例，2022年发表于《柳叶刀》的《柳叶刀死亡价值重大报告》

（*Lancet Commission on the value of death*）指出，"在高收入国家，全人口年度卫生支出的8%至11.2%用于不足1%的当年死亡人口，过于强调通过积极治疗延长生命，死亡和临终已变得过度医疗化；同时医疗机构未能向患者提供适当且富有同情心的医疗照护，导致患者在生命末期遭受不必要的痛苦[①]。"而在我国，由于医院筹资来源和内部绩效分配，以及上级对医院考核导向等，出现手术适应证放宽、倾向性提升四级手术占比等现象，过度诊断、过度治疗不再是新闻。医疗技术越先进，水平越高，医患关系却似越紧张。

三、中国医院管理面临的挑战

医疗机构主要由管理和后勤支持部门和各医疗单元组成。各医疗单元均由在各细分领域有一定权威和影响力的专家负责，带领医疗、护理团队进行本科室患者的医疗处置和照护，而管理和后勤支持部门更多是提供资源分配、服务支持等。医院与其他很多组织相比，运作模式明显更像集团公司，各部门虽然有共同的宏观目标，但更为本科室微观目标服务。当医院管理层围绕自己设定的宏观目标推动或者开展具体工作时，管理和后勤支持部门与临床医疗团队的合作如果摩擦不断，互相推诿、扯皮，医院领导者的权威就会受到一定挑战。相对临床医疗团队的需求而言，医院提供的资源是有限的；而临床医疗团队在各自领域的独立权威，导致其对管理和后勤支持部门存在一定程度的轻视；同时管理支持部门人员多由临床科室转岗而来，昔日受到的管理专业训练水准参差不齐，双方的合作自然会有摩擦，矛盾重重。一个员工牢骚满腹的科室运作效率势必低下，并暗藏各种隐患和危机，最终直接从患者的投诉或者暴力事件中显现出来。

另外，中国部分医院的管理体制和流程仍存在不规范、不完善的情况，缺乏科学的管理方法和标准化的运作流程。比如，医院管理中的激励机制存在问题，现有的医务人员的绩效评价和薪酬体系无法有效调动医务人员的积极性和创新性。还有一些医院的信息化建设相对滞后，缺乏先进的医疗信息管理系统和电子病历系统，导致信息流通不畅、工作效率低下。

在过去10年中，中国医疗人力资源虽有所增加，但整体上仍然存在人力资源紧缺的问题。医院往往面临着医生、护士和其他专业人员的短缺问题，导致每位医务人员工作负荷大，医疗资源无法充分发挥效用。与此同时，大部分医务人员关注更多的还是疾病本身，很少关注究竟是什么人患了病以及为什么患病，医护人员往往容易忽略病人患病前后的生命故事，更没有意识从医患交流和聆听中寻找可用于诊断的信息，忽视患者

---

① SALLNOW L, SMITH R, AHMEDZAI S H,et al. Report of the Lancet Commission on the value of death: Bringing death back into life［J］. Lancet. 2022, 399（10327）：837–884.

本人正在遭遇的苦难境遇，忽视了对患者全人健康的关注。也就是说部分医务人员更注重医护人员"科学脑"的形成，却忽视"人文心"的塑造和培养。

随着宏观环境的变化，医患关系近年来逐渐成为中国医院管理面临的一个重要挑战。由于患者文化程度和健康素养的提升，患者本人和患者家属普遍对医疗服务的质量和水准有较高的期望值。由于医学的不确定性、疾病的复杂性以及医学的局限性，医生每天面临着巨大的工作压力，肩负更多责任，这直接导致医医之间、医护之间、医社之间和医患之间的矛盾层出不穷，尤其在医医或者医患之间，有时会出现紧张甚至对立的情绪。由于患方的情绪没有得到及时舒缓或者化解，伤医或者杀医事件屡见不鲜。

尽管我国医疗水平在不断提高，但我国人口基数大，患者就诊诊次总量庞大，在有限的医疗资源供给下，医疗事故和医疗纠纷发生的总量不少。同时在互联网自媒体飞速发展的今天，资讯传播速度加快，患者及其家属对医疗质量和安全性的关注也日益增加。医患纠纷办公室或者医院管理者采用过去传统的方法来化解医患危机，效果不够明显，无形中消耗了大量宝贵的医疗资源，不利于医生的职业成长。医患危机中，受到负面情绪影响的医生甚至会怀疑自己投身医学的初衷，降低对自己职业身份的认同感。具备一定叙事素养的医院管理者会妥善处理好医患危机，既能保护患者和患者家属的权益，又能捍卫医生的尊严，还能体现医院的担当，让受牵连的医生第一时间得到医院管理者的人文关怀和叙事照护，这对医生的可持续发展至关重要。

四、叙事医院管理与医院价值共生的实现

医院管理的发展可分为四个阶段，科学—人本—精益—价值共生。叙事医院管理可以在价值共生阶段来助力解决上述问题。

在科学阶段，医院管理注重运用科学的管理理论和方法进行决策和操作。管理者依靠数据、分析和科学方法解决问题和制订决策。这种科学化的管理有助于提高医院的效率和服务质量，并减少决策的主观性，降低决策的失误率。

在人本阶段，医院管理强调人性化的管理理念和做法。这包括关注医务人员和患者的需求，并给予关怀，倡导员工参与决策和团队合作，提供积极的工作环境和文化。人本管理的目标是提高员工满意度、患者满意度和打造良好的医院整体氛围。这一阶段融入了一些海默管理革命的核心理念：管理者应该将注意力集中在组织的核心价值和目标上，以实现卓越的业绩和持续的创新；应将员工视为组织最重要的资产，并关注他们的需求、潜力和发展机会；重视员工参与和合作，鼓励他们发挥创造力和创新能力；将客户需求置于组织的核心，通过深入了解客户，提供卓越的产品和服务，以满足客户的期望和需求。

在精益阶段，医院管理追求高效率和无浪费，通过取消不必要的环节、优化流程和减少资源浪费来提高医疗服务的质量和效果。进入21世纪以来，精益医疗的理念在中国医疗领域获得了关注和认可，中国一些医疗组织如台州恩泽医疗中心、南方医院等引入精益管理思想，在医院开展专项项目，用价值流映射（value stream mapping）、精益六西格玛方法（lean six sigma，LSS）等优化手术室流程、药品供配流程，取得显著成效，极大地提高了工作效率。

然而，值得注意的是，精益医疗在中国的发展仍面临着一些挑战。例如，医疗系统的复杂性和文化传统的影响可能阻碍精益医疗的广泛应用；医疗机构的规模和资源限制也可能影响精益医疗的实施；此外，公立医疗机构由于其定位和资源供给等问题，对精益管理的关注要少于非公立医疗机构。因此，精益医疗在中国的发展虽呈现出积极的态势，但仍需要更多的实践和理论支持来推动其在医疗领域的广泛应用。

在价值共生阶段，医院管理关注社会责任和可持续发展。管理者努力使医院成为良性循环的一个有机整体，通过与患者、员工、社区和其他利益相关者建立紧密的关系，共同创造价值。在这个阶段，医院管理注重平衡经济效益和社会责任以及公益使命，追求长期可持续的发展。

当然，这些阶段并不是相互独立的，而是相互影响、渗透、交叉的。这时，我们将目光转向叙事医学，根据医院实际的发展需要适时引入叙事医院管理全新理念。

在全世界范围内的"叙事转向"潮流中出现的"叙事管理学"（organization storytelling）与"叙事组织学"（narrative management）在国外受到重视，近年来也得到快速发展。但是，作为一个特殊组织，医院如何创新运用叙事理念提升医院管理质量，这方面的学术探讨仍然不多。随着公立医院医疗设备和人才引进等同质化竞争的加剧，仅靠设备和人才这一模式已成为竞争激烈的"红海"，如何激发医院内部员工的内生动力，在价值共生的第四次管理革命中实现高质量发展，是医疗机构管理者必须要思考的问题。

叙事医院管理强调将临床科室的医生、护士，其他科室的普通员工，患者以及患者家属作为个体和独特的人来对待。具备一定叙事素养的医院管理者需要关注来自各大科室员工的生命故事和情感需求，这有助于营造健康和良性的科室文化氛围，提升科室的文化向心力和凝聚力，同时也有利于与员工、患者和患者家属建立更为亲密的医护患人际叙事关系。如果一家医院可以为广大员工、患者以及患者家属提供更全面、人性化的、充满温度的医疗服务，那么这家医院员工满意度、患者依从性、患者满意度会得到全面提升。

医院的广大员工、患者以及患者家属如果能感受到来自医院管理者的人文关怀、叙事照护和应有的尊重，那么医护人员最终投射到患者和患者家属身上的就应该是关心、关爱和尊重。受制于每个人的知识背景，患者和患者家属对疾病诊治和治愈的理解和应对方式也不同。叙事医院管理理念在医院的全面贯彻和实施将有助于医生制订更符合患者需求的治疗方案，最终增强治疗效果和提升患者满意度，使医患关系更加和谐，促进社会和谐与进步。

叙事医院管理鼓励患者主动参与医疗决策和治疗过程，更鼓励医患共享决策。医生通过与患者共同探讨病情，甚至谈论关于患者患病前后的故事等，根据患者意愿和经济能力选择合适的治疗方式和方法，帮助患者更好地理解疾病和制订具体的治疗方案。患者也会积极配合医生接受治疗，并主动参与自我管理和护理，进一步提高治疗效果，提高患者满意度。

叙事医院管理还可以提升医生的职业身份认同感，提升医患之间的沟通效果。通过学习和运用叙事医学理念，医生可以逐步提升自身的叙事能力，建立同理心，学会换位思考，积极与患者沟通和交流，设身处地地站在患者的立场来思考问题。叙事医学强调以构建"和谐的医护患叙事关系"为核心理念，这一理念有助于提高医疗质量、提升患者满意度和增强医者职业身份认同。叙事医院管理可将叙事医学融入临床实践当中，对新员工职业身份认同感的形成以及医院住培学员和实习生等的医学教育产生深远影响。叙事医学经过十多年的教育教学实践表明：叙事医学可以培养出更具人文关怀和叙事照护能力以及社会责任感的医学专业人才。未来医院是否具备核心竞争力就在于医院是否拥有一批"科学脑"和"人文心"并重的医疗人才。医院管理者和医护人员的叙事思维和叙事能力将决定医院的高质量发展，富有人情味的"医患叙事共同体"的建立最终为医学临床实践和医疗体系改革提供更为全面的依据。

叙事医院管理为医院管理的研究和实践提供了新的思考路径和方式方法。医院管理者通过有意识地引导医护人员关注和有效回应患者的疾痛叙事，可以加深医护人员对患者的理解，利于诊断，真正做到"对症下药"，降低误诊和漏诊概率。如果患者依从性好，医生就可以与患者深入探讨疾病的诊治和病情对未来人生的影响，使医患关系保持和谐，进一步提升患者体验感和满意度。

叙事医学正如胶水一般，可以将不同学历背景、不同民族信仰、不同年龄段、不同个性和不同性别的医护患和患者家属黏合在一起，促进医护患三方共建、共享和谐叙事关系平台。除此之外，叙事医学有利于团结同一科室的员工，以及包容其他不同科室的同事。经由"叙事"这一媒介，同一科室或者不同科室员工会逐步走进各自的生命故事，最终达到融合互通，建立较为亲密的职场叙事连接。同样，叙事医学也可以经由医院管理层与广大员工之间的叙事连接，增强科室内部或者跨科室之间员工的文化凝聚力。良好的医院叙事生态最终将夯实人文医院文化建设内涵，推动和谐的人文爱心医院建设，进而实现医院的高质量发展。

大量管理实践表明，叙事医院管理全新理念有助于提升医院管理者的叙事素养、人文精神和服务精神。医院管理者与新员工之间，尤其是与新入职的"千禧一代"员工——比较崇尚个性张扬和自由奔放（"自我"），经由叙事医院管理理念容易实现价值共生，一方面有利于调动年轻人的积极性和创造性，激发新员工为医院服务的动力；另一方面有利于突破医院管理上遇到的瓶颈问题，实现新老员工在医院愿景与核心价值观上的融合，进而构建良好的科室叙事生态和医院叙事生态，助力医院实现可持续发展和高质量发展。

中国拥有悠久的历史文化，五千年的灿烂文化彪炳千秋，泽被后世。中国传统文化强调人际关系的和谐，以和为贵，同时关注情感表达，尽管比较含蓄。这为叙事医学的实践提供了良好的土壤。中国古代著名思想家孟子在《孟子·梁惠王上》中提道："老吾老以及人之老，幼吾幼以及人之幼。"可见叙事医学符合中国传统文化对个体实施人文关怀和叙事照护的价值观，有助于改善医患关系，协调医院内部各大科室之间的关系，从而构建和谐的医患、医医、医护、医社和护社等叙事共同体关系，进而构建价值共生的医疗健康保障体系。叙事医院管理理念在中国各级医院逐步得到广泛传播和实践，尤其在医院管理群体中接受度逐步提高，但依旧面临一些挑战。

目前我国传统的医学教育对医学生医学人文精神的培养和塑造或者重视程度还远远不够。同时，中国医院管理者工作压力普遍偏大，每天不得不面对医疗资源紧缺、员工不好管理和患者投诉事件增多等棘手问题，这可能使医院管理层对于叙事医院管理理念所处优先级的理解和认可度不同，所提供的资源和支持力度也不同。医院管理者为医生和患者提供开展叙事医院管理全新理念的环境和条件可能不足以支撑这一学科的发展或者理念的普及和传播。在现有医疗体系下，医务人员也难以抽出足够的时间和精力来开展新理念的学习和实践，同时叙事医院管理理念的普及和传播需要医院管理者具备良好的人文素养和情怀以及对理念的清晰认知。再者，中国全新叙事医学理念在医院的管理层的普及度还不是很高，拥有一定叙事意识并且上升到叙事智慧层面的医院管理者数量有限，叙事医学在中国化的过程中还有进一步提升和拓展的空间，需要更多具有叙事思维的医院管理者积极参与进来。

2008年，南方医科大学的研究者开始启动叙事医学研究，并提出适合中国国情的框架定义和学科内涵，逐步实现叙事医学在地化。然而，目前除了中国叙事医学体系构建的首倡者杨晓霖教授在《医学与哲学》上发表的《叙事医学赋能医院管理与高质量发展》一文，国内暂未出现叙事医院管理方面的专著或者论述。我们意识到，叙事医院管理全新理念需要系统性梳理知识框架，并从实践案例方面帮助从业人员理解，最终在各级政府，尤其是各级卫健部门、医院管理层、医务人员及普通民众的共同参与下，逐步得到普及和传播，从而打造有温度的医疗体系，进一步和谐医患关系，增进民众福祉，促进社会和谐进步。

　　故事不是指标，它们本身就是组织。（Stories are not indicators, they are the organization.）

——世界著名管理学家、新墨西哥州立大学教授大卫·M. 波杰（David M. Boje）

（李钊）

—∽ 第二篇 ∽—

理 论 篇

第一章　叙事医院管理的基本理念

　　叙事是管理者工具箱里最实用、最有力的工具（Stories constitute the single most powerful weapon in a leader's arsenal.）[①]。叙事医院管理是一个以叙事为总体逻辑框架，融合文学批评、生命哲学、社会人类学、认知心理学、组织管理学等学术领域相关理论的新兴医院管理模式。叙事医院管理以提升医院管理水平和凝聚力，促进医院在新语境下实现高质量发展为目的，通过提升医院各层次管理者的叙事领导力，让叙事在医院服务品牌价值创设、各维度和谐沟通关系、各科室之间的发展统筹、员工的职业倦怠预防、医院危机和矛盾化解、医院的整体叙事生态构建等方面发挥积极动态作用。

第一节　叙事医院管理的学科发展背景

　　"叙事管理"是从西方20世纪末开始的"叙事转向"中发展而来的一门新的交叉学科。中国叙事医学发轫于2008年，经过十几年的沉淀之后，从叙事心理学、叙事教育学、叙事社会学、叙事经济学、叙事管理学等新兴领域获得启发，提出"叙事医院管理"全新理念。法国著名思想家罗兰·巴特（Roland Barthes）曾阐述"叙事无所不在"（omnipresence）的特性，并强调叙事范式属于理性、价值与行动的哲学范畴[②]，反映的是叙事的跨领域本质和跨学科生命力。因而，可以说管理学的叙事转向，或者说，叙事与管理学以及组织学的跨学科结合具有必然性。

　　叙事管理学与叙事组织学近年在国外得到快速发展，而"叙事医院管理体系"仍有待相关领域学者积极参与构建。医院管理是一个有着近100年历史的学科[③]。近20年

① GARDNER H E，LASKIN E. Leading minds：An anatomy of leadership［M］. NewYork: BasicBooks，2011.

② BARTHES R，DUISIT L. An Introduction to the structural analysis of narratives［M］// BARTHES R. Image-Music-Text. Glasgow：William Collins，1977：79-124.

③ DAVIS M. Hospital administration：A career［M］. New York：Rockefeller Foundation，1929.

来，循证医疗管理作为一个新兴管理模式在西方蓬勃发展①。稍晚于其他管理领域，医疗领域在近几年也出现人文转向②，但是有关从叙事的角度提升医院管理质量这一话题的探讨仍然不多。国内的医学教育和临床实践也已出现人本主义叙事转向。2008年，国内研究者，如南方医科大学杨晓霖教授等开始摸索适合中国国情的叙事医学体系构建，逐步实现叙事医学的在地化发展。

高额引进设备和高薪引进人才的发展模式成为过去式，如何在价值共生的第四次管理革命中实现高质量发展，是医疗机构管理者必须思考的问题。2021年，南方医科大学开始着手"中国叙事医学"体系下的"中国叙事医院管理"理论构建与实践，倡导以叙事医学研究平台和分布在全国各地的叙事分享实践基地为起点，融合西方叙事管理学和叙事组织学理论，开拓"叙事医院管理"这一医院管理的新方向和新框架。

目前，以南方医科大学为主导，全国已成立叙事医学实践教育联盟，广东省已成立医院协会叙事医学与健康人文专委会和省级生命健康叙事科普基地，为医院的叙事管理实践构筑了重要平台。作为新医科语境下的潜力学科理念，叙事医院管理理念正走进广东省17家叙事联盟医院，未来将以联盟医院为中心向全国辐射，在地化构筑中国医院叙事管理体系，形成医院管理"叙事转向"的规模效应，真正实现与员工、与病患、与社会价值共生的医院管理模式。这一领域成果将直接赋能中国各层级医院内涵建设和医疗质量提升。在叙事医院管理实践中积累的经验反过来也将用于完善"中国叙事医学"理论体系构建。

一、世界医院管理发展的四个代表性阶段

人才是科学发展的第一资源，是事业发展最为宝贵的财富。谈到医院人才，大家首先想到的是提供医疗技术和服务的临床医学人才。毋庸置疑，医院是以治病救人、救死扶伤为己任的专业机构。医德高尚、医术精湛的医者是医院主要的、根本的人才。抓好了医学专业人才，也就抓住了医院建设发展的根本。但是，除了临床医学人才之外，高素质的管理人才对于医院的高质量发展也至关重要。事实上，医院是一个大型和复杂的综合体，要实现正常运行，离不开完善而有效的管理体制，离不开具有叙事领导力的管理人才。

管理理念是管理行为的思想准则和价值取向，管理是比技术、人员、资金更为

---

① BARENDS E，ROUSSEAU D M．Evidence-based management：How to use evidence to make better organizational decisions［M］．New York：Kogan Page Ltd.，2018．

② GERARD N．Healthcare management and the humanities：An invitation to dialogue［J］．Int J Environ Res Public Health，2021，18（13）：67-71．

重要的生产力要素。现代管理经历三个主要发展阶段——一百多年前开始的"科学管理"（scientific management），到20世纪中叶的"人本管理"（humanistic management），再到20世纪末的"精益管理"（lean management），于21世纪初期进入"价值共生"的管理时代。医院在这一大语境下也开始从"流程型组织"向"生态型组织"转型。价值共生更注重的是赋能组织中的个体成员，将大家变成医院价值的共创者和共享者，激活每一个生命主体内在的行动力、健康力、反思力、伦理力和创新力。

（一）医院管理：科学管理阶段

科学管理是通过重新设计工作流程，对员工与工作任务之间的关系进行系统性的研究，以及通过标准化与客观分析等方式，使效率最大化的管理模式。19世纪末期，美国人弗里德里克·温斯罗·泰勒（Frederick Winslow Taylor，1856—1915）是第一位提出科学管理观念的人，因此，泰勒被尊称为"科学管理之父"。

科学管理理论的关键词是"工作效率"，重要手段是要用科学化的、标准化的管理方法代替经验管理[1]。科学管理理论以提高工作效率为研究目的，认为可通过确立科学管理原则、组建科学管理组织、管理员工严格执行科学的操作方法实现提高生产效率的目标。长期以来，科学管理的原则贯穿于医院管理过程中，其特点是强调组织设计和管理方法的科学性、精密性和工作效率而忽视了患者和医务人员的主体价值和主观感受，接受诊疗的患者和实施诊疗的医务人员被异化为一个机械部件[2]。

正如笔者在《中国叙事医学与医者职业素养》中提道：当医院作为管理机构过于重视对员工的工具性和产出性管理（instrumental and productivity management），却没有为员工提供主体的、内在的、精神上的人文养分和存在性支持（supportive management of their being）；当医院在管理层面不去思考怎样给予医护人员"内向"的身心健康上的存在性支持，而只是强调医护人员"外向"于患者的技术性和服务性，那么，医护人员就会将自己当作技术性的存在和服务型的超人存在（superhuman）或物化存在，患者也会潜意识地将医护人员视作治疗疾病的机器或者工具。

同样，在科学管理模式下过度强调用规则制度去管理医务工作者，而医务工作者也相应地侧重于运用科学证据、规程和指南去管理被治疗的患者。这种方式在将管理对

① TAYLOR F W. Scientific management：Reply from Mr. F. W. Taylor［J］. The Sociological Review，1914，7（3）：266-269.
② 刘虹，姜柏生. 什么是医院管理的精髓——医院人文管理的本质、特征、途径和价值［J］. 医学与哲学（A），2017，38（9）：55-58.

象客体化的同时，用"主客间性"关系取代了管理者与被管理者之间以及医者与患者之间本该有的"主体间性"，管理对象和患者的基本人性也因此被剥离。当科学化、标准化、制度化成为现代医院的普遍管理规范，医护人员的内在职业发展动力将被耗竭；当管理者将自己变成管理机器，在丧失自我的主体性之后也将陷入个人健康危机、组织管理困境和职业发展危机。

此外，尽管科学管理模式可以解决复杂（complicated）的问题，但是，面对错综复杂（complex）的问题，科学管理缺乏灵活性，无法应对不可预测的威胁。错综复杂的事物，有着许多各不相同但又互相关联的因素，这些因素经常相互影响又产生互动。在这样的联系密度下，错综复杂的系统会剧烈波动，从而展现出漩涡般的不确定性，让一切流程不再可以被轻易预测，科学管理因而丧失了作用，无法在新的环境中生存下来。

受现代医学教育和临床医学实践的科学主义和技术至上主义思维影响，医院管理者尤其是医学专家型医院管理者倾向于逻辑科学和循证思维。科学和循证管理注重的是基于科学原则和统计数据的外在管理手段[1]。整个医院由许多个权责分明、相互独立的部门和科室构成，而这些部门和科室之间互动有限。这样的"深井体系"会引发"断点问题"（choke point）和"谷仓效应"，在医院内部与科室之间种下互不沟通的种子。被科学理性思维主导的医院管理者普遍偏向在管理过程中摆事实、讲道理、谈规则和论数据，而忽视了外在规则的条条框框会阻碍医院和员工个体的内在成长。

同时，在科学理性思维主导下，医院以简化的计量形式研究、验证复杂的健康系统，用量化的数字抽离身体感受，引导医护患去关注生化指标和物理检查指数的变化，把个体孤立于个人感受之外，忽略了患者的主体生活经验。正如微生物学家雷尼·杜伯斯（René Dubos）所言："有时候，能够被测量出来的事物反而会驱赶最重要的事物（Sometimes the more measurable drives out the most important.）[2]。"医疗管理的技术化和体系的规程化和量化在一定程度上将使医学失去其本心。

医学社会学家尼古拉斯·D. 朱森（Nicholas D. Jewson）以"病人的消失"来说明医学专业化、制度化进程中，医学的宇宙观由重视个体独特和质性差异的"主体导向"，转变为强调病理层次和量化病征的"客体导向"，病人逐渐遭到"物化"处置。物化与功能化的价值观，几乎已成为现代社会主流的量物、量人，甚至量己的

---

① LOCKE K. Field research practice in management and organization studies: Reclaiming it's tradition of discovery [J]. Acad Manag Ann, 2011, 5（1）: 613-652.

② DUBOS R. Determinants of health and disease [M] //LANDY D. Culture, disease and healing: Studies in medical anthropology. New York: MacMillan Pub. Co., 1977: 31-34.

唯一指标[1]。《指标的暴政》(*The tyranny of metrics*)的作者杰里·穆勒(Jerry Z. Muller)提出："意识到指标管理的特有缺陷是帮助企业将判断力重新摆到应有位置的第一步。"

> 利用科学征服现在的世界，不论在哪个领域，后果都难预料……生命变成一种实验对象，我们只确定一件事，它会让我们日益远离本来的面貌或想象中的自我，引导我们走向……走向哪里？我们并不知道，也无从想象。
>
> ——法国著名作家、诗人和文艺思想家保罗·瓦雷里(Paul Valéry，1871—1945)

(二)医院管理：人本管理阶段

以"人"为中心、还是以"物"为中心，是现代文化管理和泰勒的科学管理的最本质的区别。"物化"(reification)指的是，社会结构或管理模式导致人被当成物品甚至商品来看待，其人格、尊严和意愿完全被社会或管理层忽视。从科学管理到人本管理的转换，就本质上说是文化的转变，是传统经济管理的价值观向知识经济管理的价值观转换，是从被动式、单一化、统一化服务模式向因人而异、因时而异的主动式、人性化、多样化服务模式转变，也是从物化管理向文化管理的转变，而这种以人的素质提高为中心的需求和推动，从根本上改变了医院的精神面貌[2]。

20世纪中末期，人本管理已成为管理学领域的主流模式之一。"人本主义心理学之父"亚伯拉罕·H.马斯洛(Abraham H. Maslow)在其著作《人本管理》一书中提到，"人是组织成长和发展的核心，没有人就不可能成就事业……当我们听到企业主管反复提到人力资本、智慧资源管理、激发员工潜能等观念时，我们可以确定企业的人性化管理是未来重要的管理议题。"马斯洛观察到，独裁式管理方式不重视人的心理与尊严，而是将人视为可以替换的零件，人本管理模式则更注重激发员工潜在的内驱力。

人本管理模式是科学管理模式的升级。马斯洛在探讨人性能够达到多高境界的新问题时，深深地意识到，科学管理往往否认人的价值。他发现传统科学管理太冷酷、非人性。他认为传统科学一直宣称它只关注对事实的认识，而不是"一种意识形态、一种伦理或一种价值体系，它不能帮助人们在善恶之间作出选择"。当涉及人性对事实的认识时，科学常常表现出一种对潜能、对理想可能性的盲目性。马斯洛认为科学不能排斥价值，要从人性事实的研究中给人们提供生命的意义和理想。

在人本阶段，医院管理强调人性化的管理理念和做法。这包括关注医务人员和患者

---

① JEWSON N D. The disappearance of the sick-man from medical cosmology, 1770-1870 [J]. International Journal of Epidemiology, 2009, 38(3): 622-633.

② 朱士俊，李泽平. 医院文化与人本管理的理论及实践 [J]. 中华医院管理杂志，2003，19(12): 705-708.

的需求，并给予关怀，倡导员工参与决策和团队合作，提供积极的工作环境和文化。人本管理的目标是提高员工满意度、患者满意度和打造良好的医院整体氛围。这一阶段融入了海默管理革命的核心理念：管理者应该将注意力集中在组织的核心目标上，以实现卓越的业绩和持续的创新；应将员工视为组织最重要的资产，并关注其需求、潜力和发展机会；重视员工参与和合作，鼓励其发挥创造力和创新能力；将患者需求置于组织的核心，通过深入了解患者，提供卓越的产品和服务，以满足患者的期望和需求。

也就是说，从医院管理角度来看，人本管理有两个层面，一个是对医院员工的管理层面，一个是对患者优质服务管理层面。后者就是我们常说的"以病人为本"的医疗模式（patient-centered healthcare）。将人本管理引进医院管理体系中可提升职工对本职工作的热爱程度，并促使职工积极主动参加有关医院发展的各项重大环节，促进医院实现快速发展。医院是以身体权和生命权作为服务重点的领域，更需引进人本管理理念，以此让医务工作者运用自身职业技能抢救病患生命，彰显医院经营实质，即治病救人[①]。

绩效管理是具有人本主义思想的管理，它要求统筹考虑员工、医院、社会利益，是医院社会互利型价值观的体现，它是由计划、实施［包括关键成功因子（KSF）、关键业绩指标（KPI）、平衡计分卡（BSC）］、考核、反馈4个维度组成的周而复始的动态过程。为了实现医院战略，参与绩效管理的同事必须在工作量化、顾客应对、流程优化、创新与自我增值方面接受评核，较全面地评估每一位员工的表现，达到机会均等、奖励先进、鼓励后进的目的，从而逐步、有计划地实现医院的战略目标。

但是，从西方引进的高度量化的KPI还存在在东方"水土不服"问题。KPI考核造成的一个普遍后果是，被考核者只关注纳入关键绩效指标的内容，而无视管理工作中的其他要求。为了纠正这一偏差，医院的关键绩效指标体系变得越来越烦琐，个别医院的关键绩效指标多达二十个，"关键指标不关键"。而且，由于业绩与管理者的晋升和评价的关系并不密切，关键指标至多在年度绩效奖金方面产生影响，管理者想要获得晋级或提升，还得在与业绩无关的事情上花费很大精力。因此，绩效管理需要与东方的叙事智慧结合才更符合中国国情。

　　带走我的员工，把工厂留下，不久后工厂的地板就会长满杂草……拿走我的工厂，把我的员工留下，不久后我们会有个更好的工厂（Take away my people, but leave my factories and soon grass will grow on the factory floors... Take away my

① 伏晓琳. 人本管理在医院人力资源管理中的运用 [J]. 人力资源，2020（14）：64-65.

factories, but leave my people and soon we will have a new and better factory.）。

——美国"钢铁大王"、慈善家、实业家安德鲁·卡内基（Andrew Carnegie）

（三）医院管理：精益管理阶段

精益管理是一种运用于现代企业的管理方式，这个概念来自精益生产（lean production）。20世纪90年代初美国组织专家分析了以日本丰田为代表的汽车制造业成功的原因，主要学者詹姆斯·P.沃麦克（James P. Womack）、丹尼尔·T.琼斯（Daniel T. Jones）与丹尼尔·罗斯（Daniel Ross）整理研究成果并出版《改变世界的机器》（*The machine that changed the world*，1991）一书，将丰田模式定名为"精益生产"。1996年，两位学者合著出版《精益思想》（*Lean thinking*），丰富和扩展了精益的内涵，提炼出精益管理的五项原则，并将精益作为一种管理哲学推广到制造业以外的其他行业。

1997年，哈佛商学院瑞吉娜·赫兹林格（Regina Herzlinger）教授在其专著《市场驱动的医疗服务》（*Market-driven health care: Who wins, Who loses in the transformation of America's largest service industry*）中提出：传统的医疗服务模式已经不能适应消费者对于质量、速度和就医体验等多样化需求。在医学技术快速发展，医疗成本迅速上涨的环境下，如何提高医院的服务效率，以最小的成本提供最优质的服务，是医疗机构面临的一个重要挑战。在医疗服务方面，医院流程设计导致了重复服务、病人长时间等待和服务延迟等问题，未能给患者提供良好的就医体验[①]。

为提升医疗服务体系质量，管理者们开始寻求新的管理方法来推动医疗管理的变革。2010年以来，精益管理成为欧美国家医院管理研究的主要方向。精益医院管理学者认为，以彻底消除企业经营过程中任何投入资源的浪费，并创造出更多的价值为主要思想的精益生产方式，与医院降低成本、提升效益的目标相契合。相关学者参考制造业、服务业转型中的精益生产方式，重新审视患者、医疗服务消费者的真正需求，力求提供符合期望的、有价值的服务，以使医疗服务相关方满意。

21世纪初欧美国家医疗机构开始探索将精益思想应用于医疗服务改进，并逐步延伸为"精益医疗"（lean healthcare）。精益医疗的经典定义由世界精益医疗保健组织顾问马克·格雷班（Mark Graban）在其著作《精益医院：世界最佳医院管理实践》（*Lean hospitals: Improving quality, patient safety, and employee engagement*，2011）中提出的：精益医疗是一套工具，一种管理系统，可以改变医院组织和管理的概念，减少过失和等待的时间，改善病人照护质量。精益医疗有利于消除不同部门之间

---

① VAN DEN HEUVEL J，DOES R J M M，DE KONING H．Lean six sigma in a hospital [J]．International Journal of Six Sigma and Competitive Advantage，2006，2（4）：377–388．

的隔阂，使医院不同科室能够为患者利益而加强协作。

在医疗健康领域实施精益思想的第一步是将患者放在首位，并将时间和舒适度作为系统的关键绩效衡量标准①。精益医疗在持续改善和以人为本的基础上，强调以下基本原则：①关注患者。围绕患者设计医疗和护理服务，而不是以医院的利益或员工的方便为出发点。②注重价值。确定对患者的价值，杜绝一切浪费。③让患者在医疗过程中流动起来，缩短治疗及相关作业的时间。通过减少医院员工的返工、等待，缩短患者的治疗、住院时间，减少患者对病房数量的需要。④根据患者的需求发展医疗服务。⑤尊重员工。激励、信任员工，营造一个扶持和促进员工发展的环境②。

由于精益的哲学、方法论、所追求的目标、背后的文化，乃至于具体的工具都非常契合医疗行业的特点，精益医疗已逐步成为欧美发达国家医疗机构改进服务、提升质量、减少差错、降低成本、提升员工能力的质量管理思维和组织管理方式。21世纪初，全球很多知名的医学中心及机构如弗吉尼亚·梅森医疗中心（Virginia Mason Medical Center，VMMC）、克利夫兰医学中心（Cleveland Clinic Foundation，CCF）、泰德康医疗集团（ThedaCare）等都开始引入精益思想对医院运营管理体系进行精益变革，打造独具特色的质量改进系统。

查理·肯尼（Charlie Kenney）以弗吉尼亚·梅森医疗中心改革中几十位当事人的亲身经历为叙事线索，出版《医改传奇》（*Transforming health care*，2010）一书。书中记录了美国华盛顿州西雅图市的弗吉尼亚·梅森医疗中心面临巨大亏损，董事长麦克·罗纳（Mike Rona）先生通过在飞机航班上聆听邻座的波音公司的前领导人约翰·布莱克（John Black）讲述精益生产在波音公司的应用而受到启发，决定推进精益管理，成功打造出了自己的"弗吉尼亚·梅森生产系统"（VMPS），使其成为医疗行业典范的故事。

2018年，肯尼又出版《精益变革》（*A leadership journey in health care*）一书，深入地从医院董事会层面介绍弗吉尼亚·梅森医疗中心在精益转型过程中领导者的角色。弗吉尼亚·梅森医疗中心创建VMPS，以降低成本和消除质量问题，提高工作效率和运营绩效，并确立以顾客为中心的价值理念，通过持续改进整个服务系统来快速、及时、无差错地响应顾客需求。弗吉尼亚·梅森医疗中心的精益变革使医院在医疗质量、安全、效率、成本方面取得突破，被评为全美、最安全的医院之一，同时其住院和治疗费用比同地区其他医院便宜20%～60%，远低于全美平均水平，被誉为"医疗改革的

① WARING J J, BISHOP S. Lean healthcare: Rhetoric, ritual and resistance [J]. Social Science & Medicine, 2010, 71: 1332-1340.
② 涂尚德，罗杰 A. 杰勒德. 精益医疗 [M]. 余锋，赵克强，译. 北京：机械工业出版社. 2012.

实验室"。

斯坦福医院运用精益六西格玛方法缩短ICU（加强监护病房）患者的住院时间，并应用精益方法和工具改进收费流程和系统，使得收付费更准确、便捷，工作人员和患者的满意度明显提高。众多研究也表明精益思想在节约患者就诊与等待时间，避免重复就诊、医疗疏失和不恰当的程序，减少医护失误率、资金成本和提高员工与患者满意度方面卓有成效[1]。精益医疗的应用也从大多集中于利用精益工具、精益思想在医院内开展局部的精益改善到将精益工具、精益思想融入医院的整体发展和组织的文化构建中。医院想要更好地推行精益管理，需要建立对应的培养方案，进行目标分解，制订绩效方案等，这些管理方法会构成一整套管理体系，来驱动组织形成持续改善的文化。

> 管理者关注损益，领导者关注全局（The manager has his eye on the bottom line; the leader has his eye on the horizon.）。
>
> ——"领导学之父"华伦·班尼斯（Warren Bennis）

（四）医院管理：价值共生阶段

21世纪以来，作为一种从科学管理、人本管理和精益管理理念中博采各家之长的管理模式，价值共生管理模式运用而生。Linkedin的联合创办人里德·霍夫曼（Reid Hoffman，1967—）在《联盟世代：互联世界的新工作模式》（*The alliance: Managing talent in the networked age*，2014）中提出：组织或单位的目标和价值观需与员工的目标和价值观达到"高度契合"（alignment）状态。这一观点是人本主义管理模式中重在激发人才潜能的升级版本，强调管理者的职责不在于赋予和培养员工优秀特质，而在于认识到优秀特质本已存在，领导的要义在于创造有利于优秀人才发挥自己能力的良好生态。

全球精益联盟理事长，美国精益研究院院长兼高级顾问约翰·舒克（John Shook）说："如果不将每一个人都融入其中，精益就不是真正意义上的精益（Lean isn't lean if it doesn't involve everyone.）。"只有精益的理念、方法通过制度、规范、示范、激励和约束等措施融入组织的文化中去，变成每个员工的思想和行动自觉，精益建设才算真正成功，才能最好地发挥作用。而这样一种人人都融入其中的精益医疗模式需要价值共生理念才能达成。因而，从这个角度来看，价值共生也是精益管理的一种升级模式。

"共生"（symbiosis）一词来源于希腊语，是生物学中一个重要的基本概念，由

---

① YOUNG T，BRAILSFORD S，CONNELL C，et al. Using industrial processes to improve patient care [J]. British Meclical Journal，2004，328（7432）：162-164.

德国真菌学家德贝里（Anton de Bary）在1879年提出。在共生生态体系中，多样生物在相互影响中共同参与生态动力学和进化过程，提升各自的生命力。人是生物系统中的重要主导生物，因而，生态理论也特别强调人与自然和谐共生。20世纪50年代以来，共生的概念和思想从生物学延展至人类社会科学诸领域，共生作为一种方法论被逐步拓展到人类学、社会学、管理学以及经济学等研究领域。事实上，共生理念很早就被学者应用于组织管理中[①]。

21世纪的管理者，尤其是互联网时代的管理者逐渐认识到，企业的本质不应仅为获取自身利益，更应通过协同创造共生价值与构建共生关系，实现更美好的社会价值。"价值"是一个人内在所重视的原则或标准，是生活与工作的内在动力来源，包括成就感、归属感、自我成长、创意、保障、快乐、健康、正直、团队等。正如《中庸》所言："君子不赏而民劝，不怒而民威于铁钺。"在以价值共生为理念的团队和组织中，管理者无须过度依赖津贴和绩效来刺激员工，员工也愿意全身心投入工作；不用靠发怒来显示自己的权威，员工都愿意遵守规则，互相尊重。

价值共生就是要探讨数字化时代组织与组织、组织与个人、社会与环境之间如何实现内在动力的同频共振。ChatGPT（生成式预训练语言模型）不论功能有多强大，都是在既有网络中搜集资料并进行整合，人类唯一无法被人工智能取代的地方，就是每一个独特生命个体拥有的真实故事。但是，故事隐藏在人的大脑记忆中，如果没有被回忆、提取、整理、重新诠释与叙述出来，就永远隐藏在记忆深处，自己无法知道，他人更无从感知与理解。借由社会各层面，尤其是职场营造的叙事分享氛围，我们就能将经验转换成真实故事，不断通过叙事分享与自我、与他人、与网络、与机器沟通连接。

组织目标也要兼顾人的意义，并实现组织与组织，组织与个人、合作伙伴及社会、环境之间的协同共生。在人工智能时代，价值共生管理还体现在"人机共生"理念上。美国著名咨询师托马斯·H.达文波特（Thomas H. Davenport）提出的"制胜未来工作的5大生存策略"，其中一条即是"让人做人做的事，机器做机器做的事"。量化能解决的事情和问题，应该要善用信息科技来解决；不能量化也没有固定规程的事情和问题，才是一个人应该多关注与学习的，更是人类的核心价值所在，也是未来机器和人工智能难以取代的部分。所以我们不仅要重视技术、重视机器，更应该重视人、尊重人。

共生的逻辑是让组织形成命运共同体，充分发挥集体智慧的作用，而命运共同体和集体智慧必须在叙事共同体网络中才能实现。人工智能时代，被纳入叙事共同体的还有人工智能、计算机、机器等。作为人的体能和智能的扩展延伸，它们是为了提高人的

① 王雪梅. 共生管理理念及其应用价值研究［D］. 哈尔滨：黑龙江大学，2020.

计算能力和工作效率而存在，也能用于完成人工无法胜任的某些特殊工作。因而更进一步的发展也不会是让机器替代人类或控制人类，而应该是让人类心智与机器智慧融合统一，实现更高级的智慧共享和人机价值共生。因而，未来最佳的医疗是让人工智能医护人员成为真人医者的盟友，发挥各自所长，为人类健康服务。

> 一个积弱不振、缺乏共同价值观的组织文化，就算有先进技术、优质产品、聪颖人才，终究会陷入谷仓效应，各自为政，甚至毁于内斗；组织内的文化乱度滋生莫大的负向能量，最终严重影响组织发展。
>
> ——《价值观领导力：紧抱核心价值观，尽展卓然领导力》作者张文隆

二、叙事管理学与中国叙事医学基本理念

如果说精益管理是科学管理的升级版本，那么，叙事管理可以看作是人本管理的升级版本。科学管理和精益管理更多从医院、医院员工和管理者的视角出发，而人本管理和叙事管理都尊重医院语境下不同主体的人性。马斯洛说，每一个人必须找到自己在社会中的位置，因为每个人都必须把自己放入社会之中，发挥自己的才华和能力，承担自己的责任，才能实现自己的生存价值。因而，营造良好的叙事生态，让医疗语境下不同维度的主体，包括管理者和医护患都能顺利进入满足生存需求和人生增值的人际叙事网络，是实现叙事管理的前提。

目前，公立医院在不确定的社会形势中面临全方位变革带来的各种压力和风险。在以变革为主要任务的组织里，以价值共生为导向的叙事管理可以显现出意想不到的力量。在组织变革中，关于变革的知识和口号往往无法点燃变革之火，点燃变革之火的往往是引发组织成员共同情感的故事。（Knowledge on change fails to ignite the change fire, feelings on change ignite the change fire.）当前，国内叙事组织学和叙事管理学的深入研究非常少，研究者大多将叙事管理学错误地等同于管理心理学或叙事疗法，这不利于发挥"叙事管理模式"的作用。

事实上，与循证医学和叙事医学的互补关系一样，叙事管理学也是与循证管理学形成互补关系的一种管理模式。与用"脑"（科学理性和循证思维）进行管理不同，叙事管理是以叙事为指导框架，用"心"（人文理性和叙事思维）将价值观转变为行为的一种管理艺术。叙事管理体系注重通过增强医院管理者叙事理念和提升叙事商数，营造良好的叙事管理生态，进而深化管理内涵和人文理性，实现价值共生。因而，叙事管理学并非心理学下的一个分支。

（一）叙事管理学基本理念

故事是最简单、最高效和最有凝聚力的管理工具。哥本哈根未来研究学院主任罗尔夫·简森（Rolf Jensen）在其著作《梦想社会：为产品赋予情感价值》（*The dream society*: *How the coming shift from information to imagination will transform your business*，2001）中提出，"在20世纪的信息社会，最好的产品为组织赢得发展，而在这个世纪，最好的故事赢得组织发展（In the information society in the last century the best product was winning, this century the best story is winning.）。"简森预测，21世纪组织管理的最重要技能就是故事讲述能力。

在这一研究背景下，国外多所大学和管理培训机构近年来逐步开设"叙事组织发展入门""管理者和领导者故事讲述训练""叙事与管理"等课程。许多管理学家预测，未来叙事管理将持续获得研究者和管理领域实践者的关注；许多专家也提出，"叙事事业发展顾问"将成为协助组织和企业实现高质量发展的重要新兴职业。叙事组织学或叙事管理学强调叙事在人类传播和组织管理中的特殊地位，遵循"人类本质上是叙事的人"（homo narrans）[①]，"所有形式的人类交流都可以看作叙事"[②]以及"管理即叙事"（management as narrative）的叙事管理范式。叙事是人类进化的重要基础能力，也是形成生命共同体或命运共同体的互动媒介[③]。

叙事组织学/叙事管理学领域专家主要提出以下观点。

第一，叙事组织管理学建立在后现代典范基础上。后现代转向的叙事新典范，偏重的是社群集体的共同理性，更注重的组织活动是沟通、互动与对话。叙事组织学认为，"组织即叙事"（organization as narrative），每一个企业、每一个组织都是一个由不同层级的叙事关系构成的有机的叙事生态系统，因而组织的发展遵循一定的叙事原则。

第二，故事是组织生命的核心部分[④]，它塑造组织文化并影响组织行为。任何组织或管理活动都可以理解为一个叙事[⑤]。故事与组织的关系主要有两种：一是"故事再现组织"，二是"故事建构组织"。前者指的是叙事管理者可以从组织里不同成员的叙事

① FISHER W R. Narrative rationality and the logic of scientific discourse [J]. Argumentation, 2004, 8（1）: 21–32.

② FISHER W R. Clarifying the narrative paradigm [J]. Communication Mongraphs, 1989, 56: 55–58.

③ DUNBAR R I M. Structure and function in human and primate social networks: Implications for diffusion, network stability and health [J]. Rroceeding of the Royal Society A: Mathematical, Physical and Engineering Sciences, 2020, 476（2240）: 1471–2946.

④ YOST P R, YODER M P, CHUNG H, et al. Narratives at work: Story arcs, themes, voice, and lessons that shape organizational life [J]. Consulting Psychology Journal: Practice and Research, 2015, 67（3）: 163–188.

⑤ COOREN F. Translation and articulation in the organization of coalitions: The Great Whale River case [J]. Commun Theory, 2001, 11（2）: 178–200.

文本中归纳出共通的意义系统，全面理解组织生活世界的整体性；后者则是，当关于组织的故事被述说、传播和讨论时，无论它的真实性和目的性如何，都将在某种程度上影响组织发展。

第三，叙事管理（narrative management）与循证管理（evidence-based management）互补才能实现高质量管理。循证管理强调的是管理者在做出高品质决策时需要科学导向思维。然而，管理者的叙事导向思维对高品质管理也同样重要。擅长讲故事与阐释故事的老手才是高效能组织沟通者[1]。叙事能力可以提升管理者的领导力、影响力和解决问题的能力[2]。

第四，叙事管理比规则管理更人性化，效果更好。传统的管理方法可以确保安定，但不能确保发展。叙事对于组织发展和生存至关重要。传统管理之外的各种做法往往风行一时，但叙事对所有国家、社会和文化而言，是一种基本现象，能对管理产生持久性影响和积极效果。叙事像胶水一样，能牢牢地将员工与组织整体发展目标和文化理念黏合在一起。

第五，叙事既是一种研究理论和范式，也是一种研究方法。组织或企业可以将叙事分析或叙事探究作为方法展开质性研究[1]。叙事研究被称作"充满想象力的科学"（science with rich imagination），叙事也被称作"有灵魂的数据"（data with a soul）[3]。叙事分析是一种通过收集故事作为数据库（data base），将之归纳分类，指出这些叙事类型的关系与发展的研究方法。

（二）中国叙事医学基本理念

2008年开始，国内学者逐渐意识到叙事医学的重要价值，积极倡导叙事医学理念，着手构建中国叙事医学体系。以《"健康中国2030"规划纲要》为指导，南方医科大学叙事医学团队提出构建中国叙事医学体系。中国叙事医学体系以叙事理念作为总体框架，以"生命哲学、社会伦理、认知心理、医学人类学等多学科融合"为其鲜明特色，通过提升"大健康"语境下各大主体的叙事素养，指导家庭、学校、职场、医院、养老机构等叙事生态建设，让叙事在医院管理和文化传承、医护职业认同和职业反思、疾病诊断和全人治疗、人际沟通与危机化解、身心调节与健康管理、健康传播与疾病科普、安宁疗护和哀伤辅导等方面动态发挥积极作用。

---

[1] BOJE D M. The storytelling organization: A study of story performance in an office-supply firm [J]. Administrative Science Quaterly, 1991, 36（1）: 106-126.

[2] BOJE D M. Narrative methods for organizational and communication research [M]. London: Sage Publications, 2001.

[3] NADAR S. Stories are data with soul: Lessons from black feminist epistemology [J]. Agenda, 2014, 28（1）: 18-28.

21世纪是叙事能力+X能力人才的世纪，尤其是对于与人打交道的健康医疗行业而言，叙事已经成为评价人才软实力的重要指标。中国叙事医学是"医院高质量发展"背景下人文医院建设的新模式，也是"新医科"语境下医科院校人才培养的新路径，同时也是"大健康""大卫生"语境下健康传播和疾病科普的新载体，为人民群众提供新的生命健康认知途径。中国叙事医学倡导的医者职业叙事能力的培养，也是在人工智能时代实现精准医疗和深度人性化医疗的重要保障。只有将医护人员之间的叙事性互动纳入AI医生和智能护士的数据建模中，才能让AI医护人员更具人性，而前提是医护人员在临床交流中善于运用叙事理念。

中国叙事医学学者在以下几个方面已经达成共识：

（1）要讲好中国健康故事，就必须构建中国叙事医学体系。习近平总书记强调，"加快构建中国话语和中国叙事体系，讲好中国故事"。民众的生命健康故事、患者的病痛经历故事、医者的职业成长故事也是中国故事的重要组成部分。要讲好这些故事，就要构建中国叙事医学体系。中国叙事医学体系的构建能够引导"大健康"语境下的各大生命主体积极讲述自己的故事，引导医疗领域讲述医者运用人文关怀和叙事理念关怀和照护患者及其家属的微小故事，引导医者更加愿意倾听患者及其家属的疾痛故事，形成故事的双向情感通道。讲好多维度的中国健康故事，就能顺利营造和谐健康的中国医疗叙事生态。

（2）叙事能力是教育、医疗和管理等行业必备的职业素养。叙事是人与人之间的基本关系，人际叙事连接是主体间性的重要体现。生命健康叙事素养是每一位生命主体维持长久健康状态的生存基础。叙事连接力是未来重要的健康力，医者职业叙事能力是衡量医者"暖实力"的重要指标。公立医院的环境、设备和硬件条件越来越趋向同质化。在人工智能的医学应用以及ChatDoctor（医学聊天模型）技术不断发展的语境下，未来医疗领域的竞争焦点将集中在对拥有职业叙事能力和人文伦理精神的医疗人才的争夺上。中国叙事医学一方面致力于提升医者的职业叙事能力，另一方面致力于提升患者及其家属和广大民众的生命健康叙事素养，这是一种双向行动。

（3）中国叙事医学在构建过程中已经发展出自己的逻辑话语体系。中国叙事医学是以提升医学和护理院校人才培养质量和医疗机构的服务水平，改善民众的生命质量为目的，通过提升"大健康"语境下的各大生命主体，包括医者与民众（包括患者及其家属）的叙事素养，构建多维度的和谐人际叙事关系，让叙事在医院管理和文化传承、医护职业认同和职业反思、疾病诊断和全人治疗、人际沟通与危机化解、身心调节与健康管理、健康传播与疾病科普、安宁疗护和哀伤辅导等方面发挥积极动态作用的医学教育与临床人文落地模式。

（4）叙事医学在中国化过程中传承传统中医理念与中国生命哲学智慧。习近平总书记强调，"推动中华优秀传统文化创造性转化、创新性发展"。中医和中国生命哲学是叙事医学取之不尽、用之不竭的智慧源泉。中国叙事医学体系构建对中医的传承表现在以下方面：第一，中医和叙事医学都强调医学是融合哲学、艺术、伦理、心理等交叉学科的综合体系；第二，都强调治疗、养生或康复是"自内而脱之使出"的内建过程，只有调动生命个体的内在资源，方可至"心身俱安"的境界；第三，都强调生老病死认知教育，重视"生命之道"与叙事调节，防病于未然。无论是传统中医还是新兴的叙事生命健康学，殊途同归，目的都是为实现全人健康服务。

（5）中国叙事医学运用叙事理念引发主体实现内在自觉转变。不能简单地将中国叙事医学归结为"讲故事"。故事是已经发生的事情（What），而叙事展现的则是故事为什么发生（Why）与如何发生（How）的动态过程。前者强调的是结果，是名词，而后者则是动词，蕴含着情节进程的变化。因此，叙事更多表达的是一种动态力量。讲故事是一种叙事实践，如何运用叙事的动态力量讲述能够引发医护患等主体在生老病死认知、态度和行动方面的内在自觉改变的故事才是中国叙事医学关注的焦点。也就是说，我们不能为了讲故事而讲故事，讲故事是途径，与患者及其家属建立人际叙事连接，使其感到温暖，才是中国叙事医学的本心。

（6）中国叙事医学帮助医者避免陷入职业叙事闭锁和职业倦怠。叙事素养高的医者懂得与患者及其家属建立叙事共同体关系，适时放下自己的专家和职业身份，进入他们的故事，理解和共情他们的处境，从他们的生命故事中汲取生命成长和职业发展所需要的能量和养分。和谐的叙事生态可以使医者保持高度的职业热情，避免陷入职业倦怠。中国叙事医学是一种以叙事理念为指引的人文工作和文化实践，它不是心理学的分支或心理学专业下的路径，而是每一位医者必备的内化素养。与西方20世纪提出的叙事疗法不同，中国叙事医学已经开发出"生命健康叙事素养""叙事照护""叙事共同体""职业叙事闭锁""单一病人身份叙事闭锁""叙事调节""叙事生态""叙事调解""叙事想象力""人际叙事连接""平行叙事病历"等一套理论话语体系。

（7）中国叙事医学强调医者的职业叙事能力需要经过专门培养。中国叙事医学学者在展开叙事医学实践过程中发现，人际叙事连接薄弱意味着一个生命主体缺乏积累经验、反思和成长的能力。然而，随着智能产品和网络的普及，医学生与医者都逐渐被吸入屏幕中，叙事思维和叙事意识几乎丧失殆尽，这一现状直接导致其自身的健康力、幸福力以及职业发展力受到严重影响。通过有体系地提升医者的生命健康叙事素养和职业叙事能力，能够将叙事思维内化于生活和工作当中。为此，南方医科大学开发了"中国医者叙事认知与叙事素养量表"，倡导全国叙事医学学者群策群力，集思广益编写能够提升医者职业叙事能力的教材。

　　生命健康叙事分享中心的设立为培养医者叙事思维提供了物理环境和实体空间，同时丰富的叙事实践经验可以营造浓厚的叙事氛围，为摸索出更科学的培养体系积累宝贵经验。通过叙事能力的培养，医者的精神世界、价值观也得以完善和丰富，最终形成共赢和共同发展的叙事生态。南方医科大学致力于中国生命健康叙事体系构建工作，近年来指导国内多个城市设立不同类型的叙事研究中心和叙事分享中心，在医者职业叙事能力提升，医者职业倦怠和医患矛盾等问题的缓解上取得一定成效。

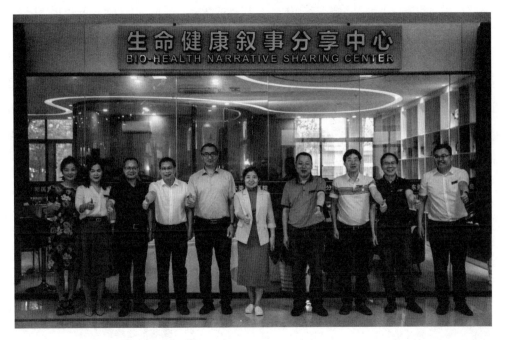

　　然而，医院叙事生态构建有赖于医院管理者的叙事意识。以叙事作为框架，叙事医院管理是类比循证医院管理和精益医院管理等概念，提出的一个从属于管理学的管理新范式。这一范式的提出旨在引导国内医院管理者聚焦叙事理念，积极展开管理体系构建，扭转研究者将叙事管理等同于管理心理学或叙事疗法的错误认知，加快中国叙事医学体系构建步伐。

三、价值共生与中国叙事医院管理新模式

　　在医疗语境下，价值共生这一隐喻可以用来描述医院整体及其各个层次的成员通过构建和谐健康的叙事生态所创造的共享价值。在叙事医院管理语境下，价值共生型领导者是最高层次的领导者。国际著名领导力和人际关系大师约翰·麦克斯韦尔（John Maxwell）通过30多年的研究与实践将领导力分为"职位"（position）、"认同"

（permission）、"产出"（production）、"立人"（people development）、"领袖"（pinnacle）这5个层次。价值共生型领导者善于在立人的同时立己，在协助他人实现价值的同时，实现自我的价值和组织的价值。

　　叙事医院管理强调的是医院和科室员工的集体智慧，正如《韩诗外传》所谓："独视不若与众视之明也，独听不若与众听之聪也，独虑不若与众虑之工也。"《韩非子·观行》中也提道："天下有信数三：一曰智有所不能立；二曰力有所不能举；三曰强有所不能胜。故虽有尧之智，而无众人之助，大功不立；有乌获之劲，而不得人助，不能自举。故势有不可得，事有不可成。"以尧的智慧，若无人协助就不能立功；以乌获的力量（能举千钧），若无人协助就不能把自己举起来，说的都是需要借助他人、互助合作才能实现自我价值的故事。

　　除了医院管理者与员工之间的协作共赢之外，叙事医院管理还倡导与服务对象——患者及其家属实现价值共生。福特在1922年提道："在一般的医院里，护士必须遵从许多没有用的规程和步骤。她们将更多的时间浪费在来回的走动上，而忽视了照护的要义在于守护在病人身旁（In the ordinary hospital, the nurses must make many useless steps. More of their time is spent in walking than in caring for the patient.）。"差不多一个世纪之后，这样的情况依然存在。完美的医疗行为不一定以患者的康复而告终，但必定是由医生与患者共同谱写的乐章。医生不是冰冷又遥远的权威者，而是与患者在同一战线上的斗士，他们共同挖掘与探讨疾病甚至生命的本质。

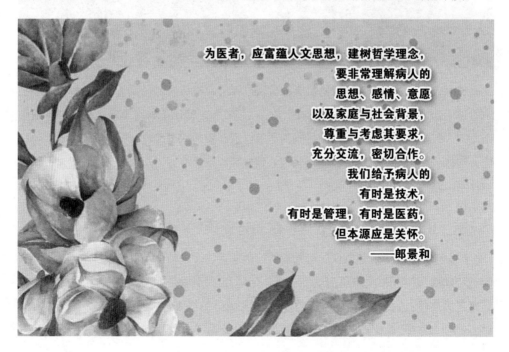

为医者，应富蕴人文思想，建树哲学理念，要非常理解病人的思想、感情、意愿以及家庭与社会背景，尊重与考虑其要求，充分交流，密切合作。我们给予病人的有时是技术，有时是管理，有时是医药，但本源应是关怀。

——郎景和

医院之所以能发展迅速，关键在于构建共生价值网络，与价值伙伴成员共生、共创、共享价值。处在这个相互关联的、利益共享的网络的成员不仅包括医院管理者、医护成员，还有患者和患者家属。共生，不是一个控制和拥有的概念，而是彼此赋能加持、共创价值、共享发展。在这一理念下，医务工作者不再仅被视作管理的客体或对象，而是作为医院价值的核心，是自我组织、自我激励的创造主体；管理者的真正意义不再是发号施令，而是把不同个体联合起来，发挥集体的创造潜能，激发集体创造活力的内在动力[1]；患者和患者家属也不再作为疾病诊断和研究的载体，而是和谐医患关系和健康叙事生态的共建者。

除人与人之间的价值共生外，人机共生也是医院管理中值得重视的现象。如果医者整天忙于重复琐碎的任务，就无法创造更多价值，如果工作场所不能消除这类流程造成的瓶颈，医者就无法实现快速成长，医院就难以实现高质量发展。人机共生是人与科学技术、人与信息工程、人与人工智能协同互动、走向合一的新价值观、新伦理观。随着科学技术和人工智能的迅速发展，整个社会都陷入"失业恐慌症"，都在盘算着下一个被机器人替代的会是哪个行业。这是"人机对立"心理的现实反映[1]。

根据毕马威的一项新调查，82%的医疗保健机构和生命科学领域高管希望他们所领导的组织机构更积极地采用人工智能技术。因此，随着人工智能的发展，一部分医护人员被人工智能取代是未来健康医疗行业的一个大的趋势。但人机不是对立的，事实证明，机器和工人并不是完全的替代关系，机器将人类从重复、危险的劳动中解放出来，让人类抽身去做更有意义或更高级的工作，为人类创造更需要认知能力和更具创造性的全新工作机会。而在医疗领域同样如此，智能医者无法取代所有的真人医护，因为健康医疗行业的服务对象是人，而非机器。至少到目前为止，人与人之间的深度交流还无法通过智能医护人员实现，真人医者只要差异化发展自己的暖实力和人性关怀力，就不会被轻易取代。

以患者就医为例，诊断疾病所需的各种检验检测，诊断后的用药与手术治疗等偏向可计算的（computable）工作，未来可能交由机器和人工智能完成；但是，温馨的医患关系，则是属于不可计算的（non-computable），是人与人之间的互动、情感和内在交流，是人类的核心价值，也是未来机器和人工智能难以完成的。相反，随着人工智能技术的发展，医疗专业人员在电脑上输入和查看资料的时间减少了，他们有更多的时间为患者提供优质照护服务，有机会构建深度和谐的医患叙事连接[2]。

中国叙事医院管理的观点是，叙事正在改变21世纪的组织和管理，医院管理者应

① 林立平. 共生管理：重塑商业伦理和企业价值观 [M]. 北京：中国经济出版社，2021.
② 杨晓霖. 中国叙事医学与医者职业素养 [M]. 广州：广东高等教育出版社，2023.

该擅于并鼓励以叙事性沟通和交流的模式来进行医院内外的沟通，提高医院的凝聚力和向心力，提升医院的管理和运营效能。具体而言，医院的领导者可借由故事来介绍自己、引发行动、传递价值观、促成众人合作、分享知识，带领医院迈向未来。叙事医院管理理念的兴起，使得医院的管理方式与管理策略被重新概念化成"组织的故事"（organizational stories），强调管理就是说故事[1]。

本著作为了对应管理理论中的四个阶段观念，将书名定为与价值共生对应的"叙事医院管理"。事实上，这个学科的更准确的表述应该是"叙事医院领导"（narrative hospital leadership），但是因为"领导"在汉语当中更常被当作指代职务的名词，这种表述容易造成误解，因而，行文中在指代这个学科时，采用的是"叙事医院管理"这一表述，而在提到具体能力时，采用的是"领导者"与其"叙事领导力"（narrative leadership）概念。

中国叙事医院管理的总体目标在于营造良好的医院叙事生态，实现医院价值共生的管理模式转变，主要体现在以下方面：

第一，积极展开管理体系构建，夯实叙事医院管理新方向的理论基础。

利用大学学科发展优势，以叙事理论为总体框架，以医院管理实践为对象，发展出一个以"管理学、生命哲学、认知心理、身份理论、社会伦理学等多学科融合"为特色的叙事医院管理新研究方向。叙事医院管理是在"大健康"和"新医科"语境下，以提升医院管理水平为目的，通过构建医院整体叙事生态和提升各层次管理人员的叙事意识和叙事智慧，让叙事在医院人文氛围营造，身份认同（包括管理者认同、医院或科室认同以及医者职业认同等维度），医院服务品牌塑造，员工全人身心健康管理和医院整体持续凝聚力、创新力和发展力增强等方面起到积极动态作用的一种新兴人文管理实践模式。

叙事管理模式构建让我们意识到医院就像一个生命主体，它的发展必须维持生命叙事进程的稳定性和开放性的平衡。而设置太多规则会限制创新思维的形成，使医院叙事进程过于稳定，从而阻碍了医院叙事的开放性。如果医院管理者教育和引导员工对医院未来发展的叙事进程持开放性认识态度，让员工充分意识到医院在未来发展中可能出现的变化和各种变革以及由此带来的各种可能性，医院的发展步伐就会整体协调一致，最终达到管理者引领医院叙事进程朝着更健康、更开放、更积极的方向发展的目的。

第二，以叙事医院管理为框架，营造医院各维度的良好医院叙事生态。

医院叙事生态与在医院工作的每一个生命主体的职业发展、健康生存以及个人命运

① DENNING S . Telling your leadership story [J] . Leader to Leader，2005（37）：21–25.

密切相关。叙事具有在医院或医院科室等不同组织层面形成"共同话语基础"和引领"共同行动方向"的重要作用。故事，是发生在过去的事情。作为过去的经验，故事是不可复制的，但其中隐含的叙事智慧是可以继承和发扬的。具有良好叙事意识的医院领导者擅于激励不同层级岗位的员工在沟通、管理和服务中运用个人的和集体的叙事智慧和叙事资本，不断将其转化为医院发展的效益。

叙事领导力是激发持续创造力的工具。医院管理者如果没有充分发挥出叙事赋能和叙事智慧的积极动态作用，医院作为一个组织，就可能陷入叙事闭锁状态[①]，直接导致医院叙事进程缺乏开放性、稳定性和包容性，缺乏生气和活力，医院各项事业发展缓慢，甚至停滞，不利于医院可持续发展。叙事是组织维持稳定或产生变革的力量源泉[②]。叙事理念的融入可转化固化、停滞或负面的故事并进入一个开放的叙事进程，让组织处于一个充满可能性的动态叙事空间，所有成员都是医院叙事进程的书写者和推进者，这种合力引导个人故事和组织故事朝着更好方向发展。叙事医院管理通过企业或组织各层面的叙事生态构建，实现各主体的互动性和内生性成长。

第三，运用叙事调解管理智慧，化解医院各个层面的矛盾和潜藏危机。

受循证管理思维限制，医院管理者在处理与管理对象关系时，往往没有顾及人性和价值层面，导致与管理对象之间矛盾重重；受科学主义和技术至上主义影响，许多医生一味依据循证医学对病变器官和疾病进行诊疗，丧失诊治的全人观和人文意识，"见病不见人"，与患者之间关系紧张、对立，医患潜在矛盾未及时化解，医患危机一触即发而不自知，导致医院面临更严重的危机。医院层面和科室层面管理者以及医护人员之间形成的更多的是专业关系或职业关系，忽视了主体间性构建。

韩启德院士曾说，医患矛盾主要问题在医生。而其根源在于医院管理者缺乏基本的叙事管理意识，没有营造和谐的叙事文化，没有积极引导医者全面提升个人的叙事素养和危机中的叙事化解能力，不懂得叙事连接是人际关系的基石。运用叙事管理理念，大力提升管理者和医护人员的叙事调节能力（自我调节）和叙事调解能力（人际危机调节），可以缩短管理者与医护之间、医护与患者及其家属之间、医院员工与社会之间的多维视域差距，减少职业倦怠，消除管理盲点，化解医院危机，促进医院各层面关系和谐，实现医院高质量发展目标。

第四，以制定叙事指南为标志，实现卓越创新的医院管理向内涵式发展转向。

① 杨晓霖，田峰，张广清. 生命健康视野下的叙事闭锁［J］. 医学与哲学，2020，41（23）：10-15+25.

② VAARA E，SONENSHEIN S，BOJE D. Narratives as sources of stability and change in organizations approaches and directions for future research［J］. Acad Manag Ann，2016，10（1）：495-560.

在医院管理语境下，从"病"到"人"的人本主义转向集中体现在以下方面：医疗机构是否重视叙事生态的构建，医院管理者是否注重提升行政和科室管理者及其医护人员的叙事素养，医院管理者是否尊重医疗专业人员的生命故事和职业发展故事，医疗专业人员是否尊重患者及其家属的生命故事，是否将叙事（叙事教育、叙事调节、叙事赋能）作为认知、预防、管理和治疗疾病的必要手段等。通过初步制定中国叙事医院管理指南手册，医院实现管理理念的人文内涵价值转向，切实从粗放型发展阶段过渡到绿色环保的内涵式发展阶段。

推荐阅读　查尔斯·C. 曼兹（Charles C. Manz）与小亨利·P. 西姆斯（Henry P. Sims）的《新超级领导力：领导他人去领导自己》（*The new superleadership: Leading others to lead themselves*）

　　领导无关职称、职位或是流程图，而是一个生命影响了另一个生命（Leadership is not about titles, positions, or flowcharts. It is about one life influencing another.）。

　　——美国作家、演讲家、领导力专家约翰·麦斯威尔（John Maxwell，1947—）

第二节　叙事医院管理四大核心关键词

现代医学专业细分和精分将医疗引向无法掉头的窄巷，分科将医疗带进迷宫，远离全人健康的医学本心。缺乏将不同科室统整起来的共同价值观，医疗机构就不可能实现高质量发展，精准医学也无法顺利实现。正如牛顿所言："我们在身边构建太多墙，却没有足够的桥将其连接。"而叙事医院管理就是一座连接不同学科的桥梁。医院和科室领导者建桥的过程，就是寻求不同个体、不同小组或不同科室之间的共同价值的过程，管理者在这个过程中实现的是从"管理"到"领导"的职能转变，少一点制度化的、行政化的管理，多一些人性化、共情式的领导。

提升医院领导者的叙事管理思维是实现中国叙事医学中的医者职业叙事能力提升的

关键举措，也是循证医学时代顺利过渡到精准医学时代的有力保障。随着国内医学教育研究者和医院管理研究者对叙事医学的进一步认识，叙事医院管理模式将会得到重视。本节主要以中国叙事医院管理为理论框架，从医院管理者的叙事领导力出发，阐述领导者的叙事商数、领导者叙事连接力、领导者叙事共同体和领导者的叙事赋能4个核心关键词的意义与内涵，旨在让更多医院管理者懂得运用多维度的叙事连接及叙事共同体构建赋能医院和实现科室高质量发展。

一、领导者的叙事商数

管理的最终决定因素是管理者本身，因为它涉及人性本质。管理者自身往往决定企业团体的管理内容、管理策略、管理风格、组织生态等。而管理策略、管理风格以及组织生态的构建都取决于管理者的叙事商数。各种实证研究指出，人们的意见、信念、行为以及所支持的公共政策的形成，甚至文化态度的转向，在很大程度上都是透过叙事力量来产生作用的。叙事是一套故事系统，相同的理念将不同的故事汇集在一起，能够形成一个连贯的世界观和价值观。在知识、论点和逻辑已经不足以打动人的感性时代，领导者需要结合故事、价值和意义才能发挥影响力。

对于医院管理者而言，自己的故事如何被员工讲述关键在于自己在管理过程中塑造的自我形象。不管管理者愿不愿意，员工一定会谈论管理者的故事。管理者的名声是员工谈论管理者的故事时顺便建立起来的。在新团队面前最好的自我介绍方式就是说一则故事——一则有关自我的故事。有3种故事可以帮助管理者在第一天就赢得信任和尊重，一是"我和你所想的我不一样"的故事，用来破除新团队对管理者先入为主的观念；二是"有关我"的故事，旨在让新团队了解管理者的个性；三是"我为何在这里工作"的故事，这类故事可以鼓舞人心，因为每个人都想与充满热忱的领导人共事①。

组织的发展需要拥有"深度叙事智慧"的管理者。《易经》中有许多博大精深的管理学智慧，许多论述与叙事管理理念不谋而合。《周易·系辞下》，子曰："君子安其身而后动，易其心而后语，定其交而后求，君子修此三者，故全也。危以动，则民不与也，惧以语，则民不应也，无交而求，则民不与也，莫之与，则伤之者至矣。《易》曰：'莫益之，或击之，立心勿恒，凶。'"这几句话充分说明管理者"安身""易心""定交"的重要意义。而这三者都与管理者的叙事商数相关。

第一句话意思是管理者要先让自己"安身"，有良好的自我认同和稳定的家庭关系，才能做好管理他人的工作。所谓"安身才能立命"，自身不得安定，就着急去做一

---

① 保罗·史密斯. 说故事的领导：说出一个好故事，所有的人都会跟你走！[M]. 高子梅，译. 台湾：如果出版社，2019.

番事业，这是无法成功的。如果一个管理者自身叙事素养低，家庭叙事连接薄弱，时常忽视对孩子、伴侣和父母的陪伴和倾听，无疑会带来沟通不顺畅、关系不和谐的问题，自身也将处在不健康的生活状态中。与本身存在亲密连接和互信关系的家庭成员之间都无法构建起和谐的家庭氛围，更遑论与周围世界建立健康和谐的叙事连接。

对于医院管理者而言，"易其心而后语"指的是一种换位思考和共情互动的叙事智慧。这句话意思是，我们在与员工进行交谈前，要先了解他们的处境和状态，主动进行换位思考，再进行叙事性互动，这样就能取得对方的信任和支持。一个处处只替自己的利益和发展考虑的领导，员工必定不会真心服从。这就是孔子所谓的"惧以语，则民不应也。"也就是说，一个管理者总是利用自己的地位和权威以恐吓的方式发号施令，这种管理必定无法得到众人的响应。

"定其交而后求"意思是，先建立友谊，然后向对方提出要求。人与人之间的基本关系是叙事关系，人际叙事连接是人与人之间以叙事作为媒介，彼此交流和相互影响的一种动态互动过程，包括亲子叙事关系、手足叙事关系、夫妻叙事关系、师生叙事关系、同事叙事关系以及职业叙事关系等。组织管理者和员工之间的信任感、归属感、使命感和凝聚力，其实都源自有意义的关系连接。只有先发展形成和睦融洽的同事关系，才能保证管理活动顺畅高效地开展。

叙事连接是人际关系的基石，"安身""易心"与"定交"分别代表与自己、与家庭成员及他人、与社群（所在单位与组织以及更广阔的社会）建立叙事连接，逐步发挥自己的叙事影响力，成为领导者。管理是针对人的管理，所有的价值活动都是由人创造的，如何发挥人的主观能动性，提升内驱力，把工作做好，前提就是需要理解人性。在医院管理语境下，管理干部如果能在这三方面提升自己的叙事修养，处事时能换位与共情，并在日常工作生活中积极与人建立和睦的人际叙事连接，就能做到无所偏失，周全成事。

因而，叙事商数对于管理者而言是排名第一位的素养。在叙事医院管理语境下，管理者的叙事商数（narrative quotient，NQ）指的是管理者运用叙事智慧专注聆听、主动换视角想象其他主体的故事及其故事背后的视域盲点和情感需求，对其进行积极有效回应，构建有利于医院发展的健康和谐的新故事，并在这一过程中实现管理者自我成长的综合能力。这也正是《庄子·外篇·知北游》中所谓的"思虑恂达，耳目聪明，其用心不劳，其应物无方"。

管理者的领导力首先是一种自我领导力，自我领导力是充分展现自我、反思自我和塑造自我的能力。反躬内求，诸事内求，慎终如始，则无败事。我们唯一能控制的就只有自己，想要控制别人只会造成自己与他人的痛苦，更重要的是不但无法达到目的，还会破坏与被领导者之间的关系，在中间筑起一道高墙，永远丧失影响对方的机会。我们越是汲汲营营地追求权力或影响力，它离我们就越远。影响力是我们充分展现自我、做好自己该做的事之后的副产品。

其次，管理者的领导力在于赋能员工。正如"领导学之父"华伦·班尼斯所言，真正的领导工作不是通过管理或控制的手段来迫使他人服从，而是通过充分展现自我，塑造自我形象来吸引追随者，建立真诚而亲密的关系，通过优良的叙事管理商数来收服人心。叙事领导力模式是领导者在团体情境里，通过叙事来强化与员工及其他领导者之间的连接，借由叙事性互动来发挥影响力，而非通过绩效和奖励机制来管理团队。绩效手段控制员工，会让员工为了追求金钱与地位乐于听命行事，而非展现自我。许多医院领导者出于增加医院创收的考虑，久而久之"短视成瘾"。

叙事型领导者注重在管理历程中，与成员通过叙事性互动，将彼此的道德水平及职业发展目标提升至较高层次。完成事情的始终是人，掌握人心，了解人性，才能发挥影响力。叙事商数高的管理者能使所有员工"富有""日新"，形成"易道生生"的格局，最终自己的事业达到"功成事遂"的境界。因而，领导者更像是一位精神导师，需负责维持活力，让团队中的每个人都能受到鼓舞，并且帮助大家成长，确保每个人都朝着同一个方向前进。

此外，伟大领导者的潜在品质是在叙事互动中展现出来的永恒"谦逊力"。汉字"谦"＝言+兼，指的是"兼顾双方感受"。《易经》中所谓"履，和而至；谦，尊而光"。"履"就是人生开始的第一步，"履"就要做到"和"，能够与人和气、和善，与大家建立人际叙事连接，和大家相处融洽，这样才能站起来，才能走路，进而实现人生价值。医疗语境下，医院管理者同样需要与上级领导、与同事、与员工相处融洽，建立横向的人际间的叙事连接，而不是采用纵向的家长式的、权威式的管理模式。

"谦，尊而光"意思是人越是谦卑就越会受到尊重。如果医院管理层在日常管理中表现得越是谦卑，越能受到医护人员和其他行政人员的尊敬和礼遇。优秀的医院和科室领导者了解自己和管理对象的优缺点，他们既自信又谦卑，善用团队成员的能力弥补自己的不足，又能够接纳自己与他人的不完美，这样真诚又以组织利益为优先的领导人，足够吸引一流人才为他们效力。因而，可以说，支撑领导力最重要的两个支柱是：宽则得众的谦卑和承担责任的勇气。

日常管理倘若都按照规章制度办事，无异于机器人管理，一切都显得冷冰冰，毫无人文关怀，不利于调动员工的积极性和创造性，更不利于团结员工。清代大儒金兰生的《格言联璧》里收录"谦卦六爻皆吉，恕字终身可行"这副对联，指的是，在这一卦象下，无论干什么事情，无论出现什么波折过错，最终都将逢凶化吉。亦即所谓"谦谦君子，用涉大川，吉""鸣谦，贞吉"。对于管理者而言，只要有和煦的谦光从我们的心底透出，有柔和的谦言从我们的口中发出，则相合共生的人际关系、安稳和乐的心境、成功顺利的事业就会来到我们的身边。

二、领导者叙事连接力

作为中国叙事医学的重要分支，叙事医院管理也认为对于医院管理者而言，最重要的关系是管理者与自我之间的叙事连接关系。管理者借由良好的自我叙事反思，能够与自我建立和谐关系，以此为基础才能与其他管理者、医院员工、医院的服务对象以及社会建立和谐关系，最终促进医院发展。然而，自我觉察力既需要在独处的精深处与自我进行灵性对话，也离不开与周围人的人际叙事互动。人类对自己的了解，宛如暗夜行路，要更深入地了解自己，就必须依靠与他人的叙事连接，从他人的故事中反观自己。正如卡尔·古斯塔夫·荣格（Carl Gustav Jung，1875—1961）所言，每个促使我们注意到他人的故事，都能使我们更好地了解自己[①]。

具有叙事管理思维的管理者懂得"修己善群"和"立己立人"。《易经》认为管理即一种内圣外王、进德修业的过程。内圣是一种"修己"和"为己"工夫，也是进德之义。"修己"指的是不断修炼自己，提升自我觉知力，亦即孔子所谓的"为己之学"；"善群"指的是与自己所在的群体中的人维持良好关系，同时思考如何更好地服务于这个群体。无论是"修己之学"还是"善群之学"都离不开"叙事思维"，"修己"更需要与自我进行日常的叙事连接，"善群"则更仰赖与他人的常态化叙事连接。

"外王"在于"治人"和"安人"，亦是一种修业之终极。《周易·系辞上》第五章中提道："富有之谓大业，日新之谓盛德"。"进德"是修业的先决条件。进德在于砥砺品德，不断充实自己，创造自我。"进德"之极致便是"盛德"。盛德意思是能够推己及人、己立立人、己达达人，才能创造福泽众生的大业。因此，管理也可说是一种进德修业的过程。《易经》的管理精神在于管理者先要把自己管理好，然后再去管理别人。因而，"治人"与"安人"首要的行动还是"正己"。

管理是修己安人的历程，起点是修己，而终点则是安人。《论语》中言："苟正其身矣，于从政乎何有？不能正其身，如正人何？""正己"离不开叙事性反思思维，也离不开取长补短，弥补管理短板，或主动任用与自己个性和能力互补的管理同道的叙事性统整思维。韩非子在《观行》中说："智短于自知，故以道正己。镜无见疵之罪，道无明过之恶。……西门豹之性急，故佩韦以自缓；董安于之心缓，故佩弦以自急，故以

---

① 原文是"Everything that irritates us about others can lead us to an understanding of ourselves."。

有余补不足，以长续短之谓明主。"没有人是全能的，要通过叙事连接发现弥补自己的缺点的可能性。

治人与安人的最重要智慧在"恕道"。《礼记·大学》中提道："是故君子有诸己而后求诸人；无诸己而后非诸人。所藏乎身不恕，而能喻诸人者，未之有也。"意思是品德高尚的管理者，应该做的事，总是自己先做到，然后才去要求他人做；不该做的事情，自己先不这样做，然后才去要求他人不这样做。如果不采取这种推己及人的"恕道"，却想让别人按照自己的意愿行事，那是不可能的。朱熹在批注时写道："有善于己，然后可以责人之善；无恶于己，然后可以正人之恶。皆推己以及人，所谓恕也。"

安人的根本前提是"人际叙事连接"。安人是管理的终极目标，其最高表现形式就是"齐家治国平天下"。在叙事管理学语境下，安人具体表现在3个方面——安己、安亲、安群。每一个生命主体都是由各种叙事连接编织成的一张网，在这个人际连接网络之中，我们的生命和关系被绑定在一起。"安亲"就是医院管理者要与家人和亲友维系亲密和谐的叙事连接，"安群"就是要与自己所在的科室部门以及医院构建积极稳定的叙事连接。

管理者需要与同行建立叙事连接，以传承中西经典管理文化，并与时俱进地更新自己的管理思维。古今中外许多哲人都指出与不同时代的人建立叙事连接对于职业发展和人生成长的重要价值。美国哲学家、社会学家舒茨（Alfred Schutz，1899—1959）也提出主体"生活世界"的四个维度：同时代人世界（Mitwelt）、周围世界（Umwelt）、前人世界（Vorwelt）和后来者世界（Folgewelt）。从这四个世界维度构建充足且紧密的叙事连接，相当于为医院管理者的管理生涯注入了源源不竭的活泉。

与管理对象建立人际叙事连接才能快速地了解他们的需求。人际连接力是指管理者在理解员工的基础上，能够走进员工的内心，让员工愿意与管理者坦诚沟通和交流，做到有效的连接。叙事连接力的四个核心环节是叙事性表达、叙事性聆听、叙事性互动和叙事性共识。在实际工作中，员工通常会躲着领导，多数人甚至不敢主动找领导沟通，因为他们担心沟通不当会给个人带来不好的影响。这说明管理者没有发挥好人际连接力。人性理解力是人际连接力的前提，只有一个人觉得自己被理解了，他才愿意被连接。

管理者要有开放的心态和包容的胸怀，要能听得进不同的声音，甚至要能直面批评和指责。在《论语·阳货》中，孔子曰："能行五者于天下，为仁矣。"这五个方面的德行是恭、宽、信、敏、惠。"恭则不侮，宽则得众，信则人任焉，敏则有功，惠则足以使人。"这五种管理者素养都离不开人际叙事连接。唯有具备叙事连接力的管理者才能放下身段，让员工没有距离感，才会去创造更多与员工沟通交流的机会。了解员工的生命故事，才能找出管理者与不同员工个体之间的相似连接，并以此为契机，建立连接更紧密的叙事共同体。

三、领导者叙事共同体

对于人际叙事连接的维系而言，"叙事性倾听"是"标配"，"叙事共情回应"是"高配"。那么，什么是"顶配"呢？在叙事医院管理语境下，这种"顶配"是"叙事共同体"。叙事共同体是一种以主体间的某种共同点为基础，以不同主体之间建立的人际叙事连接为特征，共同分享某种情感要素和精神价值的关系结构。叙事共同体并不代表两人或多人之间不存在分歧，而是他们懂得找到共同点，即便共同点不多。叙事共同体中的任何一方都能在某个话题上彼此相知，且相互投入，坦然与对方分享自己真实的想法、感觉、信念与需求。

叙事共同体是人类社会生活中的一种重要组织形式，在人类历史当中扮演着不可或缺的重要角色。人作为具有群居本能的社会性动物，总是在本能的驱使下借由人之特有理性运作，与周围人结成叙事共同体。共同体非人类专属，动物亦可以形成共同体，而人类共同体的特殊之处在于它是一种叙事共同体。叙事共同体作为人的最基本结合形式，赋予个体以成员资格，而人的生命及生命的意义借此才能得以创造与实现。人的存在本身就是一种依托叙事共同体的"共在"，就其存在而言，人的存在是来自叙事共同体，人受到叙事共同体的照料，并因叙事共同体的存在而存在。

对一个人而言，"存在"（to be）就意味着同共同体中的其他人"共存"（to be with）。也就是说，叙事共同体离不开人，人也离不开叙事共同体。如同海洋联结起无数的岛屿，叙事共同体则为人与人之间的彼此连通与结合提供了某种可能性。每个人的生活都与叙事共同体有着多重的交集。人们总是处于各种叙事共同体之中，在日渐脱离某个叙事共同体，如脱离家庭叙事共同体或者大学叙事共同体的同时，又在不断试图进入另一些叙事共同体，如新的家庭叙事共同体、基于工作和谋生的职场叙事共同体和各种基于兴趣、爱好、信仰的社会叙事共同体。一个不处于任何叙事共同体或只处于某个稳定的单一叙事共同体中的个体在某种程度上正在远离或者脱离人性。

叙事医院管理语境下的叙事共同体构建是一个后现代概念。随着电子产品的泛滥和网络技术的发展，人与人之间的精神纽带越来越趋于物化，人际交往的工具性倾向越来越明显，直接导致叙事共同体在现代社会中，尤其是在分工越来越精细化的职场组织中逐渐消失。叙事共同体与《易经》中的同人管理哲学理念接近。甲骨文的"同"有同心协力的含义。"同人于门"以及"同人于宗"，管理者首先要与家庭建立叙事共同体关系，保证自己处于全人健康的最佳状态。"同人于野，亨。利涉大川，利君子贞。"这句卦辞完整的含义是众人聚集在野外之地去做计划好的事情会比较顺利，齐心协力渡河也不是难事，有利于君子立功。

《易传·象传上》说："天与火，同人；君子以类族辨物。"大意是君子组织一帮志同道合的人士成就一番事业。同人卦本质是说明集体智慧和力量的强大。全球化与新科技，以及年轻一代的特殊成长环境，加上组织在价值创造以及与服务对象互动上的变革，使纯指令性、由上而下领导模式的功效大幅降低。"权力的时代"或"头衔的时代"（age of Entitlement）已经成为过去。《易经·师卦》中""《象》曰："师，众也。贞，正也。能以众正，可以王矣。'"领导者要能率众，要能服众，在具备卓越的专业知识之外，必须展现出超强的人际黏度，随时愿意与周围员工建立叙事共同体关系，鼓励员工士气，激发团队精神。

对于医疗行业的管理者而言，叙事性倾听是"标配"，共情式回应是"高配"，叙事共同体构建是"顶配"。正如刘基在《郁离子·卷下·多疑不如独决》中所言："万夫一力，天下无敌。"叙事共同体是实现共同发展的基础。叙事共同体关系不是一种空间关系，而是一种可以跨越时空的内在关系。长时间处在同一空间里的人不一定是叙事共同体，比如缺乏叙事意识的家庭成员很可能处于叙事失连状态。叙事共同体中的任何一方都能彼此相知，且相互投入，坦然与对方分享自己真正的想法、感觉、信念、恐惧与需求。

在叙事共同体中，借由人际叙事连接，人的本性能够获得最健康、最全面、最深刻的展现，不管主体处在何种人生境遇中，顺境或逆境，健康或疾病，都会有一个或一群在同一共同体中的人能够全身心地陪伴在主体周围，深刻理解其内心状况和内在需求，不用担心会被随意评判，即使主体完全无法用语言进行表达，共同体内部人员也能尽全力去领会其意图并化为行动。易经中的"同人卦"解释为与人和同、与人相同、与人亲近的意思。

采用生活化的叙事语言是叙事共同体形成的基础，而换视角思维和视域融合是叙事共同体关系建立的关键，共同体的最高境界是让具有人性的个体彼此接纳与相互支持，在叙事共同体关系中，被管理者的人性才能得到最大化的尊重，被管理者的内生长力才能得到最大化的展现，医院员工实现价值共生，医院才可能实现高质量发展。良好的叙事共同体关系让所有员工都能在一个可以茁壮成长的环境中感受到彼此之间、与他们的使命之间的联系。

叙事医院管理中的叙事共同体概念使人联想到法国哲学家吉尔·德勒兹（Gilles Deleuze，1925—1995）和瓜塔里（Félix Guattari）在其合著的《千高原》中提到的"地下根茎"（rhizome）与"多元连接系统"概念。将德勒兹的"地下根茎生成"

的概念置入医院管理系统中，我们可以看到，叙事共同体可以消除"单一"领导的阶层管理，并以"和"的方式将所有的"地下根茎"串联起来。

根茎系统的串根没有中心，也没有目标方向，它以更加自然生发的态势，朝不同方向恣意伸展和自由成长。根茎被根茎之间的连接滋养，透过不断扩张与改变，创造出更加丰饶的多样性。迥异于"树"类植物的单向垂直生长方式，根茎植物在土壤中横向舒展开来，盘错蔓延。这种植物嫁接的串根生长，同时也繁衍出更多的分枝。事实上，根茎系统的串根生长是个演异、扩张、征服、占领的过程，串根不断进行游牧式互动，在不同元素中被源源不绝地滋养着。

根茎隐喻的优点在于，它能够敏锐地捕捉并形象地阐释现代组织的各种混乱、不可预测和不可控的特性。根茎组织具有更强的连接力和凝聚力。也就能让组织内部的每一个成员达到"生生不已，化化无穷"的状态，展现出无穷的生命力，永远处在成长的历程中。"动态形成"的哲学思想探讨人与人、人与事、事与事在网状互动的派生建构过程中，在特定的差异条件下融汇创新，演变出一种新关系。"动态形成"哲学基于一种横向动态的网状思维，强调事物之间，人与事物之间的一种派生互动建构过程。

在管理者构建的叙事共同体中，管理者与被管理者不再是二元对立的上下级关系，而是在相互连接所形成的"回应能力"（response-ability）中彼此共同"化成"（becoming）叙事共同体。这种不断演变和成长的动态趋势，能够刺激每一个处于生态之内的个体源源不断地生发出不朽的生命力。生成的逻辑不是彰显个体，而是"和"（and）与"一起"（with）的逻辑。个体既保持其独特个性，又因叙事而具有共性，在差异中自愿以"和"的形式存在于连接之中。"个体的化成"（individual's becoming）不断地动态演变为"组织的化成"（organization's becoming）。

四、领导者的叙事赋能

医院领导者应该将自己的管理视为一个事业，而非自己专业工作之外的一个临时附加工作。医院是一个特殊的组织，院长和科室主任等不同层级管理者往往由专业技术人员兼任，如果不具备一定的管理情怀和管理智慧——叙事领导力，很容易陷入专业思维而无法真正为医院和科室的长久发展做出规划和布局。这样的领导者最终只注重专业发展，而忽视叙事生态的营造对员工的赋能作用。"举而措之天下之民，谓之事业"，叙事医院管理在培养管理者叙事商数、叙事连接力和叙事共同体构建力之后，最重要的就是让管理者在管理实践中发挥叙事管理对于员工的广泛赋能作用。

事实上，是领导"人"而不是管理"人"，管理是针对事情的。根据纽约大学社会心理学家乔纳森·海德特（Jonathan Haidt，1963—）的研究，人类的心智是个故事处理器，不是逻辑处理器[①]。叙事是一种组织结构，通过将行为和事件整合成有意义的、连贯的时间模式或序列来解释它们。叙事为生命提供了顺序、架构和方向，以更丰富与更整合的方式发展其意义。叙事赋能强调的是对员工"需求"的聆听和回应，而不是对员工"欲望"的聆听和行动（Power comes in response to a need, not a desire.）。

在数字化时代，组织价值重构的第一个关键就是"由管控转向赋能"。正如比尔·盖茨所言，领导者将是那些为他人赋能的人（Great leaders will be those who empower others.）。赋能，让员工或被管理对象产生自我驱动，实现自我成长，是时代所趋。医院管理者的叙事赋能涵盖三个层面：一是医院管理者自我叙事赋能；二是医院管理者为医院员工叙事赋能，实现组织的内生张力；三是医院管理者为医院叙事生态赋能，吸引更多外部优秀人员加入，丰富叙事生态的组成根茎。

教育家陶行知先生当校长的时候，有这样一个赋能学生成长的故事。

一天陶行知看到一个男孩，手握着一块砖头，正要丢向另一个男生，在这危急的关头，陶行知及时制止他，并叫他下午3点到校长室来。

当天下午还没到3点，男孩就到校长室门口等候，他内心非常复杂，想着没发泄完的愤怒、对自己错误行为的自责、面对校长责问的恐惧、即将被同学们看笑话的羞愧，还有对学校可能找家长的担忧……男孩低着头等着挨训。

然而，陶行知早已洞察孩子的内心世界，他去小卖部买了一包糖果之后，准时回到办公室，发现男孩已经等在那里。他笑着掏出一颗糖对男孩说："这颗糖是给你的，因为你很守信，不但没迟到，还提前了。"

看着眼前这颗出乎意料的糖，男孩惊呆了。

接着陶行知又掏出一颗糖说："这也是给你的，我让你住手，你就立即住手了，可见你很尊重校长，尊重别人是最重要的品格啊！"

男孩真的没想到，不但没有被责骂，还被肯定了！他惊讶得说不出话来。

陶行知又说道："据我了解，你拿砖头丢同学，是因为他欺负女生，这说明你是善良、有正义感的孩子，我再奖励你一颗。"

男孩被陶校长的尊重、信任、肯定和鼓励深深感动，善良本性慢慢被导引出来，男孩说："校长，我错了，同学再不对，我也不能采取这种方式。"

陶校长满意地笑了，又掏出一颗糖："你知错认错，实在难得，再奖励你一颗，我的糖发完了，我们的谈话也结束了，回去吧！"

[①] 原文是"The human mind is a story processor, not a logic processor."。

　　具备叙事管理思维的医院管理者与年轻医护人员之间建立的是类似陶行知校长与这个学生之间的叙事赋能关系。"千禧一代"或者"Z世代"年轻医护人员在网络普及和电子产品泛滥的时代出生、长大，客观环境让大多数年轻医护人员缺乏自我叙事调节能力，可能在被批评、指责和教训之后，与领导之间的关系变得紧张，更加不愿意听令于自己的领导，甚至遭遇叙事闭锁或职业倦怠，最终要么可能给组织带来更严重的后果，要么走向辞职。而反过来，当一位管理者能够表现出陶行知先生这样的谦逊和宽容，给年轻人自我反省的机会，就能为其长久的发展赋能。

　　医院管理者要针对不同世代员工的特点，对其进行区别管理。在人类文明史上，1995年被定义为网络时代元年，许多"Z世代"的父母从那时开始，通过互联网与世界连接。一眨眼，"Z世代"已经长大，开始陆续成为医院的部属和员工，与网络时代前的老一辈共事。2017年，"Z世代"已经成为全球人口最多的群体，人数达到19亿，占全球人口的25%。在四代甚至五代同堂的办公室和科室里，世代间的冲突愈演愈烈。"千禧一代"年轻人更接受"被影响"和"被共情"，而非"被控制"。年轻一代医者喜欢"功成事遂，百姓皆谓我自然"的管理氛围，更拥护"无为"的领导者。无为，并非不管理，而是去除阻碍机构内的个体顺利成长，阻碍其更大程度发挥创造力的东西。

　　叙事型领导者在与成员通过叙事性互动的过程中潜移默化地将彼此的道德水平及职业发展能力提升至更高层次。叙事型领导模式重视提升成员内发性动机，促使成员能在工作过程中自我实现，并且超越原先的工作期望。也就是说，最智慧的管理者懂得"最大化赋能"中层干部和员工，而非单纯地"赋权"。"赋能"一词中的"能"（pouvoir）与"能量"（puissance）是一种非线性的多元互动关系。医院组织管理主要取决于优秀个体与医院这个组织之间的关系状态。

　　懂得叙事赋能的管理者理解对年轻人予以充分尊重的重要价值。管理者对于员工的个人故事，尤其是失败故事或者出错的故事的关注倾听和叙事性分析，有助于锻炼"领导者的谦逊力"。要实现叙事赋能，领导者在反思失败故事时重点不在"是谁搞砸了？是谁做错了？"这类问题之上，而应复盘"作为管理者，我们从这个失败的故事里学到了什么？这个故事里什么人需要管理者给予叙事性关怀，以使后续的事情朝着有利于医院和科室团队的方向发展？"[①]

　　当一家医院处于一个多维度的叙事共同体中，那么，这家医院就能被称作一个"开放社会"（open society）。"开放社会"这一概念由法国生命哲学家、诺贝尔文学奖获得者亨利·博格森（Henri Bergson，1859—1941）提出，是一种拥护"叙事赋能"的民

---

① KURAN E．Leader as storyteller［J］．Industrial and Commercial Training，2013，45（2）：119–122．

主状态。各维度人际叙事连接稳定的医院或科室是"赋能场景高的组织"，优秀个体涌入医院，愿意与医院已有成员互相滋养，共同成长；人际叙事连接薄弱的医院或科室是"赋能场景低的组织"，管理者往往更倾向于"行政命令与权威控制式"的管理模式，致使优秀个体纷纷离开，其他组织的优秀个体不愿意加盟[①]，正所谓"良禽择木而栖，贤人择主而事"。

赋能型领导善于激发组织内部潜力。阿里巴巴集团副总裁曾鸣教授在《重新定义公司：谷歌是如何运营的》一书的推荐序中写道："未来组织重要的功能已经越来越清楚，那就是赋能，而不再是管理或激励。"正如《尹文子·大道上》中所言，"为善与众行之，为巧与众能之，此善之善者、巧之巧者也。所贵圣人之治，不贵其独治，贵其能与众共治也。"意思是说，自己行善而能使大众与自己一起行善，这才是善中之善；智慧的管理者治理医院或科室的可贵之处，不在于管理者能独立治理医院或科室，而在于管理者能与众人共同治理。

　　展望21世纪，领导者将是那些为他人赋能的人（As we look ahead into the next century, leaders will be those who empower others.）。

　　　　　　　　　　　　　　　　　　　　——微软创办人、慈善家比尔·盖兹（Bill Gates）

第三节　医院管理者职业叙事能力形成

变革与领导力大师、哈佛商学院领导学讲座教授约翰·P. 科特（John P. Kotter）提出"没有叙事能力的管理者不懂管理"的论断，督促管理者主动学习叙事管理理念，形成管理者职业叙事思维，提升管理过程中的叙事智慧。具有职业叙事能力的医院管理者能"复，小而辨于物"，看到医院相关事物的全貌，洞察特定问题，做出正确决策；同时能够在管理实践中，秉持谦虚领导风格，不断进行自我的叙事调节，"治人不治反其智"；也能在与管理细节相关的叙事统整中"复以自知慎始终"。

医院的高质量发展离不开具有叙事领导力的管理者。所有成功的组织都构建在3个优势点上：一是非常明确团队要往哪里去、怎么走，二是领导及团队成员有能力专注于对个人及对他人有生产价值的贡献，三是领导者能够带领大家为一个共同的、积极的目标而努力。当三者之中有任何一项被忽略时，"领导力鸿沟"便产生了。医院管理者

---

① 陈春花. 价值共生：数字化时代的组织管理 [M]. 北京：人民邮电出版社，2021.

的职业叙事能力能够成为架在领导力鸿沟之间的桥梁，在管理者与团队不断的叙事统整中，协助团队走向成功。

一、复小而辨于物者：领导者文本细读能力

医院管理者不仅是宏观思考者，也应是细节洞察者，文本细读能力是管理者拥有良好叙事领导力的一个重要表现。在领导力领域颇负盛名的作家约翰·麦斯威尔曾表示，领导者不但是知路人、行路人，更是一位"指路人"，找到凝聚大家的方法，协助所有人发挥潜能。古人云："得人才者成大事。"因为人才是最宝贵的资源，是成就事业的关键。汉末魏初名士刘廙（180—221）在其《政论·下视》中提道："高于人之上者，必有以应于人。其察之也视下，视下者见之详矣。"曾国藩也谓"居高位，以知人晓事二者为职"。成为指路人的前提是管理者对下属员工都有细致的观察。

现代人习惯地认为用人是一种权力，忽视"用人的前提是识人，而用人和识人皆是一门学问，更是一门叙事的艺术"的道理。陆九渊说："事之至难，莫如知人，事之至大，亦莫如知人；诚能知人，则天下无余事矣。"荀子说："口能言之，身能行之，国宝也；口不能言，身能行之，国器也；口能言，身不能行，国用也；口言善，身行恶，国妖也。治国者，敬其宝，爱其器，任其用，除其妖。"曾国藩又言："大概观人之道，以朴实廉介为质，有其质，而更傅以他长，斯为可贵，无其质，则长处亦不足恃。"

知人与晓事都需要用到叙事思维。相对而言，知人比晓事更难。医院管理者首先要懂得通过细致的观察，分辨员工具有何种特质和特长，不要叫鱼去爬树，叫乌龟去赛跑，叫猴子去游泳。如果一直让鱼去爬树，鱼很痛苦，管理者也很痛苦。把对的人才放在对的位置，可能发现这条鱼是一条能力超强的鲨鱼，但如果派它去爬树它就会被彻底埋没，鲨鱼因为离开广阔的水域而最终失去生机，最终让医院也承受人才任用不当而带来的问题。因而，管理者要懂得在观察和推断之后，为人才安排最大化发挥其才能的正确"作战任务"（tours of duty）。

管理者只有从不同视角观察人、在细节中认识人，才能分辨员工的类型，知人善任。孔子说过："所信者目也，而目犹不可信；所恃者心也，而心犹不足恃；弟子记之，知人固不易也。"管理者的细致观察不能只是从表面看，而是在文本细读基础上，用心对所见进行分析推断。具有文本细读能力的管理者对员工的情感反应更为敏感，能够更准确地理解他人的情感和需求，这使得他们能够更有效地与团队成员沟通并建立良好的人际关系。

医院管理者不能天天困在事中，而忽略了管理是针对科室和医院里的"人"的管

理。当科室主任懂得在事中识人，创设叙事性互动机会，去考察和了解员工的脾气和秉性，就能更好地管理团队，提升凝聚力和行动力。正如三国时期著名政治家、军事家、文学家诸葛亮所言："然知人之道有七焉：一曰，问之以是非而观其志；二曰，穷之以辞辩而观其变；三曰，咨之以计谋而观其识；四曰，告之以祸难而视其勇；……六曰，临之以利而观其廉；七曰，期之以事而观其信。"医院管理者对员工的"问""穷""咨""告""临""期"都是通过叙事性互动来观察和判断其"志""变""识""勇"等方面的才能以及"廉""信"等方面的品德。

要真正全面地了解自己员工的状况，懂得任用有担当、有领导力的员工，也需要管理者的"复，小而辨于物"的洞察力。子曰："视其所以，观其所由，察其所安，人焉廋哉？"孔子这句话的意思是，观察一个人的时候，可以先看他做过的事，接着再扩大观看他思考、判断事物的由来和初衷，最后再看他办完事后的心境与理想。如果能这样周遍仔细地观察，一个人的真面目是根本藏不住的。孔子观人的方法，教我们学会全面观察，不可因别人有一两件事办不好就疏远他，这样会失去许多人才。

"视"指的是目前所看到的，包括日常发生的事情。"观"的范围比"视"更加周遍，是把一个人所有的经历，都列入观察范围。"察其所安"指的是在开始观察一个人之后，除了注意他当下的处事和过去的经历之外，还要留意他的用心和心情变化。如做善事后，他是觉得不满足还是得意？如果不满足，就会更积极为善；若是得意，为善就难免停滞不前。反之，做坏事后，是忧愁苦恼还是沾沾自喜？如果忧愁，就表示不忍心为恶，有改过的动力；若是沾沾自喜，就容易沉沦罪恶而浑然不觉。

一些医院管理者因其学历、职称和资质等各方面优于所在医院或科室的其他成员，而目中无人，不懂得发现身边人的长处和优点，最终因为脱离群体，而遭到组织抛弃，或者造成所在科室和医院发展缓慢。《论语·子路篇》中也提道："君子易事而难说也，说之不以道不说也，及其使人也，器之（用其长则无不可用之人，故得众），小人难事而易说也，说之虽不以道说也，及其使人也，求备焉（非才德兼备而后用，将无可用之人）。"曾国藩又言："人才以陶冶而成，不可眼孔甚高，动谓无人可用。"自视过高，睥睨一切的领导者，根本就不知用人之道，亦将无法得到可用之才。左宗棠说："非知人不能善其任，非善任不能谓之知人。非开诚心，布公道，不能尽人之心。"开诚心，需要管理者放下自己的权威身份，以对员工的细致观察为叙事连接契机，走入对方内心。

"复，德之本也""复，小而辨于物""复以自知"，这几句话都出自《周易·系辞下》。"小"指的是"微小的征兆"。复卦教人及早辨析事物的细微征兆，察知善恶，速返善道。唐孔颖达疏："言复卦于初细微之小时，即能辨于物之吉凶。不远速复也。"（《周易正义·卷八》），而清代李光地在其《御纂周易折中·卷十五》中引用陆九渊的话，提道："复贵不远，言动之微，念虑之隐，必察其为物诱与否，不辨于小，则将致悔咎矣。"

孔子曰："君子有九思：视思明，听思聪，色思温，貌思恭，言思忠，事思敬，疑思问，忿思难，见得思义。""视思明"指的也是一种叙事文本细读，意思是看东西要看得清楚，但这并不是单纯讲用两只眼睛去看清楚物质层面的东西，而是包括从精神层面上对任何事情进行观察、辨别、分析和判断等。比如医院管理者听了同事或者员工的讲述或者投诉以后，也要加以分辨，不能盲目下结论或者做出判断。所谓"视思明，听思聪"就是要医院管理者在看和听的同时进行思考与分析，充分发挥自己的叙事想象力，透过现象看本质，这才达到了"明"和"聪"的目的，而最终获得的信息才是真正有用的。

"色思温，貌思恭"是从人际交往层面说的。良好的人际叙事连接，是走向成功的必由之路。古今都是一样，没有人能单枪匹马，不依靠别人的帮助完成所有的事情；"言思忠，事思敬"是从为人处世层面讲，一个人要想在社会中更好地生存，获得发展的机会与可能，进而实现自己的梦想，就要有一定的人际间的叙事沟通能力，通俗讲就是会说话，会办事，懂得人情世故，世事洞明皆学问，人情练达即文章；"疑思问，忿思难"是从解决问题的态度层面讲，医院管理者或者普通员工无论遇到什么样的困难，都要先保持头脑冷静，切莫冲动处理一件事或者下一个结论。要知道"人外有人，天外有天""冲动是魔鬼""圣人无常师"。

遇到比较棘手的事情时，医院管理者唯有向更有叙事智慧的人虚心求教才能解决问题。"见得思义"指的是价值观层面，君子爱财，取之有道，"义"字指的是合理性。当涉及员工的"名"和"利"的时候，医院领导者要能统筹规划哪些员工可以获得"名"，哪些员工可以获得"利"，哪些员工可以名利双收。涉及价值观问题，管理者务必要重视，不能轻率，否则后患无穷。医疗语境下，在"名"和"利"极其有限的情况下，医院管理者首先考虑的是分配"名"和"利"时要合情合理，根据员工对医院的贡献和劳动付出，以求得大家心安理得，实至名归，心服口服，进而能够将大家再次团结起来为医院的发展继续奉献自己的青春和智慧。

在乌卡时代（VUCA）①，管理者的细节洞察力和推断力对于形成有利于组织变革和发展的决策非常重要。领导者不可能完全准确地预测各方面的情况，但是却应该具备仔细读取、高效回应变化的能力。也就是说，文本细读能力的训练能够帮助领导者解

---

① 宝洁公司首席运营官罗伯特·麦克唐纳提出了乌卡时代（volatile uncertain complex ambiguous，VUCA）的概念，即我们处于一个动荡、不确定、复杂和模糊的时代。

读外在看似不相干的变化，预先洞察危机、需求与机会，持续调整着力点；对内凝聚共识、灵活调整团队布局，在变动中适时转向；智慧的领导者能够恰当地运用叙事知识，洞察每个形势背后的成因，并找到走出困境的方法。一言以蔽之，复，小而辨于物者能够在细节中发现潜在的问题和风险，并及时做出调整，确保组织运作的顺利和高效。

二、治人不治反其智：领导者叙事调节能力

对于医院管理者而言，要培养卓越的职业叙事能力并非遥不可及的目标。畅销书作家马尔科姆·格拉德威尔（Malcolm Gladwell）在《异数：不一样的成功启示录》（*Outliers：The story of success*）一书中指出："人们眼中的天才之所以卓越非凡，并非天资超人一等，而是持续不断地努力，只要经过1万小时的锤炼，任何人都能从平凡变成超凡。"要使自己成为不平凡的管理者，与其他管理者拉开差距，就要孜孜不倦地提升自己的叙事素养，尤其是自我叙事调节能力。

一些医院管理者倡导家文化，而医院管理在很大程度上就像一个家族的管理。"家"是一个组织，医院也是一个组织。家是安身立命的根基，是精神休憩的港湾，是个人情感的依托。修身、齐家则是中国人独特的磨砺与生活方式。《大学》中说："古之欲明明德于天下者，先治其国；欲治其国者，先齐其家；欲齐其家者，先修其身。"修身是中国管理者特有的自我完善、修行方式。一个家族的长久发展需要有一位灵魂人物或精神领袖，在家族成员中起到引领作用，一家医院的发展也是如此。

王淑贞是我国著名的妇产科专家，中国现代妇产科学的奠基人，与林巧稚大夫并称"北林南王"。王淑贞的祖母谢长达是一位非常有叙事智慧的长者。作为家族的精神领袖，她通过自己独有的组织管理方式让整个家族成员之间形成良好的叙事连接，教导组织成员常态化地开展自我叙事调节与阶段性叙事统整，因而，整个家族成员个个都身体健康，家庭幸福，其中多人为中国科学院院士，大多数成为中国各领域的开创者和先驱，几乎每一位都活到100岁左右，儿女孝顺，尽享天年。这一切离不开家族灵魂人物祖母谢长达的言传身教。

王淑贞祖屋的客厅上方悬挂着其祖母谢长达的照片。照片采用特效技术呈现出两个谢长达的形象，其中一人坐在椅子上，另一人跪在椅子面前。在那个照相技术相对落后的年代，谢长达懂得使用特效对照片进行编辑，可谓想象力非凡。更重要的是，谢长达希冀借助这张照片，告诫子孙后人，要懂得跳出自己的视角，与自己对话；对周遭人际关系或得或失进行及时反思；遇到问题，多从自身找问题；遇到棘手问题，首先主动向自己求助，进而寻求获取叙事主动权，积极找到解决问题的方案，进而赢得发展和获取成功的先机。

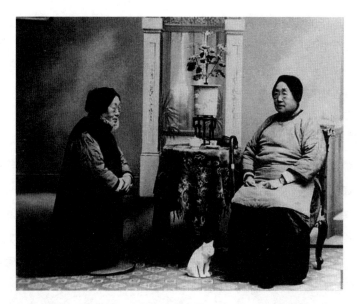

　　按照常规思维去看这幅照片，大多数人都会认为两个人物之间是"婆媳""师徒""母女""主仆"等关系，但是，叙事医学强调的是横向的人际关系，而非纵向的上下关系。谢长达通过这幅照片告诫我们，人生最重要的人际关系，是人与自我之间的关系。与自我建立良好关系，也就是修身，修身是齐家的前提。一个人只有以身作则，才能够让家庭中的其他成员见贤思齐。如果自己没有遵守应有的伦理规范，则其他家庭成员也不会遵守。修身就是要让一个人在家庭中扮演好自己角色，这样才能让家庭和睦、团结。

　　修身是齐家的前提还在于：修身也是一个情绪管理，克服自身乃至人性弱点的过程。通过与自己对话，讲述发生在自己身上的故事来"认识自我"和"管理自己的情绪"是每个人都必须经历、无法回避的永恒问题。需要有一个不受人打扰的时间与空间，去听见自己的声音，听见自己对过去所经历事情的想法，以及思考未来即将做出的行动。感到痛苦或愤怒时，就是审视内心的时候。《大学》用格物、致知、正心、诚意八个字来概括修身的方法和步骤。通过格物、致知、正心、诚意，一个人在内心反省自己的思想和行为，做到世事洞明，人情练达。

　　谢长达的照片中蕴藏着"诸事内求、慎终如始"的非凡智慧，也彰显着王阳明心学中"吾性自足，不假外求"的圣人之道。不懂得内求于己的人容易陷入固执主观的窠臼思维中。人类的两只眼睛长在脸的同一面，视域只能看向同一方向。人类如果不懂得突破这个客观局限，只懂得从自己固有的视角出发看待问题，就容易看不到视域盲区里的事情。谢长达想让子孙后代们都能够拥有"复眼视域"。昆虫的球形复眼几乎可以360°无死角，不但能够借由不同角度看同一件事物，还可以从外部角度来反观自己。

也就是说，复眼可以让自己暂时"出窍"，脱离自我中心的习惯，站在自己的对面，客观地看自己的处境。

为了形象地教育后人，谢长达让自己跪在了自己面前，跳脱坐着的自己的视角，看到坐着的自己看不到的视角，这样，就能统整整个视域，而非受限于自己的狭隘视域。复眼视角跟人类视角相比，最大的区别就在于复眼能够统整全视域，这也是它们生存的优势条件。除此之外，谢长达的特效照片也是在用形象的方式演绎孟子为人处世的理念，通过这幅照片教导我们如何与自我、与家人、与同事、与社会和谐相处。正如孟子所言："爱人不亲，反其仁；治人不治，反其智；礼人不答，反其敬。行有不得，皆反求诸己，其身正而天下归之。"

孟子的这句话涉及与家人、与管理对象、与社会、与日常生活中的各种事物之间的关系性反思。其中"治人不治，反其智"直接与管理思维相关。意思是，当我们管理一个家或一个部门（公司或者单位）时，他们却不服从自己的管理，这时我们不要气恼，而是回顾一下，自己是不是不懂得用人性智慧去管理，当我们真正走入管理对象的内心，他们就能很好地配合自己。《易经》所曰"复以自知"，意思就是要复盘整个事件发生的始末和细节，管理失败了不能责备人家，要知道管理失败的根本原因。

"行有不得，皆反求诸己"，贤圣之人，唯恐自己还有过失没能改正，所以时时检视自己、反求诸己。我们每天都在做不同的事情，当我们没有得到自己预想的结果时，更多的是去回顾事情经过，反省自己在哪个环节做得还不够好，从内在出发求得改变现状的驱动力。当一个家族的所有成员都具备这样的叙事素养、这样的为人处世境界，大家的相处一定非常愉悦。遇到事情，也能全盘统整，齐心应对，高效解决。在职场上，关系和睦，互相体谅，也能获得大家的尊重和认可。当我们具备这样的叙事素养，我们也就在日常的叙事统整中，不断成长，变得积极、年轻、健康。

三、复以自知慎始终：领导者叙事统整能力

"叙事"是管理阶层的领导锦囊和有效工具。管理者总是会遇到各种压力，而《习惯的力量》（*The power of habit*）的作者查尔斯·都希格（Charles Duhigg）提出一个观点：那些能够在压力环境下，更好地完成任务的人，在本质上是"会讲故事的人"（storytellers），他们会把自己的生活叙述给自己听——包括那些已经发生的事情和即将发生的事。他们会在做白日梦时，预想将要发生的一天（头脑中像拍电影一样预演），也会回想已经过去的日子（像在脑中观看电影回放），这就是"叙事统整能力"（ability of narrative integration）。

都希格发现，世界上的事情混乱无序，但故事总是有逻辑的。描述和解释发生在自

己身上的事情，是每个人天生的需求。每个人讲述自己的故事时，就像一个剧作家，总是顺着一条由开端、发展、高潮、结局组成的"叙事弧线"（narrative arc）来讲述一段完整故事——叙事闭环。领导者的叙事统整能力分为自我叙事统整与团队叙事统整两种。医院管理者除了需要自我叙事统整之外，更重要的是领导团队有意识地定期展开阶段性的或重大实践的叙事统整。

"自我叙事统整"指具有一定叙事意识的生命主体主动回顾和反思自己的生活经历和人生故事，或者仍然不具备叙事意识的生命主体在医疗行业人员或其他亲友的引导下，将某个阶段的人生故事整合到一个连贯的生命叙事进程中的过程。叙事统整本身在某种意义上而言，是一个和谐化的过程，通过回顾和反思，将那些不和谐的、很难解释的故事整合成一个连贯的、和谐的人生大故事。换一句话说，每个人的生命叙事进程都是从不和谐到和谐的不断调整过程。

叙事统整有助于管理人员了解过去、应对现在和规划未来。每一个新的人生阶段的自我都是前一个阶段自我的统整的结果，叙事统整就是不断重新定义自我，不断成长出"新的自我"的过程。我们可以根据自己的经验，叙述和解释过去发生的事件。我们可以利用自己的想象力，对未来进行假设性的虚构，并计划如何管理其他可能性。管理者在管理生涯不断向前推进的过程中，逐渐学习和适应不同的管理困境，化解各种的管理危机，最后完成管理身份的认同和发展。

领导力修炼是以自我觉察为基础的不断完善与超越，可以说自我觉察力是构成管理者叙事商数的第一要素。卡尔·古斯塔夫·荣格说："唯有当你观照自己的内心，你的视野才将变得明晰。向外张望的人，在做梦；向内审视的人，才清醒（Who looks outside, dreams; who looks inside, awakes.）。"这句话诠释了成长的根源在于更多地自我觉察与自我审视，领导者只有实现自我成长，才能引领他人不断成长并释放潜能，而这才是领导力的真谛所在。

叙事统整的过程也是一种内求的过程。有成就的管理者遵从王阳明心学中"吾性自足，不假外求"的圣人之道。古人云："圣人内求，世人外求。内求者乐得其性，外求者乐得其欲。"内求在心，外求在境。外求则心随境转，内求则境随心转。面对任何境遇，若只会挑剔他人的过错、让别人检讨，而不能反省、转念，那么不论到哪里都会碰壁，在烦恼中打转，不得自在。内求，就不会产生怨恨恼怒烦，不会产生忧愁悲恐，不会产生焦虑、恐慌、悲观。反之，若外求，就容易影响心境，导致烦躁、忧虑、不安，影响身心健康。

领导者的叙事统整需要内求，也需要外观，学习自我觉察、聆听他人意见、重新认识自己，进而跨越领导力鸿沟，才能成为最好的领导者。凡人永远不会完美，但每一位医院管理者可以是最佳版本的自己。而要成为最佳版本的自己，方法就是认清自己的"领导力鸿沟"（the leadership gap）[①]。领导者的鸿沟通常是由那些难以接受的思想、无法控制的情绪和充满痛苦的故事构成。缺乏叙事统整能力的管理者总是对其加以抑制，而不是去应对，只想把它封印在无意识心智的某个角落，祈祷它们永远都不会被揭露出来。但我们不了解的是，对于鸿沟，越是试图隐藏它，它就变得愈宽。

只有当我们在叙事反思中找出自己的领导力鸿沟并通过积极的叙事统整，正面看待自己的缺点和不足，强化并充分利用自己的优点和长处，我们才能成为真正杰出的领导者。在我们学会积极地叙事统整之前，领导力鸿沟就产生了。没有叙事统整能力的管理者不知道自己在管理过程中需要过滤哪一些内容，可以留下来哪一些内容，而是一切照单全收，包括每个挫败、悲观、愤怒、宿命、轻蔑的故事。不经叙事统整，这些负面故事不久后就会成为我们DNA的一部分[②]。因而，一个不常进行叙事统整的管理者将会积累越来越多的负能量而走向腐朽。

管理者的叙事统整还包括一个专家型领导者，比如某个临床科室的主任或护士长，被提升为综合性部门或院级领导时，要进行及时的过渡阶段的叙事统整，否则错过时机，将难以适应全面性领导职责，最终走向管理失败。多个跨国企业的领导力顾问旺达·T.华勒斯（Wanda T. Wallace）提出两种类型领导力，分别是专家型领导力（expert leadership，简称E型）和整合型领导力（spanning leadership，简称S型）。而且在现实的医院管理语境下，当临床科室专家型领导者因表现优异被晋升为整合型领导者时，专业力和整合力两者都不可偏废。

除了领导者的个人叙事统整之外，领导者还需要掌握团队叙事统整能力。团队叙事统整本身就是一种组织文化，让个人和团队以叙事理念为指引，从过去的事件和过去的经验中学习。团队叙事统整重要的不是去探讨整个过程中的功过得失，而是以不批评和不表扬的态度，忠实地还原故事，尝试着找出故事间的因果关联，准确找到故事朝着不良方向发展的拐点，建立系统化和结构化的叙事反思流程。团队叙事统整更专注于找到故事发生的原因，从中获得经验和教训并加以转化应用。团队叙事统整可以通过成员间的叙事互助关系，超越个人思考的局限性。

通过团队叙事统整，每一个成员都收获一点进步，积累起来就成了一股强大的力量。对于医院的每一个个体成员而言，通过叙事统整，每天进步1%的话，一年后，每一个人就会进步37倍。而对于医院或科室整体而言，一个科室如果有50人，每天就收

---

① DASKAL L. The leadership gap: What gets between you and your greatness [M]. New York: Portfolio，2017.

② 同上。

获50个进步，50个成长，这是一个几何指数的增值过程，一个科室在一年后就会充满活力和内生长力，而这是促进一个团队可持续发展的重要力量，比高薪引进某一个能力强的个体更能促进团队、医院持久、有质量的发展。

总体而言，叙事统整能够塑造管理上的贤者，营造"贤者在位，能者在职"的优良管理环境。汉末文学家、哲学家、诗人徐干（170—217）在其《中论·爵禄》中曰："位也者，立德之机也；势也者，行义之杼也。圣人蹈机握杼，织成天地之化，使万物顺焉，人伦正焉。"意思是，职位，好比是建立仁德的纺织机；权势，好比是施行道义的梭子。圣人脚踏纺织机、手握梭子，编织天地的美好教化，使万物和顺，人伦关系端正。也就是说，叙事统整让管理者成为更好、更有能力的自己。

> 面对歧异有三种方式：主导、妥协和统整。主导，只有一方得偿所愿；妥协，没有一方得偿所愿；统整，才能找到双方得偿所愿的方式[①]。
>
> ——哲学家、"管理学之母"玛丽·帕克·芙丽特（Mary Parker Follett，1868—1933）

四、膏之沃者其光晔：滋养领导者叙事之根

中国叙事医院管理理念倡导医院领导者在职业生涯中实现自我-家庭-事业与社会各维度的高度融合发展（self-family-career-community integration）。只有注重自我的叙事调节能力提升和家庭的亲密叙事关系构建，才能滋养管理者的领导智慧之根，才能活得真实、活得完整、活得通透。一个领导者的成功离不开和谐的家庭叙事生态和主动积累的家庭叙事账户（family narrative bank account）。当你注重与家庭成员的叙事性互动质量，每天投入一定的时间来营造家庭叙事生态，这就相当于你在家庭叙事银行账户中定期存进一笔存款。

家庭是滋养个体生命智慧的源头，家庭是人生最重要的"事业"，是领导者领导力培养的重要练兵场。春秋末期曾子在《大学·第十章》中曰："所谓治国必先齐其家者，其家不可教而能教人者，无之。故君子不出家而成教于国……宜其家人，而后可以教国人……故治国在齐其家。"意思是，之所以说治理国家必须先管理好自己的家庭和家族，是因为不能管教好家人而能管教好别人的人，是没有的，所以，有修养的人在家里就受到了治理国家方面的教育，……让全家人都和睦欢愉，然后才能够让一国的人都

---

① 原文是"There are three ways of dealing with difference: domination，compromise，and integration．By domination only one side gets what it wants; by compromise neither side gets what it wants; by integration we find a way by which both sides may get what they wish."。

和睦欢愉。所以，要治理国家必须先管理好自己的家庭和家族。

作为医生或医院管理者，我们的职责尽管非常重要，但无论如何，我们首先是一个"人"。人与人的关系——配偶、子女、父母和亲友——是我们在这个世界上最重要的投资。在我们生命的尽头，我们不会后悔没有通过某次考试、没有获得某个职位，或者没有做成某笔生意，而是会遗憾没有花时间陪伴妻子（丈夫）、孩子、父母或某个重要的人生挚友……美满的人生和美好的事业发展仰赖我们的家庭。正如教育家大卫·O.麦克凯（David O. McKay）所言，任何成功都不能弥补家庭的失败[①]。医院管理者若忽略家庭，未来职业发展中必将面临严重危机。

沃顿商学院（The Wharton School）管理学教授斯图尔特·D.弗里德曼（Stewart D. Friedman）表示，一般而言，人生可以拆解为四个重要领域：

（1）事业（你在工作、岗位和职业上的表现）。

（2）家庭（你的家庭状况、与家人关系）。

（3）社会（你对友情、社区和社会的经营）。

（4）自我（你对自己身体、心灵、思想上的锻炼）。

不少管理者将事业发展与家庭养育和经营看作水火不容的关系，认为只有牺牲其一才能成就另一个领域，因而，为了自己的事业发展，放弃自己在事业之外的其他人生层面的良好表现。结果，这样的管理者往往最终面对的仍然是事业停滞不前，管理效能低下，被职业倦怠和家庭琐事所累。而事实上，比较合理的做法是领导者寻求四个生活领域中共同价值，实现在这四个生活领域相同的卓越表现，达到"四赢"，因为对主体幸福感和成就感而言，这四个领域是相辅相成、不可或缺的共生维度。

没有叙事意识的医院管理者往往在家庭里也缺少沟通，与家庭成员之间比较疏离，无法建立亲密关系，甚至忽略对父母的照顾和对儿女的教育。《中庸》云："仁者，人也，亲亲为大。故君子不可以不修身。思修身，不可以不事亲；思事亲，不可以不知人。"这句话告诉我们，仁爱就是人，将爱父母放在第一位。管理者不可以不修身，要修身必须爱自己的亲人；要爱自己的亲人就必须洞悉人性。而洞悉人性的最根本途径就是与其建立人际叙事连接，理解和回应其需求。

事实上，我们可以运用叙事思维来整合事业（career）、家庭（family）、社会（community）和自我（self）这四大领域。为人父母的医院管理者应该站在一个更高的角度来看待自己的事业发展与家庭孝悌及育儿生活，在家庭中充分运用叙事领导力思维来展开思考和行动。家庭中的长者或持家者可以分为生产型、管理型和领导型三种层

[①] 原文是"No other success can compensate for failure in the home."。

次。以生产为导向的父母，关心的可能只是给家庭提供足够的食物和悉心照料庭院。许多管理完善的家庭缺乏领导者，领导者的角色是运用叙事共同体关系提升家庭凝聚力，赋能家庭成员成长。

领导者对生命四大领域的认知、行动和满意度综合量表

领域	重要性/%	实际所占比重/%	自我满意度（1~10）
家庭			
事业			
社会			
自我			

韩愈言："根之茂者其实遂，膏之沃者其光晔。"中国叙事医院管理理念认为，家庭是管理者叙事智慧之根，只有膏其沃，才能持续不断地为其管理事业的发展提供最好的养分。不得乎亲，不可以为人。冷漠的家庭叙事生态只会让人的内心变得僵硬、偏狭和封闭；温馨的家庭叙事生态能够培养出柔软、包容和开放的内心。21世纪最滋养人的组织文化是价值共生的"家文化"和"家生态"。只有在家庭里懂得运用叙事思维与家人展开叙事性交往的医院管理者才能在管理岗位上散发出耀眼的光芒。

第四节　叙事医院管理的四个研究维度

医院发展依赖的是对员工内驱力的激发而非严格的外在管控，是对共同的内在价值的追求而非各种外在利益的驱动。《礼记·缁衣》中提道："夫民教之以德，齐之以礼，则民有格心；教之以政，齐之以刑，则民有遁心。"管理医院和科室如果只强调制度，则员工虽不抵触律例，却无法培养其相互敬重和相互理解的共情能力，容易失去价值判断；如果管理或临床工作过程中只反思自己是否违反规则，则会积渐而生欺瞒之心，隔阂越来越深，无法实现共同发展。要实现价值共生与共同发展就必须在医院运用尊重人性的叙事管理理念。

在规则和循证管理基础上，利用叙事的动态赋能作用，是切实提升医院管理人文内涵并实现医院高质量发展目标的根本途径。孟子曰："善政，民畏之；善教，民爱之。"用政令和规则管理，只能让员工畏惧，用叙事智慧引导教育，就能受到爱戴。领导者拥有影响力的前提是形成共生价值和合作思维。在这个追求平等和尊重的时代，每一位年轻医

者都希望成为价值共同体中的一员，与大家一起成长。在这一大语境下，时代的红利偏向"谦逊的倾听者"和"积极的回应者"。因而，要更高效地管理年轻医护人员，充分发挥他们的内驱力和内生长力，医院领导者应该懂得运用叙事管理策略。叙事医院管理的主要研究维度如下：

一、管理者叙事商数与意识调研

叙事是一个领导工具箱里最重要、最强有力的工具①。叙事商数是生命主体将叙事基本理念灵活运用于家庭亲密关系构建与幸福感提升、自我身份认同与生老病死认知、职业身份形成与生涯规划、社会互动与主体间交流、压力舒缓与危机化解等方面，善于通过阅读、讲述、写作及反思自我和他人的故事来积累叙事资本，形成人际叙事智慧，维持生命叙事进程在开放性和稳定性之间的平衡状态，与自我、家庭成员、职场相关人员及其他社会成员保持健康和谐关系的一种综合素养。

在中国叙事医学语境下，医院管理者的叙事商数则是医院管理者将叙事基本理念灵活运用于家庭亲密关系构建与幸福力提升、管理者职业身份形成与管理生涯规划、所在医疗机构或科室的核心叙事创设、不同维度的人际叙事关系和管理叙事生态构建、临床医者叙事思维训练、医疗质量控制与危机化解、管理文化与管理经验传承等方面，善于通过阅读、讲述、写作和反思自我和他人的故事来积累叙事资本，形成人际叙事智慧，与自我、家庭成员、管理同行、管理对象及其他社会成员保持健康和谐关系的一种综合素养。

可以说，管理者的叙事商数（简称叙商）是体现其管理能力的基础素养。具有良好叙事意识的医院管理者将激励不同层级岗位的员工在沟通和管理中运用叙事结构和叙事逻辑。柏拉图说："讲故事者领导社会。"这些论断强调的就是管理者的叙商。管理者叙事的核心在于促使管理者个人的自我故事和与医院这个组织相关的群体故事连接起来。

管理者的叙商由三个层面的叙事能力组成，一是领导者讲好自我生命故事的能力（story of self），二是激发内部员工讲好与医院发展相关的个人故事的能力（story of everyone），三是创设医院整体故事，激发员工共同讲述医院发展大叙事的能力（story of us）。当管理者讲述自己的故事时，故事揭示着管理者的价值观。故事不是抽象的原则，而是切实的生命经验。管理者的故事揭示自己是何种人，并引导其他人认同自己。管理者是医院或科室叙事的引导者，在与回应者的双向或多向互动中，逐渐超越个人叙事的初始目标，形成更有益于医院发展的集体叙事。

---

① GARDNER H．Leading minds：An anatomy of leadership［M］．New York：Basic Books，1995．

管理者叙事商数涉及"叙事管理伦理的遵循"（the observation of narrative ethics）、"叙事管理反思力的运用"（the application of narrative reflection）、"不确定性的接受和包容"（the acceptance of uncertainty）、"高质量人际叙事交往的维系"（high quality interpersonal narrative communication）、"叙事素养及叙事谦和力"（narrative humility）五个维度。管理者通过故事叙述强化个人价值，在故事中获得管理反思力和管理中的人际伦理判断力，在故事中接受和包容不确定性，激励其他医院员工分享故事的同时，从自我和他人的故事中得到启悟，营造基于共同价值的整体医院文化。

为了更好地评判医院管理者的叙事商数或者叙事领导力水平，南方医科大学正在开发设计"医院管理者叙事商数量表"。量表设计者认为，管理者的叙事商数不能单以医院和职业相关问题来测量，管理者的职业叙事能力与其生命健康叙事基本价值认同和家庭叙事关系状况等直接相关。这个量表是根据中国叙事医学体系构建的，在体系构建者南方医科大学团队研究基础上制定的。量表包含两个主体部分。

（一）认知评估表

用于评估主体的叙事素养与生命健康、幸福及职业发展关系的认知情况，包含以下三个部分：

（1）叙事理念与生命健康关系认知。

（2）家庭叙事意识与幸福关系认知。

（3）叙事意识与管理效力关系认知。

（二）行为评估表

用于评估主体的叙事素养如何影响其日常生活和管理职业行为，包含以下三个部分：

（1）基于生命叙事意识的相关行为。

（2）基于家庭叙事意识的相关行为。

（3）基于管理者叙事意识的相关行为。

二、医院核心叙事体系创设研究

我们置身于全球化、网络科技化和多元文化的时代中，求新、求变已经成为大环境的常态。正如赫拉克利特（Heraclitus）所言："世上唯一不变的事，就是改变（There is nothing permanent except change.）。"中国大型公立医院目前都面临全方位变革的压力，"讲好医院故事和创设医院核心叙事体系"是医院文化和管理决策在组织变革中概念化和再概念化的潜在隐喻。《易经》强调世间变化多端。谈到改变，医疗机构正面对不同范畴的变革，无论是来自政策上的、机构内部的、一线员工的或服务对象的转变，都是机构管理人员不能不面对的难题。

《易经》用"革卦"解释改革需要留意的地方。"革卦"的卦辞一则暗喻合适的时机，或需一段时间的准备；二则代表信服。而"革卦"的六爻展现变革的六个历程：在改革之初，不宜轻举妄动，管理层立场要坚定，先得到基层员工的支持；当时机已到，便应随机而动；变革非朝夕之功，宜采正道而行，稳步向前，不可急于求成，变革之路是曲折的，须多次尝试，才能成功，代表管理层一定要与相关持份者多沟通、解说，才能获得他人的参与和信服；管理者该着手取得持份者信任，顺利推行变革；管理者本身行事需公开、公正，带领改革；最后，机构的有识之士需要协助管理层进行改革工作，机构上下齐心，便能将改革成果巩固，此时便应停止。

在叙事医院管理语境下，医院也是一个叙事主体，可以利用故事组织自己的经验，协调角色平衡并引导其他人围绕故事构建共同认知。具有叙事意识的管理者首先致力于构建一个契合医院文化的核心叙事体系。作为一个组织，医院的组织化过程就是叙事化过程，"组织叙事"既是组织化的工具也是组织化的结果。引领医院高质量发展的催化剂是管理者有能力创设一个组织层面的核心叙事体系。这个核心叙事体系包含三个层次，一是历史叙事（narrative of history），二是现状叙事（story of now），三是共同的愿景叙事（narrative of future）。

核心叙事体系是一个注重医院传承的价值共享体系。医院处于从过去走来，在当下展望，迈向未来的动态叙事进程中。为成为某个医院组织的一员，融入医院或科室的内部文化，我们需要了解组织的核心叙事，理解这些故事呈现的价值观。历史叙事有利于大家形成共同的组织身份认同，现状叙事能让大家看到共同的问题，愿景叙事能让大家看到共同的方向。要使员工最快速地习得和融入这种叙事文化，领导者应主动为新入职员工创设条件。

共同的愿景叙事可以增强员工的主体性、参与度、日常连接的黏合度。"愿景领导"（visionary leadership）是一个建构、沟通、实践与修正组织愿景的动态历程，领导者在此历程中借由对环境变化的察觉、对人的尊重与关怀、主动教导与权力的分享以及身先士卒等愿景领导特质的发挥，形成一种兼具洞悉未来、设定方向、愿景转化与策略规划、团队沟通以及教练指导的领导能力，带领成员追求成长，突破现状，共同迈向组织更为美好的未来。

愿景叙事的创设是实现愿景领导的重要基础。如果愿景是南方，价值观就是指南针，或者更精确地说，就是指南针里指引方向的磁石。价值观是一种大方向，而不是目标，目标反而是朝着价值观而去的中间检查点。先明确自己的价值观，接着依序引导家人、朋友、自己所工作的医疗机构、健康医疗界、国家及全世界的价值观，格局才能一步步扩大。只有当自己的价值观得到彰显，才有余力照顾和管理他人。正如《小王子》的作者安东尼·德·圣·埃克絮佩里（Antoine de Saint-Exupéry）所言："想造一艘船，不要鼓吹人们收集木材，也不要只分配工作任务，而是要教他们向往浩瀚无垠的大海①。"医院的愿景叙事就像一个由造船的领导者创设出来的让造船的人向往大海的故事。

愿景叙事就像医院生态系统中的"太阳"，医院生态系统不同层面的成员就是"向阳而生"的"向日葵"。愿景叙事的形成是一个动态过程，医院领导者要善用意象和隐喻展现愿景叙事，动态地将医院员工吸引到对共同的未来图景的想象和憧憬中。只要愿景叙事具有可行性，受愿景叙事激励的员工就会主动想办法达成。从叙事管理的角度，我们可以说："君子之叙风，小人之叙草。草上之风，必偃。"领导者创设的有利于医院发展的正向叙事氛围就像风一样，而一些不利于医院发展的负面叙事就像草一样，一阵风吹过，草必然会随着风向而倒，风吹向哪边，草就倒向哪边。也就是说，正向叙事一定会压倒负面叙事，最终起到引领整体发展的作用。

叙事赋予行动意义，增强组织身份认同，也在为团队、组织和单位创设一种整体的方向感或一致的目标感，并形成统一的行动②。核心叙事是医院领导、科室领导和员工实现价值共生的基础。一个医院的核心叙事如果设定得好，会让新员工很快进入角色，产生"叙事参与感"（sense of narrative engagement），进而实现组织叙事身份认同。他们能辨识医院的独特叙事生态和叙事氛围，自然而然地融入医院核心叙事进程中，成为医院向前发展的助推剂。

三、叙事管理生态构建策略研究

医院叙事生态是对生命主体所处软环境的一种隐喻。医院叙事生态是由管理者、医者、患者及其家属的叙事素养和人际叙事连接共同构成的一个有机叙事体系。由各种人际叙事连接构成的医院叙事生态每天都在动态定义医院的文化和管理，形成独特的叙事风景。换一句话说，医院处于一个动态的叙事进程中，这个动态进程由多个复杂和重叠的"子叙事生态"组成，这些"子叙事生态"里的个体拥有可以动态调整的共同愿景、价值观和信仰。

叙事生态良好的医院与科室不依赖于政令、律法、权威和规则等纵向关系来组织日

---

① 原文是"If you want to build a ship, don't drum up people together to collect wood and don't assign them tasks and work, but rather teach them to long for the endless immensity of the sea."。

② FENTON C，LANGLEY A. Strategy as practice and the narrative turn［J］. Organization Studies，2011，32（9）：1171–1196.

常工作，而是以相互教养、相互扶持的横向人际关系来推进任务的完成和职责的履行，形成"善教"的人文氛围。《管子·正篇》中提道："正之、服之、胜之、饰之，必严其令，而民则之，曰政。""善教"的仁政效能，主要体现在启发人的良知良能，使民爱之，使管理对象心悦诚服。与《孟子·离娄下》中"善政"的"以善服人"不同，"善教"是借由"以善养人"，而能服天下，将一个国家、一个地方、一个组织管理得井井有条。

管理者和医者在各自所在的"子叙事生态"中开展管理实践和临床实践，同时自己也是医院整体叙事生态系统形成的重要贡献力量。医院叙事生态主要包括5个维度：一是医院顶层管理者（书记和正副院长）间的叙事连接和叙事沟通状况，二是医院顶层管理者与职能科室以及临床科室领导之间的叙事互动状况，三是临床科室领导以及临床科室医护人员间的日常叙事连接与互动状况，四是临床医护人员与就诊或住院患者及其家属间的人际关怀叙事互动状况，五是临床医护人员引导患者及其家属建立关于疾病主题的叙事连接状况。

在第一、第二维度中，管理者的叙事商数至关重要。当管理者能用引人入胜的故事来传递信息和表达观点，将叙事作为医院文化构建和内部沟通的核心策略，便可破解科室间因专业细分和过于晦涩的术语表达导致的壁垒，为医院整体目标赢得一致性认同。具备创新的叙事管理意识的医院管理者能够从医院全局视角（整体层面）积极创设良好的医院叙事氛围和叙事生态，帮助不同主体看到其他主体视角的故事，使视域充分融合。

科室管理者既是第二维度中的成员，又是主导第三维度的叙事管理者，起到的是连接医院与科室的桥梁作用。当科室叙事成为内部沟通的核心方式，科室日常会议的效率会提升，任务的行动力会得到最大化。而第四和第五维度中，医护人员既是第四维度叙事生态的共建者，又是第五维度的叙事主导者。作为连接医院科室内部和外部社会（患者及其家属和普通民众）的群体，医护人员的叙事素养起到了关键作用。

医院叙事生态的状况体现在各大生命主体围绕叙事这一理念所共同营造和共享的思维、情感和行为方式等多方面。医院叙事生态中的每一个领导者都应树立"命运共同体"和"生命健康叙事共同体"发展理念。正如领导力专家路易斯·B. 厄根（Lewis B. Ergen）所言："'我们'与'我'的比例是团队发展的最佳指标（The ratio of We's to I's is the best indicator of the development of a team.）。"共同体中谈论的更多是"我们"，而非"我"。领导者与员工在良好的叙事生态中会形成良好的自我叙事调节能力，和谐的医院叙事生态对医院领导者引导医院实现高质量运营、医者全人健康和职业成长、患者疾病诊治以及医院服务品质提升和社会声誉的建立产生重大意义。

四、管理者主体间责任担当研究

现代生活方式忽略了叙事在生活质量、教育、健康、个人幸福和职业发展等方面的重要作用，家庭、学校、医院、养老院等叙事生态堪忧。许多医务人员在医学教育阶段缺乏系统的人文教育，受科技至上思想影响，他们一味地用"专业思维"来诊治患者的器官和疾病，在诊治过程中不懂得采用整体观对待患者，拒绝与患者展开人际叙事性沟通。这种态度的根源不在于医护人员没时间，而在于医护人员缺乏全人关爱的叙事意识。在这种情况下，医患冲突和危机频发，医务人员陷入困境甚至诉讼漩涡。然而，大多数医务人员并未意识到根本原因。

医院和科室的管理者有责任反思背后的原因。事实上，改变现状的最有效途径是从管理者层面激发医者提升职业叙事能力，营造良好的叙事生态。一个科室或一家医院，如果员工充满忧愁、疑虑、恐慌和敌意，这一切的根源一定是管理不当，组织内部流传的都是消极和负面的故事。管理者不应该放任这样的负面叙事生态蔓延，而应从自己开始，主动开发良性沟通渠道，发起亲民对话。

医院管理者应该承担起与员工展开经常性叙事性沟通的责任。管理者在叙事性沟通过程中释放自己的能量，激发员工的执行力和创造力，这是领导力的重要体现。"加拿大总督功勋奖"获得者马尔科姆·格拉德威尔（Malcolm Timothy Gladwell，1963— ）说："从反对到支持，往往只在一线之间。"而这一线之间的就是共情式沟通。在管理过程当中，我们要感性对人，理性对事，做到"易其心而后语"，给予对方最大的自我调整和自我成长的空间，让被管理者对管理者达到某种自觉的认同，而非强加的承认。

此外，医院管理者在避免医者人为和主观的疏失造成医疗事故的同时，也应思考如何与一线医者一起担当非主观疏失造成的意外。根据笔者在多家医院的调研与统计，58%医疗事故或意外可以运用临床叙事思维避免，42%的才是完全无法避免的。后者大多数是由于医学的不确定性和疾病的突发性，如一定比例的过敏症、并发症、感染等的发生。在对于后者的管理中，我们应该共同承担责任，主动运用叙事理念与相关人员展开叙事连接、叙事统整及叙事调解，而非让医者独自承担，最终对医者造成长久甚至终生的职业伤害。

可以说，叙事是体现管理者"责任担当"的智慧锦囊和必备秘籍。不成熟的管理者首先想到的是权力，而成熟的管理者首先想到的是责任。员工没有意识到的问题，领导者应该主动思考并予以回应。医院领导者在对医院的总体发展承担责任的同时，也应对员工的身心健康及其职业可持续发展担负领导责任，两者密不可分。在很多语言中，责任心都等于回应的能力，如：在德语中，责任（verantwortung），是一种回应

（antworten）；在英语中，责任心（responsibility）＝response+ability，也就是说，责任心等于及时有效回应的能力。

用法律、规则和制度等去回应是冰冷的非人文方式，这种方式将管理对象"客体化"，管理者与被管理者之间从本该有的"主体间性"变成"主客间性"，剥夺的是管理对象的基本人性。久而久之，管理对象会出现职业倦怠和脱离医院主线叙事进程的趋势；管理者也将自己变成管理机器，在丧失主体性之后也将陷入管理困境和职业倦怠。共情责任模式既能体现管理者的人性化管理策略，又能促进管理者本人的健康生存和个人职业可持续发展。叙事医院管理注重的是通过管理者的叙事智慧，提升全体员工的叙事素养，引发其在行动、认知、态度方面产生内在自觉的转变。

被誉为"现代管理学之父"的彼得·F. 德鲁克（Peter F. Drucker，1909—2005）认为，今日的管理者应密切关注员工的身心健康。具有叙事意识的管理者善于营造让不同层面的员工发声和诉苦的氛围，鼓励不同关系维度的故事讲述、分享和倾听，提升员工的抗挫折力、持续创新力和生命复原力。善于运用叙事智慧去关注聆听和有效回应员工的诉求，与员工共情，最终与员工达到"共识"和"价值共生"境界，实现价值和伦理层面的和谐共振。

总体而言，叙事医院管理是一种良性循环的管理理念，是一种既关注员工全人健康，又关注将这种全人健康观念通过员工传递给民众，充分激发创造力和形成凝聚力的人文管理模式。医院管理者如果学会运用叙事智慧与员工分享日常生活与工作的小故事并且潜移默化而非说教式教育员工，那么管理者更容易深入员工的内心和情感世界，进一步将管理智慧和人文关爱的精髓传递给员工。

推荐阅读

杨晓霖的《中国叙事医学与医者职业素养》（2023）

史蒂芬·丹宁（Stephen Denning）的《说故事的领导：引发行动、分享知识、创造未来的终极领导学》（*Squirrel Inc.: A fable of leadership through storytelling*）

保罗·史密斯（Paul Smith）的《说故事的领导：说出一个好故事，所有的人都会跟你走！》（*Lead with a story: A guide to crafting business narratives that captivate，convince，and inspire*）

我把自己的成功归功于：从不寻找或接受任何借口（I attribute my success to this: I never gave or took any excuse.）。

——"现代护理之母"、护理管理学前驱弗洛伦斯·南丁格尔（Florence Nightingale，1820—1910）

结语：叙事医院管理提升领导成效

叙事领导力是实现终极成功管理的秘密武器。人际叙事关系是高效管理的基石，以同理心进行双向叙事性沟通，才能在医院内部产生更紧密的情感及本能连接。发生在医院科室之间、员工之间、医患之间、患者和患者之间一个个真实的故事类似一个个弹性的思维跳板、一座座沟通情感的桥梁。因而，叙事管理型领导首先是有叙事意识的领导，有服务精神的领导，能充分运用自己多年积累的叙事资本并善用叙事智慧投身管理工作的领导；叙事管理型领导也一定是一位善于讲述和倾听同事和员工故事的人，并拥有一定的叙事智慧，对一些故事进行及时有效回应；叙事管理型领导同时也善于创设故事或者通过故事编撰、故事叙说和故事反思等完成各层面的管理工作。

在这个意义上而言，叙事医院管理围绕"叙事领导力"这一核心理念，汲取并融合"愿景领导"（visionary leadership）、"赋能领导"（empowering leadership）、"转型领导"（transformational leadership）、"德行领导"（virtuous leadership）和"魅力领导"（charismatic leadership）等不同类型领导力优势，为医院高质量发展提供管理效力支持。叙事管理型领导者和同事、员工及患者在故事之中进行平等而和谐的对话，交流彼此的内心感触，激发大家的思维，在故事中传递领导者的管理理念、人生价值观和叙事管理智慧，以取得预期的领导成效，实现医院的可持续和高质量发展。

> 刺激和回应之间存在着空间，在这一空间里是我们选择回应的力量。我们的回应体现了我们的成长和自由（Between stimulus and response, there is a space. In that space lies our freedom and our power to choose our response. In our response lies our growth and our happiness.）。
> ——奥地利神经学家维克多·埃米尔·弗兰克尔（Viktor Emil Frankl, 1905—1997）

第二章　叙事性沟通与管理效率提升

叙事沟通力是运用叙事思维去看待自己、看待周围人、看待世界，与自己沟通、与他人沟通、与世界沟通的能力。作为诗性智慧的最重要的类型，叙事性沟通表现为人类生而具有的想象力、创造力、记忆力、觉察力和好奇心等特质。然而，当代的科技至上和实用导向思维模式强调的理性主义，阻碍了人类叙事性沟通能力的发展。人际叙事连接不同于其他形式的连接，是一种内在的连接。这种连接是增加主体的生命智慧、与人建立深厚关系的一种方式。

在叙事医院管理语境下，管理者必须具备叙事性沟通意识，因为叙事性沟通是非常重要的沟通模式，也是非常有效的领导力模式。医疗的主体是患者和医疗人员，管理的目的，本在于协助医疗人员顺利进行医疗工作。医院管理中的叙事性沟通运用体现了管理以人为本的理念，也是体现管理者品格与德行的唯一路径。正如管理大师彼得·F.德鲁克所言："领导力借由品格（character）来实现。"美国著名领导学专家华伦·班尼斯的看法也相同："领导力是一种生命质量的流露，领导者的生命质量决定员工的生命质量。"

第一节　管理者叙事性沟通意识与领导力

在每个人的不同成长阶段，叙事性沟通都扮演着重要角色。我们所说的故事、我们所听的故事，将塑造我们成为什么样的人，这些叙事性交流故事将我们的经验实体化，带领我们超越生活的限制，无论是回忆过去，还是预测未来，或是创设出一个想象的世界。故事总是可以激发人与人之间的独特交流，影响人的思维和行动。在叙事性沟通过程中，说故事者和听故事者之间的距离被无形地拉近，故事甚至能够快速在两个独立的完全没有共性的人之间形成某种"共通感"或者"共融感"（sensus communis）。

叙事性沟通的过程要用到对话双方的叙事智慧，而叙事智慧是各种智慧的基础。世界万物之间的相互关联，有些是可以用科学来解释，有些却不是科学可以解释的，而那些科学不可以解释的，往往需要靠叙事智慧来阐释。叙事智慧强调对话或故事的价值，也非常关注生、老、病、死等生命健康的终极领域。叙事性沟通，必然离不开人性，离不开人心，离不开人的生命存在经验及意义，离不开我们眼前真实的生活，也离不开我们想象中的美好和祥和。叙事性沟通是一盏照亮人生智慧的明灯。

一、人与人之间的叙事性沟通

叙事性沟通是人与人之间通过故事来建立沟通渠道的一种互动关系。故事在我们的生命中扮演着不可或缺的角色，是人与人之间传递经验的工具，也是我们理解世界的基本方式之一。世界著名媒介文化研究学者尼尔·波兹曼（Neil Postman，1931—2003）甚至指出："没有空气，我们的细胞会死亡；没有故事，我们自己会死亡（Without air, our cells die. Without a story, our selves die.）。"因为，没有故事，我们最多只能算是"一只白化的蟑螂"[①]。

哲学家波多野精一（Hatano Seiichi，1877—1950）曾在《宗教哲学》（*Philosophy of Religion*，1940）中讲过一个人从"物化的人"变成"主体的人"的故事。他说："当我们走到窗边望着大街上来往的行人，此时映入我们眼帘的人虽然被称为'人'，但是严格地讲，不是'人'而是'物'。接着，发现其中一个行人原来是我的朋友，我向他搭话，他也做出回应。我们俩聊了一会儿，这时，他已不再是被观看的客体，而是和我交谈的主体，'人格'在这时才会成立。"通过叙事交谈的过程，他者摆脱了某种"属性"，不再是"单单被观看的客体"。可以说人与人之间的主体关系构建离开了叙事性交流活动便不可能成功。

作为人类用来传承经验和智慧、表达关爱和激发行动的基础交流活动，叙事性沟通不仅是一种"软实力"（soft power），还是一种"暖实力"（warm power），更是一种"智实力"（smart power）。叙事性沟通是一种能够激发人类左右脑并重的思维与表达方式，我们在听故事和讲述故事中，运用感性的右脑进行细致的文本细读和洞察，抓住叙事性沟通契机，进行创意叙事，借此建立连接；然后再转换到理性左脑，启动改变策略，规划未来行动。

先于我们而存在于书本中或其他人口中流传的故事，本身并不存在价值，这些故事是通过讲述故事的人的叙事技巧得以发挥作用的。在叙事性沟通中，作为故事演绎者和传播者的医者赋予不同的故事以更高的价值。因此，在叙事性沟通中，沟通发起者除了讲述出故事本身所要传递的人物和情节等表面内容之外，更为重要的是，如何在不同

[①] 英国移民小说家"三杰"之一的萨尔曼·拉什迪（Salman Rushdie）说："只要是人，都需要让自己讲出来的故事被听到。他是一个人，但是如果死之前都没有讲述自己的故事，那么他就还称不上是人，只是一只白化蟑螂，一只虱子。"原文是"All men needed to hear their stories told. He was a man, but if he died without telling the story he would be something less than that, an albino cockroach, a louse."。

的生命主体面前，通过讲述者的叙事智慧最大化地引导对方理解故事背后隐藏的内在涵义，传递"启发点"（inspired point）。

叙事性沟通与其他沟通方式最大的不同在于，叙事性沟通不急着得出沟通的结论，而是等待听故事的人自己根据自己的节奏去故事里寻找适合自己的答案。当一个教师或者演讲者在一个教室讲台或公众演讲台前讲述故事时，当组成这些故事的相同音符进入不同的听者耳中，我们可以断定，它们触碰每一个人的方式都完全不一样，产生的效果可能完全不同。听故事的过程就像"瞎子摸象"，故事的解读可以千人千面。这也正是叙事性沟通的玄妙之处：一千个读者就有一千个哈姆雷特。

叙事性沟通很好地取代了命令、说教、独白的沟通方式。故事，就好像一个触媒，可能是回应或唤醒了听者既有的想法，也可能是开启与发掘了一个全新的、想象的世界，目的都是触及听者的心，引领他产生共鸣、采取行动。叙事性沟通比抽象的思想和理性的语言更能触动心灵，更真实、更实用。然而，在现代社会，无论是家长，还是教师、管理者，抑或是医者，都崇尚专业语言和理性思维，更愿意以科学思维，采用分析、归纳、演绎、假设与实验等方法，并运用数据来产生理性的语言，忘记了叙事性美学和诗学带给我们的联想力和自觉力。

海明威在他的小说中引用17世纪玄学派诗人约翰·多恩（John Donne）的诗句，说："没有人是一座孤岛（No man is an island.）。"表面上，每个人都是独立的个体，可以独立生活，独立地满足个人生活需要及保持健康。而事实上，每个人都生活在一个互相连接的社群中。然而，电子产品的普及让我们比任何时代都像一座独立的孤岛，我们的脑袋随时有事可忙，却极少给它养分，更不用说培养情感的深度。许多研究发现，人在电脑屏幕前的时间愈来愈长，人也因此变得越来越"蓝"（blue，亦指忧郁），一方面指的是荧幕反射着的蓝光，另一方面指心情越来越抑郁。

社交媒体和网络科技的普及让我们随时都能与人沟通交流并产生连接。然而，在交谈变得前所未有的容易时，人却反而感到更寂寞和更孤独，也比过去更难以容纳异己。情感的深度连接需要身心跟另一个声音达成共鸣才能达成。真正的沟通和互动，是身体、心灵、理性、感性被另一个人叙述的故事打动。叙事性沟通，不仅关乎倾听，也关乎我们如何回应，能不能在沟通过程中，引导人清楚表达内心的想法，并让自己的想法成形。叙事性沟通让我们对他人和周围世界的理解随之改变，甚至进一步丰富自我、增加生命的厚度。

现代社会，各种信息堆积，各种社交媒体充斥着太多符号和影像垃圾，人类的生命存在感被这些外在的喧嚣与冗余完全架空了，人们似乎只活在经过媒体编码的符号世界里，而遗忘了生活中种种最贴近人性的事物，甚至遗忘了自己生命存在的本身，而不理解其意义何在。缺少了人际叙事性沟通，最根本的原因在于我们已经丧失了"叙事的元动力"。假如我们不必经过媒体编制的层层叠叠的符号，而是直接感悟生命存在和当下的意义，就会产生创造叙事性沟通的原动力。

叙事医学呼唤大众，尤其是医者，重新重视科学理性充斥社会和网络技术入侵各个空间之前的人际叙事性沟通。在自己每一个生命阶段构建起多个维系生命健康与个体发展必需的叙事共同体，成为共同体中的重要叙事发声者和参与者。当我们在某个叙事共同体中遭遇困难，找不到出口的时候，要敢于融入更大的叙事共同体中，倾听更大的共同体之声，而不是坚守眼前的小叙事共同体，或是退守到更小的共同体中。一定还有其他的"我和你"或者其他更大且适合你的叙事共同体的存在。

二、叙事性沟通甩掉人生沉重包袱

每一个主体在生命进程中都会遇到各种各样的问题，尤其是人际关系困境，如果我们不定时进行充分的人际叙事性沟通，这些问题和困境就会变成一个一个的包袱。一个包袱可能成为后面多个包袱产生的根源，越积越多，最终将自己压垮。生命中潜藏的创伤，比我们想象的更多、更普遍。当人们面临某个威胁、身心无法应对时，身心创伤就可能已经形成，滚雪球般积累的负面情绪导致我们失去对自己身心状况的控制。而找到失控的内在成因，也就找到了我们身心复原力的钥匙。无论是内在原因的追溯，还是之后的包袱清理，都需要与人建立亲密的叙事性沟通。

每个生命主体的一生都无法避免巨大压力的考验，奇妙的是，有些人能够顺利重回正常的生命进程，有些人却可能从此一蹶不振。事实上，任何形式的创伤都会带给人较大的压力。创伤主体往往在经历重大创伤后变得心情低落，大多数主体从此疾病丛生，出现失眠障碍和体重改变等问题，甚至罹患心脏病和癌症并因此过世。研究显示，遭受隐忍创伤而且绝口不提的人比一般人更容易生病。经历过一种以上重大创伤的生命主体看各科医生的频率比其他人高出两倍，而且那些绝口不提创伤的人看医生的频率比那些曾经跟人谈过他们的创伤的人高40%。

人生叙事进程中需要频繁的自我叙事性沟通，检视自己的生活状态，有没有一直背负着过去的沉重包袱，负重前行，学会及时清理这些只会压垮自己的重负。人类的很大一部分痛苦是没有必要的，只要让未被觉察的思维控制着你的生活，痛苦就会自然而然地产生。人类集体和个人大脑中积累的很多过去的残余痛苦，它们时常在控制和影响着当下。只有及时清除这些时间垃圾，我们才能保持临在状态，有觉察力地安住于当下。

一位心理学家用以下隐喻生动地说明了每个人在人生旅途中不断积累包袱的状况：

一个旅人，在一片广袤的土地上游走着。旅人日日夜夜赶路，一村又一村，一站又一站，从不停歇。总是行色匆匆的旅人没有时间停下来整理他的行囊。每当旅人遇到困境或难以应对的事情，他就变得沮丧、失望和焦虑。但是，接下来的行程让他没有时间去整理和消化这些心情。因而，他把这些没有厘清的故事、记忆和情绪一股脑儿地装进一个盒子，丢进背后的行李箱，又匆匆上路了。一年又一年，行李箱里面累积了越来越多的盒子。

在一个大雪纷飞的冬夜里，旅人突然发现，自己变老、变弱的身体，再也无法承受背后重重的行李箱。为了减轻行囊的重量，旅人打开箱子，拿出一个又一个记忆盒子。然而，旅人的手却开始颤抖起来，心也越来越沉重。每个盒子里，都装了太多久远、沉重而无法消化的故事。此刻，这些呼之欲出的故事，却让旅人陷入一种极度的恐慌之中。旅人仓促地把盒子全部收进行李箱，拼命地在雪地上奔跑，跑啊跑啊，一直到跑得喘不过气来，停下来的时候，却发现背后行李箱中的黑盒子在一片皓皓白雪中更显得刺眼。于是，旅人再度狂奔……

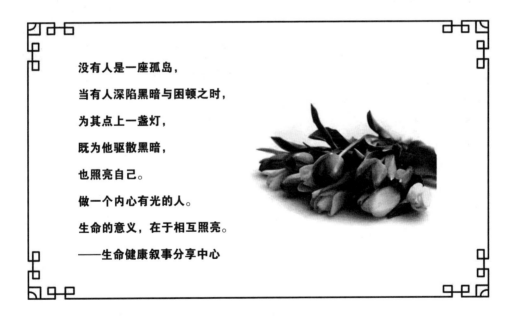

没有人是一座孤岛，

当有人深陷黑暗与困顿之时，

为其点上一盏灯，

既为他驱散黑暗，

也照亮自己。

做一个内心有光的人。

生命的意义，在于相互照亮。

——生命健康叙事分享中心

正如领导力演说家亚历山大·登·海耶尔（Alexander Den Heijer）所言："当你总是感到疲惫，不是因为你做了太多，而是所做的太多事情非你所愿，非你所想（You often feel tired not because you've done too much, but because you've done too little of what sparks a light in you.）。"也就是说，当我们能够及时地回头看看过去，全身心地体验当下状态，主动调整自己，抛弃那些成为我们思想和精神负担的事情，让我们更用心去成为自己想要成为的样子，我们就能够甩掉沉重的包袱，轻松体验人生给我们带来的一切挫折和失意，欢乐和幸福。

改变和舍弃紧密相连，我们不可能不丢弃一些事物就达到改变，只有舍弃一些让我们无法感受当下的旧故事，我们才能从一个消极叙事者（fault-narrator）变成一个积极叙事者（benefit-narrator）。正如伟大的先知和哲学家苏格拉底所言："改变人生的秘密在于抛弃过去生命给我们带来的各种重负，集中所有精力，构建未来的故事。"当我们具备了自我叙事沟通能力和及时清理过去的包袱的能力，我们就能够用积极叙事者的视角来看待过去的经历，我们就能重新发现一直都存在的资源，而懂得更积极地把今天、把未来的故事写得更精彩亮丽。

三、叙事分享与管理者领导魅力

叙事存在于每一个时代，尤其在当代，叙事对于组织发展起到关键作用。口述历史、叙事营销、品牌叙事创设、叙事传播的媒介是故事，这个世界是一张庞大密织的叙事网。由于"互联网+"时代企业对扁平化管理结构的强烈需求，新生代员工的非正式领导力涌现对于管理团队意义非凡。作为管理者，我们的成功取决于激发全体员工参与的愿望，以及他们的创造力和激情。领导者一方面要懂得创设宏伟蓝图，另一方面要让员工将自己的日常工作与宏伟蓝图关联起来，这离不开领导者针对组织的核心使命叙事与员工展开日常的叙事性沟通和叙事性传播。

美国第35任总统约翰·菲茨杰拉德·肯尼迪（John Fitzgerald Kennedy）曾经讲述过这样一个故事：

> 在美国实施首次登月计划期间，肯尼迪曾经去美国航空航天局（NASA）访问。肯尼迪中途去洗手间时，看见一位男士正在那里拖地板。肯尼迪向他报以微笑，感谢他把房间打扫得这样干净。那位男士自豪地回答道："不，先生，我不是在拖地板，而是在送人上月球。"深受感动的肯尼迪将这个故事分享给了很多人，这个故事迅速火了起来。

在这个故事中，美国航空航天局的管理者善于将每一位员工，无论是登月者，还是幕后科学家，无论是专家，还是保洁员的日常工作与宏伟蓝图关联起来。这个故事让笔者想起曾经在一家医院院庆和叙事中心揭牌成立仪式上有位员工分享故事的场景。在16个故事演讲者中，除了医生、护士、医技人员和办公室员工之外，还有一名女保安、一名厨师和一名护工。他们讲述着自己日常工作中的微小故事，虽然没有惊心动魄的张力，没有感人肺腑的深度，但每一个故事都如此真实质朴。我们从中看出了这家医院管理者不一样的叙事共同体思维。

医院管理中，无论是一线医护人员，还是二线后勤人员，都肩负着实现医院整体目标和高质量发展的重要使命。建立医院目标与不同工作之间的关联，领导者可以通过叙事智慧帮助员工以更宏大的视角来看待自己的日常工作，让他们不觉得自己的工作不重要。任何一个环节管理不善，或者任何一个人，无论是科室主任，还是规培生；无论是保安，还是保洁；无论是护士，还是护工，游离于医院的整体目标之外，都有可能导致医院遭遇严重的危机，细节决定成败，千里之堤，溃于蚁穴。

大多数医院管理者更多地将时间和精力用于一线医护人员的管理中，然而，根据统计，许多起医院纠纷和院内感染事件源自管理者疏于对工勤人员的管理。大多数医院感染事件都从医疗内部分析原因，都认为感染源自同一种护理操作、使用的相同批号的一次性物品、同一批血液或者输液制品、经同一医师或者护理人员治疗的患者等，但事实上，我们却忽略了一个群体——住院病房的保洁员。如果一家医院因为保洁员不按规定进行消毒，导致病人院内感染，甚至发生死亡事件，最终医院从科室负责人到院领导一定都难辞其咎。我们不妨想象一下，如果医院的每一位保洁员都有类似NASA扫地工人这样的参与意识会怎样？

叙事医院管理理念认为，医院或科室如果想实现绩效的最优化，不能仅依赖团队单一的正式领导者提供的领导力，还需要利用好医院或科室成员提供的非正式领导力，也就是除了"领导者现身"（leader emergence）之外，要激发员工的"领导力涌现"（leadership emergence）。领导力涌现与管理和领导学专家查尔斯·C. 曼兹（Charles C. Manz）提出的"自我领导"（self-leadership）概念①有相似之处。非正式领导力涌现是指在团队内部非正式领导成员对其他成员表现出的领导力的感知过程。良好的叙事生态有利于领导力涌现，个体员工涌现出的非正式领导力不仅可以显著地提升个体的绩效，还可以促进团队绩效的提升。

为什么叙事型管理者拥有如此魅力呢？其主要原因在于，在故事叙说中，叙事型管理者带领跟随者共同步入一个充满想象和充满情感的世界。故事型领导创设了一个充满想象的世界。故事可以被看作是一种邀请。叙说故事，就是邀请跟随者穿越时空，打破时空限制，从自身视野与问题意识出发，依据故事构筑的蓝图去想象一个新的世界，进而改变跟随者的观点、认知与判断，将过去、现在和未来连接在一起。在叙事性沟通中，跟随者联想到自身的相似情境，将故事主角的所作所想与自己在相似情景下的所作所想加以对照，形成与故事主角的事实交流和对话。

分享自己曾经经历的错误或疏失故事也是展现领导魅力的重要途径。讲述个人失败

① BRYANT A，KAZAN A L．Self-leadership：How to become a more successful，efficient，and effective leader from the inside out［M］．New York：McGraw-Hill，2013．

故事的领导者还会得到人们更多的敬佩和信任。人非圣贤，孰能无过，当领导者把犯错和失败的故事讲述给他人时，领导者也就展示了自己人性化的一面，因为每个人都会犯错，而且做的事情越多，做错事的概率就会越大。既然成功和喜悦可以分享，那么失败和痛苦一样可以分享。医院领导者在分享中得以抒发个人的真实情感，容易获得同事或者员工的理解和共情，也能引起情感上的共鸣。员工会自然而然地喜欢和信任这位领导。医院领导分享自己失败和痛苦的故事，领导和员工建立起了人际间的叙事连接，日后给员工布置工作或者任务时，员工也更愿意接受挑战和支持领导的工作。

四、日常叙事性沟通与员工认同力

叙事管理是一个管理者运用叙事理念，借由人际叙事连接与互动，对组织管理的各个方面产生积极动态影响的过程，旨在形成组织的共识，促进组织共同目标的实现，并保障管理者与员工的生涯发展需求的最大化满足。

西安医学院第一附属医院有这样一个温暖人心的故事：

"胡丽艳，咱俩已经相恋了8年3个月零1天，请你赋予我照顾你一生一世的权利，你愿意嫁给我吗？"

"我愿意！"

2019年1月16日中午，西安医学院第一附属医院门诊大厅正在举办一场新年音乐会，伴随着悠扬悦耳的小提琴声，一位穿着白大褂的男孩单膝跪地，拿出戒指，向心爱的姑娘求婚。

男孩名叫李超男，阳光开朗，是医院康复医学科医生。女孩胡丽艳，秀外慧中，是一名营养科医生。两人同为东北老乡，大学本科相识、相恋。研究生毕业后，先后来到西安医学院第一附属医院工作。工作中，二人认真、努力，积极向上；生活上，两人携手相依、情比金坚。2019年，是他们在一起的第9个年头。当一切在西安这个远离家乡的地方步上正轨后，男主人公李超男便琢磨着要给女友举办一场别开生面的求婚仪式，一方面给她一个惊喜，另一方面表达自己的真心。

李超男来到医院，向党委领导讲述自己的故事和想法，领导听说后，立即召集宣传科同事商议如何帮助李超男实现这个想法。医院在2018年12月曾举行音乐情绪舒缓文化活动，邀请了3位陕西师范大学音乐系学生与几位临床医生组成志愿者团队，在医院门诊大厅、急诊、住院部等场所进行音乐表演，用美妙的琴声、动人的旋律，舒缓患者及其家属焦虑、紧张的情绪，营造温馨的就医环境。而此时医院正在策划第二期"音乐暖医院"活动，李超男的求婚仪式也就有了眉目。

"就在新年音乐会上求婚!"说到这里,参与策划的每个人都很高兴。党委宣传科立即制订活动流程,联系陕西师范大学的志愿者,确定音乐曲目,精心策划流程细节,并准备了求婚仪式上所需的礼花、气球、手举牌等气氛道具。很快,求婚方案便被确定下来。音乐会伊始,志愿者按既定流程有条不紊地演奏起欢快的乐曲,喧嚣忙碌的门诊大厅顿时充满了新年气息,来往的人们纷纷驻足聆听,沉浸在新年的欢乐氛围之中。

与此同时,同事特意将胡丽艳约来听音乐会。不一会儿,不知道自己今天是主角的女主人公胡丽艳就出现在人群中。拍摄视频及照片的工作人员已分别在最佳拍摄位置就位,气氛组的工作人员悄悄将手举牌藏在身后。此时,穿着白大褂、手捧鲜花的李超男从人群中缓缓走出,来到胡丽艳面前,单膝跪地,拿出戒指,大声说出本故事开头他酝酿已久的心里话。

毫不知情的胡丽艳一开始愣住了,反应过来后顿时热泪盈眶,也大声回复道:"我愿意!"

此时乐曲已转换为《我愿意》,李超男为胡丽艳戴上求婚戒指,两人激动地紧紧相拥在一起。站在大厅二楼的工作人员将五彩的气球释放落下,另外一些穿着便服的医院同事也从人群中站出来鸣放礼花……接着,志愿者们演奏起《梦中的婚礼》,跳起了欢快的蒙古舞,见证了这一浪漫时刻的观众们纷纷鼓起掌来……

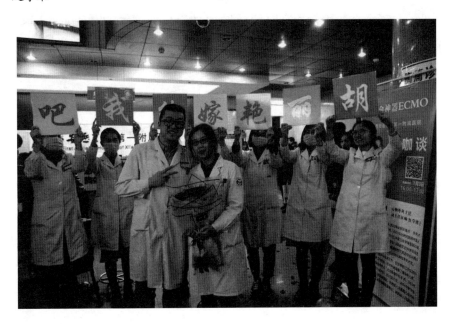

在这个故事中，医院领导者及宣传科朱红缨主任将叙事共同体思维运用到了对员工日常生活需求的积极回应中。当员工因为生活事件求助于医院管理者时，医院管理者认为这是他们的责任，因为医院倡导"三转"服务理念——领导干部围着职工转、行政后勤围着医疗护理转、全院上下围着病人转。"三转"服务理念实现的根本在于满足员工的合理心愿，提升员工的幸福感与归属感。李超男和胡丽艳在西安没有亲人，医院管理者将自己当作他们的亲人，想办法达成李超男的心愿，让胡丽艳有了一个难忘的回忆。

两个年轻人在各自的岗位上默默耕耘，将自己的青春奉献给医院，求婚仪式上，医院的同事和前来就医的患者及其家属们都纷纷送上各自的祝福。很快，在场的许多人将这个温馨的场面以照片和视频的形式发到了各自的朋友圈里，朋友圈内容又被转发，最后这个故事被许多民众传颂，医院为员工举办求婚仪式的故事感动了更多医护人员，也感动了更多民众。

拥有叙事领导力的医院管理者一定会"急人之所急，想人之所想"，充分调动各种资源完成员工合理的梦想。所谓"君子以顺德，积小以高大"（《易传·象传下》），指的就是君子遵循美德修行之道，积小善而逐渐成就崇高而宏大的事业。一群如此懂得暖人心的医院领导，一家如此暖人心的医院，让更多同行心向往之，更多员工愿意为之付出，也让更多民众认同医院。一位常怀感恩之心的员工一定能助力医院的高质量发展。

> 过去领导者的责任是下达命令，未来领导者的责任在于询问和聆听（The leader of the past was a person who knew how to tell. The leader of the future will be a person who knows how to ask.）。
>
> ——"现代管理学之父"彼得·F. 德鲁克

第二节　临床叙事思维与医疗质量控制

随着我国健康中国战略的深入实施，人民群众生活品质不断提升，健康意识不断提高，对医疗服务质量有了更高的期待和要求。根据国家卫健委和国家中医药管理局发布的《全面提升医疗质量行动计划（2023—2025年）》文件精神，持续改进医疗质量、保障医疗安全，是推进健康中国建设的基础性与核心工作[①]。传统的医疗质量控制

---

① 黄欢欢，郑双江，赵庆华，等. 2022版《中国医院协会患者安全目标》更新解读［J］. 中国医院，2023，27（4）：21-23.

与管理更注重医疗环节的人员安全、技术安全、流程安全以及感控等。而近年来，提高患者安全意识和参与程度，加强沟通等逐渐受到重视。《中国医院协会患者安全目标（2022版）》中明确指出："应加强有效沟通，提高医务人员对患者参与医疗照护过程重要性的认识，及时有效地与患者及其家属进行信息沟通；为患者提供多种方式与途径参与医疗照护过程，协助其正确理解与选择诊疗方案等①。"

然而，我国医院医务人员资源相对短缺，并且在整个医学教育的学历教育和学历后教育的设计中，缺少医务人员医患沟通教育。在医院高质量发展背景下，如何高效构建适应新时代的医院质量控制和患者安全管理体系，仍有一段探索之路。中国叙事医学在这方面为这一问题提供了一种新的解题思路。叙事医学所倡导的"叙事思维"（narrative thinking）可谓人际关系和生命安全的基石。要切实提升医疗安全水平，医疗机构必须注重医者的临床叙事思维培养，否则容易造成医患沟通不畅或者失败导致的患者生命安全危机，叙事证据被忽略导致的误诊或漏诊情况以及缺乏叙事介入思维导致的治标不治本等医疗质量问题。

中国叙事医学倡导医者临床叙事思维的培养。循证医学时代是被量化和科学数据主导的医学时代，叙事思维往往被当作与逻辑命题思维或科学逻辑思维相对立的一种思维模式。然而，现实中只具备科学逻辑思维而缺乏叙事思维的医者普遍缺乏同理心和想象力，其临床推断能力和危机预测能力也随之丧失，这成为造成各种不良事件和生命安全事故的根源之一。本文以"中国叙事医学话语体系"为框架，在阐明"临床叙事思维"定义的基础上，详细阐述临床叙事思维对于保障患者的生命安全、确保疾病正确及时诊断和医者全人治愈能力等维度的重要价值，借此呼吁更多医疗机构重视叙事管理人才的培养和临床叙事思维训练。

一、中国叙事医院管理中的叙事思维

我们的教育在高考前就将受教育者分为两种不同的思维类型进行培养，一种是科学逻辑思维，一种是人文叙事思维。一旦进行文理分科之后，受教育者就会一直沉浸在自己的思维世界里，难以走出。"科学数字类型者"在中学阶段主要围绕数理课程进行学习，进入大学后继续接受与数字相关的专业教育（工程、生物、物理、数学、医学、会计、计算机等），然后随着时间变化，部分人渐渐丧失叙事思维。"人文叙事类型者"则在中学阶段进行文史哲课程学习，大学阶段继续文史哲相关的专业教育。前者可能缺乏人文叙事思维，后者则可能缺乏科学逻辑思维。

① 医政司，《全面提升医疗质量行动计划（2023—2025年）》政策解读［EB/OL］．（2023-05-29）［2023-12-11］．http://www.nhc.gov.cn/yzygj/s3586/202305/4a3eb04c4b5d443c9059c36ddf644a84.shtml.

如果我们认同左脑主宰逻辑和数字运用，右脑控制直觉、想象力和创造力这种观点，那么我们在工作和生活中，运用的只是每个人一半的大脑①。对于大多数的数理专业工作而言，二选一的思维模式可能永远不会造成危机。然而，对于以人为治疗对象的医学而言，只具备科学逻辑思维的医者可能会给患者生命安全带来威胁，也给自己的职业发展带来危机，因为医学与其他数理专业存在本质上的差别，叙事性思维是人际关系和生命安全的基石。换一句话说，具备叙事思维是临床医者的基本职业素养。

叙事医学能够成为两种思维模式的桥梁，为医者打开一扇窗，更大限度地发挥叙事思维的作用。"数字范式"是一种试图将一般条件应用于问题，用上下层级关系来组织和管理知识，而完全忽略事件发生的上下语境和时空环境的客观逻辑模式。而"叙事思维"是下意识地在语境中寻找事件之间的关联，充分考虑事件发生的时空维度，将事件放回到发生的语境中展开多视角阐释和分析，借以对叙事进程方向和故事结局进行预测，并形成有意义的、整体连贯故事的一种心智模式。

科学逻辑思维类似于美国著名教育家杰罗姆·S. 布鲁纳（Jerome S. Bruner，1915—2016）的"命题思维"（propositional thinking）②。这种思维是一种纯理性运作模式，它急于解决问题，却无法贴近人的感受，难以理解和回应主体的情绪与需要。当人们诞生在叙事生态良好的社会里，随后在学习语言及社会化的过程中，自然而然地会习得以故事形式去了解周遭万物与人世间的种种经验的叙事思维。叙事思维非常真实且富有画面感，充满情感与说服力。总体而言，叙事思维比讲求客观逻辑、系统思考的命题思维更具人际影响力和变革力。

科学逻辑思维模式注重的是知识和技术，强调规律性、模仿性和实证性。只注重这种思维，医者会丧失同理心和想象力，也会丧失临床推断能力和危机预测能力。事实上，在叙事医学语境下，叙事与科学逻辑是并行不悖、相互交融的两种思维模式，任何化约的做法都可能导致医疗安全事故。两种思维模式虽在认知过程中被分离开来，但在医学教育和临床实践中是相互交织、不可分割的。事实上，每一个日常计划、每一个科学假设、每一项研究计划以及每一种技术突破都从构思一个"假设"故事开始。在这个过程中，我们会将因果关系联系起来，考虑假设和反事实，询问其他人会如何反应，而这些就是叙事的本质。

此外，人与人之间的同理交往和人性回应离不开叙事思维。叙事思维强调的就是

① DAMODARAN A. Narrative and numbers: The value of stories in business [M]. New York：Columbia University Press，2017.

② BRUNER J. The narrative construction of reality [J]. Critical Inquiry，1991，18（1）：1–21.

所谓的"being"，也就是一种生命存在的纯粹状态。具备叙事思维的主体不会急功近利，盲目地追求问题的解决方案，而是全心全意地专注当下，用整个身心去感觉和回应他人。在临床诊断和治疗中，如果只重视前者，则会将一切简化，化约为一种千篇一律的方式来应对各有不同的患者，忽略患者的主体性和独特性。也就是说，唯有同时具备两种思维模式的医者可以最大化地保证患者生命安全和医疗质量。

二、临床叙事思维与疾病诊断力提升

在叙事医学语境下，每一位患者都是"离群值"（outlier）。循证医学语境下，医者过度依赖检验、影像和病理报告以及各种仪器检查结果，而忽略对患者的生命故事，尤其是生病前后的故事的倾听和推理，是造成误诊和漏诊的重要原因。美国俄克拉荷马大学的罗纳德·施莱弗（Ronald Schleifer）教授在著作《医疗的主要关怀》（*The chief concern of medicine*，2013）一书中提出一种关注患者主诉故事的医疗叙事类型，强调医者必须具备"叙事知识"与"叙事逻辑思维"以分析患者所处的叙事情境[①]。

叙事思维涉及逻辑表达力、想象力、推断力、预测力、反思力、认知共情力和情绪调节力。根据美国教育学家本杰明·布鲁姆（Benjamin Bloom，1913—1999）的21世纪分类法，临床叙事思维是"高阶思维技能"（higher order thinking skills），而非"低阶知识的获取和理解"（lower order knowledge acquisition and comprehension）。高阶思维技能是人才软实力的表现。

具备临床叙事思维的医者懂得尊重和关注患者叙事，了解其对于诊断和患者安全的重要价值。具备临床叙事思维的医者能够围绕以下七个方面进行临床沟通、诊断与治疗：一是愿意聆听故事；二是善于引导患者讲述故事；三是专注于推断患者故事中未说出的部分；四是尝试了解故事的意义和整体性；五是想象一个关于诊断的假设模型，推断病情；六是能从患者视角及其故事出发，启动治疗过程；七是能够将每一个患者的诊治过程变成一个完整连贯的故事，在此基础上展开职业反思，实现职业成长。

---

① SCHLEIFER R，VANNATTA J B. The chief concern of medicine［M］. Ann Arbor：University of Michigan Press，2013.

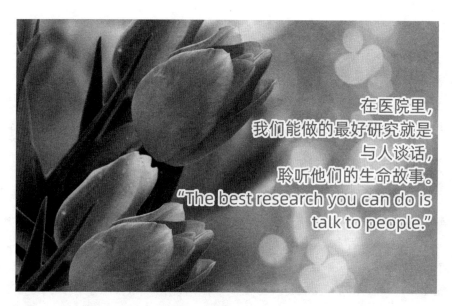

在医院里，
我们能做的最好研究就是
与人谈话，
聆听他们的生命故事。
"The best research you can do is
talk to people."

笔者在一家医院进行叙事医学师资培养时，一位医生分享了几年前发生在自己当班时间的一个难以释怀的故事：

28岁的男性患者小罗（化名）因职业病股静脉血栓综合征在欧医生（化名）所在的医院住院治疗了11天，医院已经通知他第二天办理出院手续。患者从事的是精密加工业中的刮研工作，幸运的是，他的病情不算严重，而且单位比较关怀员工，为其找了当地最好的医院，并为其提供优厚的住院补贴。小罗的妻子带着还未断奶的孩子一起在病房里陪护。

然而，没想到的是，出院前一天的晚上6点左右，病人呼叫护士，主诉上腹部突然疼痛，护士叫来医生。欧医生了解到这位患者除了职业疾病，所有检查，包括心血管、肝脾肾、胃肠道几乎没有任何影像和指标上的问题，估计问题不大，就给小罗开了曲马多。7点多，患者没有再抱怨腹痛，9点多，欧医生让规培生小俊过去再看看患者的情况。小俊跟欧医生汇报，患者与陪护者都已经睡着了，应该没有再腹痛。

凌晨三四点，小罗的妻子慌张地找到夜班护士说小罗情况不对劲。赶到的医生看到病人大汗淋漓，已经失去意识，呼叫他已经没有反应，就立即组织施救，小罗的妻子也请他们一定要全力抢救。虽然医护团队奋力抢救，但小罗最终没有被救活。看着跪地痛哭的患者妻子和放声啼哭的婴儿，欧医生与在场的医护人员无一不感到惋惜，一个年轻的生命就这么逝去了……

因为这件事，医院给予了家属一定的赔偿，家属也目睹了医护人员奋力抢救的过程，因而后续没有申诉。几年前，欧医生还是一个经验不足的年轻医生，这件事情一直在她内心里挥之不去，让她深感愧疚，但是她未再跟任何人提起过。现在，在我们所营造的叙事分享氛围中，具备初步叙事意识的欧医生能够完整地讲述事件的始末。当我们问起她从这个故事中获得的反思时，她说，患者本来两天前就可以出院，当时让他按时出院了，就不会发生这样的事情，此外，9点时应该亲自过去查看一下患者的情况，也许这样结局可能会改变。

在医疗语境下，我们常用"根本原因分析法"（root cause analysis，RCA）这一常用的质量管理模式来寻找医疗疏失的根源。RCA是一种基于团体的、系统的、回顾性的不良事件分析法，目的在于找出系统和流程中的风险和缺点并加以改善，通过与同行从错误中反思、学习及分享经验，做到改善流程、事前防范，多角度、多层次提出针对性预防措施。但是，如果参与者没有叙事思维，不做叙事统整和叙事反思，就无法找到改变故事悲剧进程的关键点，无法在类似事件中做到真正避免和化解危机。

事实上，这个故事的拐点应该出现在患者主诉上腹疼痛的时候，具备临床叙事思维的医者能够想到患者腹痛前后发生的事情可能是诊断的重要线索。

在我们进一步的引导下，欧医生回忆起这样的细节：小罗问过医生，说自己十几天没好好吃饭，想吃烧鸡，问欧医生能不能吃。欧医生说，你的病没有饮食禁忌，而且病也好了，想吃就吃吧。欧医生回忆到，小罗腹痛就发生在进食之后。但是，当时的欧医生并不具备临床叙事思维，没有将进食情况与随后发生的腹痛关联起来。欧医生在叙事思维的引导下，接着想起，当时小罗妻子说，好久没有吃到烧鸡的小罗，一看到烧鸡就狼吞虎咽地吃起来，中途被一根鸡骨头卡到，但是很快用两口米饭压了下去，又开始快速地吃起剩下的烧鸡来。然而，当时欧医生却没有重视小罗妻子提供的这一信息。

在叙事医学语境下，我们认为，患者种种令人困惑的症状背后都暗藏着医学推理故事，患者疾病的正确诊断需要医者具备良好的"叙事推断思维"（narrative reasoning）。也就是说，临床诊断最重要的环节就是讲述和聆听疾病故事。能够从患者那里获得越多与疾病相关的故事信息和病史信息，我们就越接近正确诊断[①]。当患者突发疾病或者患者要被转移到其他科室、其他病房时，医护人员应该在使用抽象的、客观的、数据性的描述基础上，更多地专注于传达当前患者情况的复杂性和特殊性，让接收患者的医者对患者的疾病进程和因果形成更有逻辑的叙事推断。

三、临床叙事思维赋能全人健康质量

中国叙事医学认为，疾病诊治的方案存在于患者的故事里。科学逻辑思维和叙事思

---

① 杨晓霖，王华峰．医者叙事能力与职业发展［M］．广州：广东高等教育出版社，2023．

维的区别在于前者对现实的理解建构在规律和演绎推理之上，而后者则借由故事和隐喻性的生活世界语言，以主观阐释和回溯推理的方式实现对人与事的理解。科学逻辑思维强调的是用同样的原则和方法（范本和唯一标准）去应对不同的人和事，而叙事思维强调的是用不同的意义阐释方式和多元价值回应不同主体的存在经验和疾病故事。在医疗语境下，前者强调"doing"，是一种解决问题的思维；后者侧重"being"，是一种理解生命的态度。

临床叙事思维对于医者对待重症和有自杀倾向患者的态度和治疗效果有较大影响。有自杀倾向患者一般分为3种：自我本位型（egoistic）、失序型（anomic）和宿命型（fatalistic）。无论是哪种类型，如果被送到医院之后，医者只是针对跳楼造成的骨伤或其他外伤，跳海造成的呼吸道伤害等进行对症治疗，那么，即使医者调用昂贵的医疗资源，花了很大人力和物力进行全力救治，已经失去求生信念的患者本人并不会感激，而且大概率会再次选择自杀。笔者在某医院进行叙事查房时，接触到一个15岁的初三女孩小琴，并了解了发生在她身上的故事：

小琴因物理老师在物理课上将她的试卷公之于众而从教学楼3楼跳了下来。幸运的是，因为有楼下灌木丛和柔软草地的缓冲，小琴只是受到一些不严重的骨伤。做了诊断之后，女孩从急诊转到了骨科。具备一定临床叙事意识的医护人员一面给小琴做治疗，一面想办法与小琴建立叙事连接。但是，小琴始终沉默寡言，不太理会医护人员的亲切询问。

我们从小琴的父母入手，了解到小琴家中还有个比她小一岁的弟弟。当我们问起姐弟之间的关系时，小琴的父母回答说，小琴比较内向，一直不太愿意跟家人深入交流。我们追问小琴从什么时候开始不愿意交流，妈妈告诉我们一个故事：小琴4岁多的那年冬天，因为要跟3岁的弟弟争谁先洗澡，只身跳进滚烫的热水里导致全身皮肤大面积烫伤。应该是从那时起，小琴的性格变得内向。小琴从小成绩很好，但是这次物理考试没考好，答错了一些老师认为很简单的题。

我们通过全面了解小琴的情况，发现物理老师将小琴的试卷拿出来分析只是她跳楼的导火线。而背后深层次的原因是家庭问题。小琴因为妈妈让弟弟先洗澡，认为妈妈不爱她，只爱弟弟，烫伤之后，父母没有及时就这个事情建立她和弟弟之间的叙事连接，导致其陷入长久的创伤叙事闭锁。小琴将所有时间都投入学业上，期望好的学业表现能够让自己获得家人和老师的关注和爱。在被老师批评之后，小琴认为无论自己如何努力，都改变不了没有人爱她的现实，因而选择自杀。

具备临床叙事思维的医者能够深入患者故事，了解疾病和自杀背后的深层次原因，通过及时的叙事介入，积极引导家人主动修复其与患者之间断裂已久的叙事连接，开启新的生命叙事进程。在这个故事里，医生在南方医科大学研发的叙事处方帮助下，推荐父母观看以青少年自杀为主题的影片《叛逆边缘》（*On the edge*，2013），打开了父母理解小琴处境的窗口；推荐小琴和弟弟阅读《欢天喜地故事簿：月野姐弟》，使其理解手足情感的真谛，创设了姐弟间久违的叙事交流氛围。经过医护人员的努力，一家人之间的日常交流和情感连接发生了巨大变化。出院时，一家人其乐融融，让医者倍感欣慰。

在中国叙事医学语境下，"叙事介入"指具有临床叙事思维的医者运用自己积累的叙事资本，对遭遇生命困境和健康危机的主体进行主动积极的介入，引导其走出叙事闭锁和疾病状态。具备叙事介入能力的医者就像《神曲》中的诗人维吉尔，而介入对象就像其中的但丁。但丁在黑森林里迷路，危急时获维吉尔之助，跟随他穿过地狱和炼狱，走出危机的但丁从此获得成长。叙事介入者在"临床好奇心"（clinic inquisitive）的驱动下，全身心地进入患者的故事，引领对方一起将故事重新语境化，走出黑暗，走向光明①。

患者的心灵、痛苦和情感如果没有被了解、被洞悉，任何只对身体进行的物理层面的医疗，无异于缘木求鱼，舍本逐末。耶鲁大学医学院儿科医生伯尼·西格尔（Bernie Siegel M. D.）说："治愈是对一个人的生命故事的重新阐释（Healing is the reinterpretation of one's life.）。"只有让患者在住院前后，经过医者的叙事调节，对自己的人生故事和亲密关系有了不一样的阐释，才是真正意义上的疗愈。具备临床叙事思维的医者在倾听患者的故事时善于引导患者挖掘自身的内在资源，帮助患者在治疗身体疾病的同时，实现心灵的疗愈和成长。

结语

叙事思维与人类健康、临床治疗和医疗关怀等领域的话语和行动直接相关。布鲁纳认为：叙事智慧，是一切智慧的基础。叙事医学所遵循的叙事教育范式倡导在医学训练中，培养年轻医者聆听、接收、转述故事的基本素养。在中国叙事医学语境下，我们称其为"叙事智慧"（narrative intelligence）。叙事智慧涵盖"叙事知识""叙事思维""叙事想象"三个维度，分别指的是"了解外在世界的能力"（通过叙事再现转换视角理解他人的本领）、"通过叙事统整实现推理的能力"（重组不同情节的本领）、

---

① 段俊杰，唐瑜，杨晓霖. 但丁的维吉尔：重构患者人生地图的元病理叙事［J］. 医学与哲学，2019，40（15）：46-50.

"通过叙事预测实现成长的能力"（从上述本领中展开自省与实现成长的能力）。

医疗质量安全直接关系到人民群众的生命安全和健康质量，是卫生健康事业发展的基石。没有人际叙事连接的社会只是一片繁华的沙漠。人文关怀的起点是走进患者的生命故事，终点是运用医者的叙事智慧引导患者走出人生至暗时刻。中国叙事医学的发展不能只停留在"思维体操"这个层面，而应成为临床中的实操训练和医学教育中的规范性训练，帮助医者内在地将科学逻辑思维与叙事思维融合起来应对各种临床情境，在流程无误、技术无咎的情况下，避免因叙事思维和叙事意识的缺失而造成无谓的医疗质量问题和患者生命安全危机。

> 成功的领导人和企业都将成员犯错视为最佳的指导机会，而非处罚的理由。
>
> ——世界知名领导力变革专家诺尔·M. 迪奇（Noel M. Tichy）

第三节　叙事健康教育与患者生命质量

不安全医疗引发的不良事件是全世界造成死亡和残疾的十大原因之一[①]。患者安全是医疗卫生领域的一门新兴学科，随着医疗系统日益复杂和医疗机构中患者伤害的增加而出现。其目的在于减少医疗过程中给患者造成的伤害。该学科的基石是从错误和不良事件中学习以便不断改进。患者安全是提供优质基本卫生服务的根本。而中国叙事医学体系中的"叙事健康教育"理念正是以保障患者安全为宗旨的一种医疗服务理念。叙事健康教育主要有"叙事疾病科普"（narrative health communication）和"临床叙事患教"（narrative patient instruction）两种类型。

叙事疾病科普和临床叙事患教是一种以"叙事"为媒介，以尊重受众的文化差异和认知水平，以患者本位（patient-centered）或公众本位建构生命健康观念与提升民众疾病认知水平为特点的精准健康传播模式。尽管叙事和非叙事形式均能传播健康信息，但叙事通过再现一连串的事件、人物、结果，而不是展示理论性论据（如统计数据）的方式来传递信息。叙事患教与专业化科普不同，它致力于将艰深难懂的"专业知识"和"科学语言"转换成需求者可以理解的"通俗故事"和"生活世界语言"。

也就是说，叙事科普修辞结构在知识的领域范畴，将原属于狭隘的"专业"范畴的

[①] Jha A K在"患者安全——医疗卫生专业人员和政策制定者的巨大挑战"上的演讲，比尔和梅林达盖茨基金会大挑战会议圆桌会议，2018-10-18。https://globalhealth.harvard.edu/qualitypowerpoint.

科学知识转换为"通俗故事"。健康传播的传统范式包括使用统计数据、概率、逻辑和理性诉求等非叙事性模式来说服和激励人们采取某些健康行为[1]。而以"生活世界语言"为媒介的故事会绕过理性的逻辑计算过程，直接诉诸叙事双方的"信任"和"情感"。因而，以故事形式开展的疾病科普和患者教育能更深切地触动对方的情感，引发他们对讲述者的信任，自觉地调整自己的认知模式，并快速地做出行动上的选择。

一、叙事疾病科普赋能健康认知提升

叙事健康传播运用的是叙事转移理论产生的效果。"叙事转移理论"（narrative transportation）由心理学家梅拉妮·C. 格林（Melanie C. Green）于2004年提出。当人们将自己沉浸在某个故事中时，现实世界将变得"难以触及"，他们的注意力会完全地聚焦于故事当中，对故事中描述的场景会产生近乎真实的心理表象。同时，会随着故事情节的发展体验到强烈的情绪反应，就好像完全离开了现实世界而"迷失"在故事世界中一样。

当人们从故事世界回到现实中时，态度、信念，甚至自我概念都发生了改变，变得与故事中的相一致[2]。英国小说家查尔斯·狄更斯（Charles Dickens，1812—1870）一生都致力于改善环境卫生，通过叙事健康传播的方式，最早呼吁并引起社会和政府对儿童健康状况的关注。1852年4月，查尔斯·狄更斯创作《凋零的花蕾》（*Drooping buds*），讲述流落伦敦街头的病童故事。在他故事的推动下，英国有了第一家儿童医院——至今还在营业的大奥蒙德街医院（Great Ormond Street Hospital）。

早在19世纪，一些人文主义医生就已形成叙事健康传播意识。

美国医生霍尔姆斯是一位叙事素养非常高的医生。霍尔姆斯在医学研究和临床实践之余，醉心于文学创作，与文学家和文学评论家交往甚密。他提倡文学与医学的结合（literary-scientific nexus），有诸多形式的文学作品流传于世，如长篇小说《守护天使》（*The guardian angel*）、传记作品《爱默生传》和游记《我们在欧洲的一百天》等。霍尔姆斯的叙事诗在美国家喻户晓，被誉为"炉边派诗人"。他创作的"早餐桌系列叙事"（*Breakfast series*）也被奥斯勒列为年轻医生必读的"床头书"。霍尔姆斯因此被誉为"世上最成功的医生和

① HINYARD L J, KREUTER M W. Using narrative communication as a tool for health behavior change: A conceptual, theoretical, and empirical overview [J]. Health Educ Behav, 2007, 34（5）: 777-792.

② RICHTER T, APPEL M, CALIO F. Stories can influence the self-concept [J]. Social Influence, 2014, 9（3）: 172-188.

文学家的组合"。

在发现导致产褥感染与产妇死亡的产褥感染与医护人不洗手之间的直接关系之后，1843年4月，霍尔姆斯发表论文《产褥感染的传染性》，提出了"产褥感染接触传染性"，认为洗手是一种防止该疾病人际传播的可行解决方案。该篇文章发表在当时最有名的《新英格兰医学与外科季刊》上。但不巧的是，期刊发行量很小，并在一年后就停止运营，所以学术界极少读到这篇文章。直到1855年，霍尔姆斯创作出关于洗手和其他医疗卫生知识的叙事性小册子。这些故事在广大民众中广泛流传之后，医护人员和民众养成了洗手的良好卫生习惯。

除了洗手的诗歌之外，霍尔姆斯的叙事性诗歌还对听诊器等新医疗器械在美国的快速推广起到重要作用。颇负盛名的诗歌《听诊器之歌》（The stethoscopes song：A professional ballad）是为赞美法国医生雷纳克（Rene Laennec，1781—1826）新发明的听诊器而作。诗中讲述了医生用听诊器为一个久病的年迈妇人成功诊断疾病的故事：

> 一位久病的年迈妇人/脉搏非常缓慢，话语却很快速，/医生搞不懂病因是什么，如今，使用听诊器，/听到像苍蝇般嗡嗡的鸣叫，于是，医生确诊："毫无悬念，这是动脉瘤"。

叙事传播效果胜于事实。教育家杰罗姆·S.布鲁纳指出，人们通过故事记住事实的可能性比仅记住事实本身的可能性高22倍。这首叙事诗发表之前，听诊器已经在欧洲广泛使用，但是，在远离当时的医学研究与科学发展最前沿的欧洲大陆的美国，医生和民众却还未真正了解听诊器的功用。这首诗对听诊器在美国诊所的快速普及起到重要的推动作用，不仅给需要了解新型医用器械的医生提供了参考，也对民众有科普教益。《说故事的力量》的作者安奈特·西蒙斯（Annette Simmons）也说："故事有生命，而事实没有[①]。"借由人际叙事连接，我们与患者之间的关系从基于"事实的理解"（facts-based）转变为基于"共情的理解"（empathy-based）。

二、临床叙事患教赋能安全危机化解

受循证医学和科学思维影响，许多医护人员更倾向于使用制式化的客观语言与患者进行交流。在医学这个不确定的世界里，科学逻辑思维能够营造一种精确客观的感觉。运用这一思维进行的医患沟通往往紧张严肃，无法确保医患之间的相互认同和理解。相反，叙事思维凸显叙事者的主观表达和事件的语境关联，在临床语境中，这种主观表达

---

① SIMMONS A. The story factor：Inspiration，influence，and persuasion through the art of storytelling［M］. New York：Perseus，2004.

虽然听起来不那么精确客观，却可以在不确定的世界中创设一种因果关系，营造一种有利于主体间相互理解和共情的轻松和谐氛围，最终引向更有效的沟通和更安全的临床流程。

在患者教育中训练叙事思维的基础是医护人员对出现在自己生命当中的每一个患者保持一颗好奇心（inquisitive），通过观察和反思来调整自己与患者互动的方式，而不是以千篇一律的模式与不同患者进行单向的知识输出。正如哈佛大学内科教授弗朗西斯·皮博迪（Francis Peabody）医生在一百多年前所言："临床医生的基本素质之一是对人类的兴趣和对人性的关怀，照顾病人的秘密在于关心病人（One of the essential qualities of the clinician is interest in humanity，for the secret of the care of the patient is in caring for the patient.）。"

《生命的反转：急重症科医生手记》的作者、广东药科大学附属第一医院重症医学科医师李文丰曾经讲述过这样一个故事：

急诊科的老马医生接收了一个62岁、胸痛1小时到院的男性患者。患者来时有明显胸痛，而且呼吸困难，大汗淋漓，血压很高，存在心衰，给患者做了心电图，看到有明显的ST-T段改变，抽血化验显示肌钙蛋白正常，患者既往有高血压病史，这次胸痛考虑急性冠脉综合征可能性最大。老马医生让他绝对卧床，不要动。老马给他用了吗啡静脉推注镇痛镇静，还用了利尿、硝酸甘油药物等，一边紧急联系心内科，让他们下来会诊，一边联系导管室，并且准备开通绿色通道，尽早冠脉介入治疗。本以为可以冲过这关，但是没想到患者突然心搏骤停。

老马说，之所以出现这种情况，是因为患者自己不听劝告。老马亲自来到患者及其家属面前，让患者绝对卧床，反复在患者面前进行患教，耐心讲述起身的严重后果。但是，患者好几次都要挣扎起来，说要上厕所。老马依然严肃地警告他不能上厕所，要拉就拉在床上，但他不听。为了让他安静下来，老马前后用了两次吗啡，但患者最终还是不顾医生警告，起身准备去上厕所。结果刚想下地，胸痛加剧，发生室速和室颤，很快心搏骤停。电除颤几次，都没效果。两个医生轮流给他进行胸外按压。气管插管已经插好了，已经接了呼吸机。

老马情绪沮丧到极点，眼泪都流出来了。老马跟护士说，继续给肾上腺素，继续按压。原来老马的父亲5年前，也是这样去世的，一模一样！不听劝，

一定要起来上厕所……①

绝大多数缺乏临床叙事思维的医者分析这个故事时认为，老马医生是一个非常专业、经验丰富、临床效率很高的医生，诊断准确迅速，而且后续治疗安排有条不紊；老马医生是非常负责的医生，当患者没有遵从绝对卧床的医嘱时，他能反复细致地进行解说和重申后果；同时老马医生在患者抢救无望的情况下感到沮丧，流眼泪，说明老马医生具有共情能力和人文情怀。如果我们对这个故事的阐释仅限于此，当类似的情境再次出现在临床现实中，其他胸痛的急诊患者仍然可能丢掉性命，并且再次被定性为患者的不听劝是引发死亡的根本原因。

然而，具有临床叙事思维的医者则会在故事的复盘中发现值得进行职业反思的问题，比如，患者没有遵从静卧的医嘱，多次想要下床时，说明他没有真正因为医生的讲述而改变自己的认知和行为，为什么医生没有调整讲述的策略？每一个人的医学认知、理解能力等都受其教育背景和社会地位等影响，不一定都能够理解医生讲述的内容对他而言意味着什么，无法预测自己的行为可能导致的严重后果。老马医生的父亲5年前也因同样原因离世，如果老马医生当时具备叙事思维，能对这个创伤事件和生命安全事件进行叙事统整，反思悲剧发生的原因，那么就应该了解自己父亲不遵从医嘱的深层次原因。

缺乏临床叙事思维的医生倾向于用制式化的专业语言对所有类似患者进行千篇一律的疾病科普和安全宣教，患者大多只会将这个讲述当作医生的例行公事，而非将其当作跟自己相关的特别信息进行解读。这种宣教更像是一种单向的输出和传递，真正进入患者心智层面的内容非常有限。而具备叙事思维的医生则懂得采用"以触动受众自觉改变为目的"的故事媒介与患者展开互动和交流。惊心动魄的叙事进程描述能够营造出一幅画面感强的故事图景，这样的信息传播才能被最大化地接收，并且内化成刺激对方，甚至导致双方发生认知、态度和行动上的自觉改变的力量。

在这个故事中，如果老马医生能够在接收胸痛患者的过程中，对患者及其家属进行叙事性科普，讲述某个患者不听劝告最终丢掉性命的危险发生经过，那么，患者会将自己代入故事，意识到自己的某种选择会给自己带来危险后果，也会思考，急诊科医生的家人都因此丧命，医生并不是用危言耸听的专业语言吓唬自己，而是真有其事，那么，患者及其家属就绝对不会再对此掉以轻心。具备临床叙事思维的医者不一定要遭遇类似事件，而是在阅读和聆听类似的故事时积累叙事智慧。当未来真正遇到类似事件，这样的医者懂得预测故事的可能走向，避免危机和悲剧的发生。

① 李文丰. 生命的反转：急重症科医生手记［M］. 天津：天津科学技术出版社，2021.

三、临床叙事氛围创设提升就医体验

叙事医院管理理念倡导在不同临床科室（门诊与住院病房）营造良好的临床叙事氛围。大多数医院的诊室和住院病房都给人以冰冷的视觉和体验感。而许多研究指出，如果医患双方都感到焦虑或恐惧，激活的自主神经系统会损害我们有效倾听对方或彼此交流的能力。当在问诊中提到类似"肿瘤""癌症"这类让人心生恐惧的词，一些患者会感到非常不安全，以至于他们听不进其他任何东西，也无法思考他们想要提出的问题。

同样，诊室中令人恐惧的设备或寒冷的环境以及过于工业化的诊治流程容易让患者处于高度警觉的状态。而高度警觉或过于敏感的状态容易引发医者对其精神状况的负面评判。医者对于患者及其家属的负面感觉和偏见就像乌云一样，会遮蔽医者的正常思维。如果医者认定患者有精神心理方面的问题，大多就不会正视患者的陈述。结果往往造成误诊或是延误病情（The diagnoses are delayed because the doctor's negative feelings cloud their thinking.）[①]。

事实上，早在上千年前，医院管理者就注重温馨、祥和的临床叙事氛围创设。中世纪波斯哲学家、医学家、文学家阿维森纳（Avicenna，980—1037）对恢复期患者的照护提出这样的建议："以患者喜欢听的话和愉快的陪伴来改善他们的精神状态/送给他们香水和花朵（Try to lift their spirit through welcome words and pleasant company, / Give them sweet-scented perfumes and flowers.）。"现代护理之母南丁格尔也强调营造自然清新的病房环境对于患者身心状态恢复的重要意义。我国清代医学家吴尚先在其《理瀹骈文》中说："看花解闷，听曲消愁，有胜于服药者矣。"

然而，在现代医疗语境下，以治疗疾病为主要任务的医院管理者和临床医者似乎不太关注自己的工作环境[②]。医院的人文软环境虽并不能直接参与到临床诊疗，但是对患者的就医体验有很大影响，对医者诊疗技术水平的发挥也有一定的影响。医者也需要一个舒适、温馨的工作环境，同时患者更需要一个具有人文气息典雅的就诊环境。没有人会喜欢在一个脏乱差的环境里工作或就诊。然而，创造一个安全且轻松的就诊环境并不简单，需要管理者用心从患者的角度出发，在注重安全的基础上，结合心灵层面的认知及主观体验感来设计。

医院管理会从患者的视角来进行诊室和病房陈设和布局的设计，为医者打造一个充满温情的工作环境，为患者营造一个放松和体验感良好的就医氛围。当医院、科室和病

---

① GROOPMAN J. How doctors think［M］. Boston：Houghton Mifflin，2007.

② DIEPPE P，FUSSELL I，WARBER S L，等. 医患沟通中关怀的力量［J］. 英国医学杂志（中文版），2021，24（10）：541-543.

房能够在管理者的倡导下营造以排解压力、恢复心灵平和的安定为依归的温馨环境，医者就能全心全意投入工作，患者也能心平气和地疗养身心，在就医体验感和满意度提升之后，民众会对医院服务产生忠诚度，医院将朝着更好的方向发展。

第一，管理者要提出能够让使用者产生认同感的空间设计理念。空间能够激发使用者环境认同的灵性（spirituality），是产生疗愈效果的内在根本。人类健康研究专家达克·科佩克（Dak Kopec）提出："'场所认同'或'空间认同'（place identity）是指人们进入一个地方之后，这个空间能将自己带入一种自我肯定或心身安适的内在状态。"一个疗愈环境的舒适程度与他人对其的认同感受往往会转化成为个人归属感，在地方认同感的基础上，形成空间依恋感（place attachment），甚至产生对医院文化的认同感。

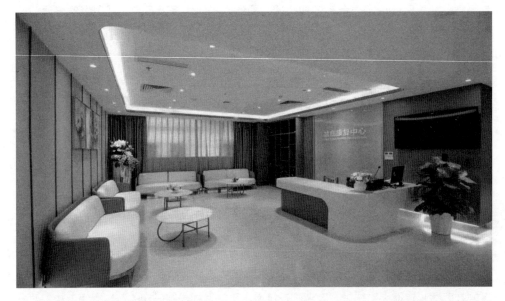

第二，人际间的叙事互动是群体生活中不可或缺的一项要因，因而人文空间应能提供人们易于进行人际间叙事互动的机能。加拿大卡尔加里大学社会学教授亚瑟·弗兰克（Arthur Frank）曾说："罹患重症的人受伤的不只是他们的身体，他们也失去了自己的话语权。他们要恢复被疾病和治疗剥夺的话语权，需要成为说故事的人，当他们把疾病变成故事讲述出来时，他们就得到了疗愈[①]。"这句话指出管理者打通医患之间、患患之间和患者与其家属之间畅通表达的渠道，以及鼓励患者在医院建立更多叙事共同体，对于患者心身康复的重要价值。

[①] 原文是"People tell stories to make sense of their suffering; when they turn their diseases into stories, they find healing."。

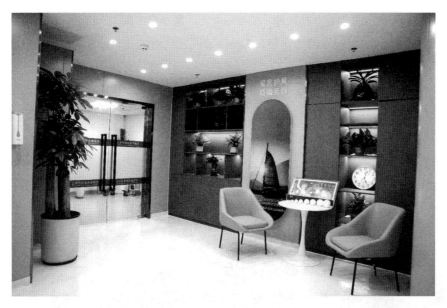

第三，管理者应该营造与自然对话、通过自然万物的变化引发患者生命反思的环境。自然是万物的根源，与自然连接是人的天性。因此疗愈环境当然必须是人可以与自然相互连接并产生互动的空间。空间中的标识、器具、设备与装饰应能呈现出本地的文化与自然特色。美国神话学家约瑟夫·坎贝尔（Joseph Campbell）说："生命的目标是使人的心跳与宇宙的节奏相匹配，使人的天性与自然协调。"自然界的事物代表着生命的循环不息，疗愈更可以带来生存与永续的意义，让人们感受到生命的能量。

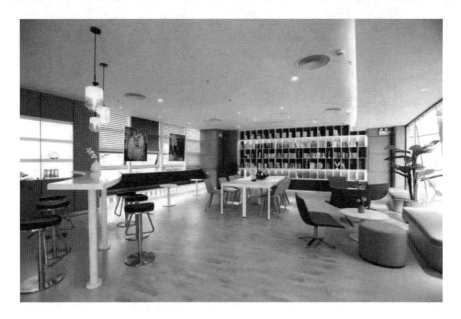

第四，管理者可以设计与整体风格相匹配的人文名言，配上二维码，用故事来阐释名言的内涵，这样的设置能让处在人生过渡阶段或至暗时刻的患者受名言和故事的启发，积极展开生命叙事统整和反思。许多长期住院或接受治疗的患者陷入了单一病人身份叙事闭锁，病房和诊室墙上的这些富有哲理的名言和故事可以帮助他们走出闭锁，修复与家人、亲友和社会的叙事连接，收获更美好的人生。一些突发重疾或遭遇意外的患者及其家属也能通过这些故事，运用叙事调节方式走出人生至暗时刻。当患者在医院除了受苦受痛之外，还能获得生命顿悟，他们就会将医院当作人生的福地。

医院人文软环境相关名言参考如下：

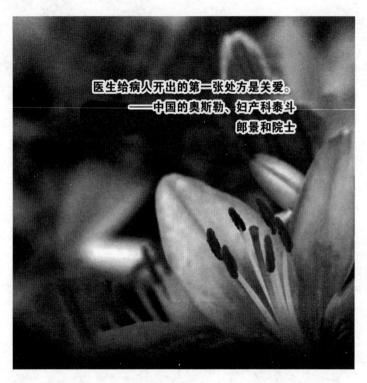

医生给病人开出的第一张处方是关爱。
——中国的奥斯勒、妇产科泰斗
郎景和院士

医生给病人开出的第一张处方是关爱。

——郎景和

我们不仅要解除病人身体的痛苦，更要解除他们心灵上的痛苦。

——"万婴之母"林巧稚

境随心转。改变你的故事，就是改变你的命运。

——史怀哲

阅读叙事性作品可以照护人的健康。

——柯南·道尔

　　良好的人际叙事关系能成为对抗疾病的力量，拥有亲友相伴、愿意分享故事的早期乳癌患者存活率，比独自面对疾病的患者高出4倍。

——《临床肿瘤学》（Journal of clinical oncology）

　　我们医的是"病人"的病，而不只是医"病"，无论多忙，我们要切记，不要忘了我们与病人之间是人与人的关系。在诊断和治疗疾病时，我们获得的是关于解剖、生理和生物学方面的知识；而在为生病的人诊断和治疗时，我们获取的是关于生命的智慧。

——神经病学专家"医学桂冠诗人"奥利弗·萨克斯（Oliver Sacks）

　　注重与患者建立人际叙事关系的医生更是患者走向健康的一味无法替代的良药。

——杨晓霖

　　分享故事具有镇痛功能。

——杨晓霖

　　叙事智慧，是一切智慧的基础。

——教育家、心理学家杰罗姆·S. 布鲁纳（Jerome S. Bruner，1915—2016）

　　不与周围人建立叙事连接，在孤独中挣扎的人，遭遇心脏病、痴呆症、焦虑症、肥胖症、抑郁症、关节炎、糖尿病和早逝等健康危机的风险倍增。

——《在一起：人际关系的治愈能力》作者维维克·穆西医生（Dr. Vivek Murthy）

　　患者是带着一串心事来寻求我们帮助的人。疾病只是冰山一角，冰山下面隐藏着各种故事：婚姻失败的故事，事业受挫的故事，失去亲人的故事……只有聆听这些故事，我们才能与患者建立互信关系，才能疗愈患者的疾病。

——杨晓霖

　　从你愿意宽恕的那一刻起，你已经从困扰你的故事中走出来，重获摆脱疾病，恢复健康的生命能量。

——杨晓霖

　　对于人类的健康而言，人际叙事连接如空气、水和食物一样重要。医者为患者开具的最人文的处方应该是叙事处方。

——杨晓霖

　　没有人际叙事连接的社会只是一片繁华的沙漠。人文关怀的起点是走进患者的生命故事，终点是运用医者的叙事智慧引导患者走出人生至暗时刻。

——杨晓霖

　　健康和自信是女性魅力的源泉。良好的自我叙事调节能力对女性健康至关重要。

——杨晓霖

写下你的故事并分享出来，这个故事很可能改变某个人——首先改变的很可能是你自己。

——杨晓霖

唯有通过倾听和回应故事才能走进另一个人的灵魂深处，治愈他的疾病。

——杨晓霖

治愈是一个人对自己人生故事的重新阐释，只有积极修复人际叙事连接，与自我和解，与亲友和解，才能真正恢复健康。

——杨晓霖

叙事是人际关系和生命安全的基石，医者与患者建立人际叙事连接是疗愈疾病的第一步。

——杨晓霖

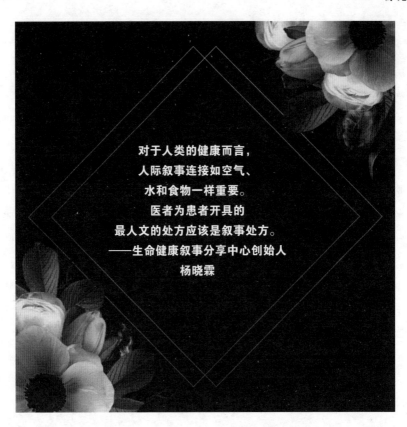

对于人类的健康而言，
人际叙事连接如空气、
水和食物一样重要。
医者为患者开具的
最人文的处方应该是叙事处方。
——生命健康叙事分享中心创始人
杨晓霖

推荐阅读　杨晓霖、王华峰著的《医者叙事能力与职业发展》（2023）

M.G.马里尼（Maria Giulia Marini）主编（李博、李萍主译）的《弥合循证治疗与医学人文的鸿沟》（*Narrative medicine：Bridging the gap between evidence-based care and medical humanities*，2021）

詹姆斯·P.梅扎（James P. Meza）（王仲、王大亮译）的《西医诊断叙事与疗愈仪式》（*Diagnosis narratives and the healing ritual in western medicine*，2022）

子曰："君子惠而不费；劳而不怨；欲而不贪；泰而不骄；威而不猛。"

——《论语·尧曰》

结语：临床叙事思维赋能医院临床管理

由于认识到患者安全是一项全球医疗健康的重点工作，世界卫生大会通过一项关于全球患者安全行动的决议，核准将每年9月17日定为"世界患者安全日"（World Patient Safety Day）。医疗健康领域有一个共识，那就是世界各地的优质医疗服务均应是有效、安全和以人为本的。为确保成功实施患者安全策略，整个医疗过程必须有具备良好的叙事领导思维、叙事健康教育意识，以及有助于改善安全的数据，熟练的医疗专业人员的参与，同时也离不开患者对自身诊疗过程的有效参与。

医疗品管圈有个著名的"烂苹果法则"（bad apple law），指的就是如果苹果树长在污染的土壤根基上，又没有给予适当的肥料与除虫剂，只摘掉其中被发现的一颗烂苹果，是没办法避免下个烂苹果出现的。也就是说，如果不去打破医疗系统的惯性思维，不从源头上去认识导致患者安全面临危机的深层次原因，不从医院的管理层面重视临床医护人员的叙事思维培养，那么，就会应验"烂苹果效应"，类似现象还会在不同语境和不同科室里多发和频发。有一定叙事意识的医院领导者首先从叙事医院管理入手，才能防患于未然。防微杜渐，见微知著的古训正在考验医院领导者的叙事智慧。

我好像是一个在海边玩耍的孩子，不时为拾到比通常更光滑的石子或更美丽的贝壳而欢欣鼓舞，而展现在我面前的是完全未探明的真理之海。（I seem to have been only like a boy playing on the sea-shore, and diverting myself in now and then finding a smoother pebble or a prettier shell than ordinary, whilst the great ocean of truth lay all undiscovered before me.）

——牛顿

第三章　叙事领导力的特征与形式

　　叙事领导力是一种富有生命力的领导模式，其生命力的源泉在于情感的冲击性、反思的深刻性和认知的流变性。美国当代自然文学家巴里·洛佩兹（Barry Lopez）说："有时，一个人要活下去，故事要比食物更需要。因此，我们在分享故事时，将故事灌注到相互的记忆中，这就是人与人实现关怀的必要方式（Sometimes a person needs a story more than food to stay alive. That is why we put these stories in each other's memories. This is how people care for themselves.）。"北美经典少儿作家马德琳·英格（Madeleine L'engle，1918—2007）也认为："故事让人类更有活力、更加有人性、更加勇敢、更加有爱心。"而以人际关系、关怀、服务与奉献为出发点的领导力永远都离不开叙事。

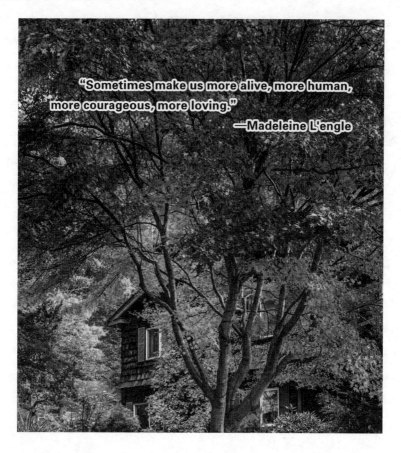

可以说，活力、人性、爱心、关怀都与管理者的叙事领导力成正比。在医院管理中，叙事领导力是书记、院长以及各中层管理干部的基本管理素养。

第一节　叙事领导力与管理者可持续发展

人类发明语言以来，说故事便即存在①。叙事与领导间亦有密切的关联性，故事是符号，有助于理解组织意图和观念；故事也是可以引导行为的心智脚本②。国际领导力研究专家理查德·麦斯威尔（Richard Maxwell）与罗伯特·迪克曼（Robert Dickman）指出："故事是一项事实，经过情感的包装，能够驱使我们采取行动，以改变我们的世界。"③具有叙事领导力的管理者讲述将员工带入情节之中的好故事。管理者在故事的情节描述中远离抽象的学术语言，用人文的话语体系叙说真实的世界，在对追随者的叙事性关怀中，探析隐含在故事背后的智慧，以及隐藏在心灵深处的哲理。

一、叙事领导力的基本概念及其特征

叙事领导力是指在领导、故事、讲故事三者之间创设某种相互关联、相互影响的叙事领导关系。在叙事领导力关系中，故事扮演着媒介、方式甚至是结构的角色。在当前这个知识碎片化的时代，给零散的、不确定的信息匹配因果逻辑，补白情感关系，正是叙事领导力特别需要的思维和能力。领导力培养专家、未来学家丹尼尔·H.平克（Daniel H. Pink）在《全球思维》（*A whole new mind*，2006）一书中提出，未来将属于高感性能力的族群——有创造力、具有同理心、能观察趋势、能为事物赋予意义的人，因而"故事力"将成为决胜未来的六大核心技能之一。

叙事领导力是在这个瞬息万变的世界里实现管理效能的重要保障。《易经》有许多方面与叙事医院管理理念有交集。《易经》有云："举而措之天下之民，谓之事业。"医院的领导者和管理者要将自己的事业建立在与员工的叙事性交往基础上，这需要管理者具备良好的叙事领导力。

易经中的"乾卦"六支爻可以用来代表医院领导者成长过程的6个阶段，而叙事领

① GERINGER J. Stories from the heart [J]. Childhood Education, 2003, 79（3）: 175-176.
② HICKS S. Leadership through storytelling [J]. Training & Development, 2000, 54（11）: 63-65.
③ MAXWELL R, DICKMAN R. The elements of persuasion: Use storytelling to pitch better, sell faster & win more business [M]. New York: HarperCollins, 2007.

导力在这六个阶段中的每一阶段都能对管理者的成长叙事进程起到重要的推进作用。由最底的爻开始为"潜龙"，意即个人事业初始，尚处于低位，时机不合，不宜妄动，该累积实力，静候时机。而"见龙"则为第二阶段，"见"者可视为"现"，意思就是把握时机，适时展现你的能力。另外，爻辞中提及"利见大人"，可理解为寻求能支持、扶助你的人；第三个阶段至"惕"龙，"终日乾乾"，提醒管理者不可松懈，应多自我反省，不断提升自我。到第四阶段"跃"龙之时，"或跃在渊"，此时已有足够能力可跃至更高一层楼，不过仍需审时度势，否则跃跳不成，反坠入深渊；若一跃成"飞龙"，个人有大作为，宛若飞龙在天。"亢龙"指管理者已经到达最极盛阶段，事业已至顶峰。此时，管理者必须懂得"盛极易衰、盛满易倾"的道理，人若变得刚愎自用、骄傲自满，终会招致失败，悔之晚矣，所以谓之"亢龙有悔"。

叙事是一种柔性领导力，可以将叙事领导力看作一种"元领导力"，是一个领导者发展一切其他领导力的重要基础。叙事具有神奇魔力，故事的叙述能够进入听众的潜意识，深深感染他们的情绪，紧紧抓住他们的注意力。拥有叙事领导力的管理者通过客观存在的真实故事，反映丰富的内心体验，蕴藏细腻的情感变化，展现富有人情味、具有人文关怀、含有情感魅力的真实世界。因而，德国管理学领域专家迈克尔·洛伯特（Michael Loebbert）认为，叙事是最有魅力的领导方式，能让组织的愿景变得更加鲜活。

叙事领导力体现在管理者敢于利用叙事媒介披露自我和善于利用叙事理念激励他人这两个方面。致力于将阿兹海默病药物推向市场的国际制药公司礼来集团（Eli Lilly）在其礼来研究实验室（Lilly Research Laboratories，LRL）为高潜质领导者开设了一门名为 "励志领导力"的课程，其中一个重要组成部分就是"讲故事的领导力"（leadership storytelling）。礼来公司全球医疗运营副总裁杰克·哈里斯（Jack Harris）和金姆·巴恩斯（Kim Barnes）认为："通过讲故事进行自我披露是吸引和激励他人的有力方法（Self-disclosure through storytelling is a powerful method of engaging and inspiring others.）[1]。"

医院管理者的叙事领导力主要体现在以下方面：

（1）具备一定的"叙事知识"（narrative knowledge）和觉察"叙事真相"（narrative truth）的能力。

（2）具备医院核心叙事创设能力。

（3）具备与前后任管理者建立叙事连接的叙事传承意识。

---

[1] HARRIS J，BARNES B K. Today's executives develop those of tomorrow at Eli Lilly：Storytelling fosters leadership talent［J］. Human Resource Management International Digest，2007，15（1）：11–13.

（4）具备创设医院叙事分享氛围和营造叙事生态的能力。

（5）具备医院服务品牌叙事塑造能力（narrative branding）。

（6）具备引导医者将临床叙事思维应用于临床医疗活动中的能力。

总体而言，叙事领导力是指具有叙事智慧的领导者恰当地运用自己不断积累的叙事知识和叙事资本，洞察每一个员工的故事和组织面临的每个形势背后的成因，并找到引领不同个性的员工朝着对组织更有利的发展方向稳步前行的方法。

《周易·乾》言："君子体仁，足以长人，嘉会，足以合礼，利物，足以和义，贞固，足以干事。"意思是，君子用自己的实践体现仁爱仁道之德，营造"老者安之""朋友信之""少者怀之"的氛围，让所有人健康幸福地生活和工作，则能成为领导核心；懂得将仁人贤者聚集在一起，互相监督、相互扶持、互相促进，形成互相尊重的氛围，就能够潜移默化地让大家遵循礼仪教化；先利众人，足以使社会达到和谐，合乎道义；坚守正道，忠贞不移干事，则足以成就大事。

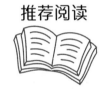

推荐阅读

史蒂芬·丹宁（Stephen Denning）的《跳板：讲故事如何激发知识时代组织的行动》（*The springboard：How storytelling ignites action in knowledge-era organizations*）

肖恩·卡拉汉（Shawn Callahan）的《不会讲故事，怎么带团队》（*Putting stories to work*）

二、叙事领导力与管理者的职业发展

具备叙事领导力的医院管理者首先是一位"转型领导者"（transformational leader）。转型领导这一概念由社会学家詹姆斯·伯恩斯（James Burns）在其专著《领导》（*Leadership*）一书中提出。伯恩斯认为转型领导者特别关心成员在职业发展和个人成长方面的需求（needs），能够主动聆听成员的心声，表达关心并给予关怀与协助，营造员工之间友善互动的氛围，这种亦师亦友的角色能够激发成员的领导潜能[1]，领导者与成员共同成长，促进彼此的职业发展，进而达成组织目标。

事实上，在这个概念出现之前，"现代护理之母"南丁格尔就已经开创并实践了变革型领导力。她的领导风格可以理解为"所有护士都是领导者，护士随着时间的推移经过一定的力量都能获得领导力"。南丁格尔深知，护理人员除了要用心照护病

---

[1] BASS B M，RIGGIO R E，Transformational leadership，Mahwah［M］. 2nd ed . New York：Psychology Press，2005.

人之外，还要用心对待自己的同行，相互支持，彼此提携。这就是中国领导力智慧中的"以心相交，方能成其久远"。隋朝王通在其《文中子·礼乐》中提道："以利相交，利尽则散；以势相交，势败则倾；以权相交，权失则弃；以情相交，情断则伤；唯以心相交，方能成其久远。"有智慧的领导者懂得以心相交，帮助自我和周围的同事实现转型。

此外，要有效利用这种叙事领导力，管理者需要懂得适时谈论自己的失败故事①。叙事领导力中能够引导员工在心境平稳的环境中实现持续成长的领导力要素包括谦逊、好奇心和同理心（Curiosity, humility and empathy are great leadership qualities.）。换句话说，那就是，卓越的领导者需要具备3种特质：智商、情商和好奇心。当然，我们也会说，人性化的领导者往往不会避讳且愿意展现自己脆弱的一面。"个人故事，尤其是失败的故事，有助于揭示领导者的谦逊。"领导者分享的失败故事引导员工讨论的不是"谁搞砸了？"，而应该是"从中学到了什么？"②。

作为一个受人尊敬和钦佩的领导者，披露失败的故事可以起到建立信任和鼓励开诚布公的效果……而以幽默和自信的方式披露失败的故事，可以激发关于你本可以采取哪些不同做法的对话，并为其他人分享他们的故事开辟道路③。正如18世纪英国伟大的诗人亚历山大·柏蒲（Alexander Pope，1688—1744）所言："即使犯错，也不用着于承认，因为谈论错误只是代表：今天的你将比昨天更有智慧（A man should never be ashamed to own he has been wrong, which is but saying, that he is wiser today than he was yesterday.）！"通过自我揭露，领导者可以激发所有利益相关者群体参与其中，引导组织成员勇于分享自身在职业生涯中遇到的困境，实现共同成长。

美国国家儿童医疗中心（Children's National Medical Center）执行院长科特·纽曼（Kurt Newman）医生在职业生涯初期成功完成新生儿泰勒的手术之后，开始思考科学知识和专业技术在与患者建立人际连接中的重要性，并将这种叙事反思力运用到未来的医疗管理中。

---

① DENNING S. Effective storytelling: Strategic business narrative techniques [J]. Strategy & Leadership, 2006, 34 (1): 42–48.
② KURAN E. Leader as storyteller [J]. Industrial and Commercial Training, 2013, 45 (2): 119–122.
③ 原文是 "As a respected and admired leader, a story disclosing a failure can have the paradoxical effect of building trust and encouraging openness... Such a disclosure, told with humor and confidence, can stimulate a dialogue about what you could have done differently and opens the way for others to share their stories." 。引自：HARRIS J, BARNES B K. Leadership storytelling [J]. Industrial and Commercial Training, 2006, 38 (7): 350–353.

　　纽曼年轻时就已经成长为手术技术精湛、潜力无限的外科医生，被导师和同行认为是绝对的未来之星。一次在与正在交往、还未确定关系的女朋友艾莉森（AIison）度假时，接到医院召回指令——医院遇到一个非常棘手的高难度手术，要给内脏外翻的新生儿做一个复杂手术。

　　艾莉森就是新生儿重症监护室（neonatal intensive care unit，NICU）的护士。纽曼立即与女友一起结束休假，返回医院，艾莉森担任这台手术的护士。第一次与女友同台手术，纽曼非常自信，自己的精湛技术会给女友留下深刻的印象，借此一定能够与之确定关系。然而，在纽曼成功将新生儿内脏放回体内，自我感觉非常良好的情况下，艾莉森却提出分手，她的理由是："泰勒的妈妈不在手术室，医护人员也都只关注手术上的技术问题，没有人去轻拍、抚摸这个宝宝，给他当时最需要的爱和温暖。"一个不懂得人性，不懂得关爱患者的医生，也不会在家庭里懂得如何关爱家人，回应和给予家人情感上的所需。

　　"这一课我永远都不会忘记。"纽曼说。在他之后的职业生涯中，他谨记一条原则：凡事从孩子和他们父母的角度出发来思考问题，与每一个患者及其家属建立良好的人际叙事连接。

　　此后，纽曼又为泰勒做了20多次手术。在泰勒随后的人生里，纽曼参加了他的高中毕业典礼、婚礼，还收到了他即将当爸爸的喜讯。"我第一次给他做手术时都没想到他能活到上学，"纽曼说，"这就是当儿科医生的好处，有机会陪伴一个孩子成长，并帮助他们获得最好的人生。"

　　此后，纽曼因其人文心和主动与患者及同事建立叙事连接而受到医护同行尊重，最终成长为医院的管理者。作为管理者，纽曼非常注重医院各层面的叙事生态构建，通过良好的叙事生态赋能每一位员工，让大家都具备管理者思维。当所有人都能从领导者的视野看待自己的工作，就会更加尊重领导者，而更加理解每一项工作的意义。

三、医院核心叙事创设与高质量发展

　　现代公立大型医院都面临需要全方位变革的压力。但是大多数医院都存在"管理过度、领导不足"的严峻问题。几年前依靠高薪引进人才和高额购置设备的发展方式已经没有办法真正维持医院的高质量发展，而医院的叙事管理模式能够激发员工的内生长力，使其呈几何倍数增长。在这个意义上可以将叙事看作医院的"组织原则"和"管理策略"，也是一种医院不同层面的"策略性沟通方式"。在叙事医院管理语境下，医院也是一个叙事主体，可以利用故事组织自己的经验，协调角色平衡并引导其他人围绕故事构建共同认知。

具有叙事意识的领导者首先要构建一个契合医院价值的核心叙事体系。通过聆听和讲述不同层次的组织故事，转化和展示并引导医院的各大生命主体习得医院的隐性和显性知识。在这个潜移默化的过程中，医院不同层面的人员被内化为医院核心叙事理念的践行者。

叙事医院管理中的核心叙事是一个注重医院文化传承，同时具有医院鲜明特色的价值共享体系。医院处于从过去走来，立足当下，迈向未来的动态叙事进程中。作为医院管理者，我们有责任让组织中的每一个成员充分了解医院的核心叙事，判断在这个组织里，哪些过去的故事被认为与当下的故事相关，这些故事体现什么样的价值观。历史叙事有利于大家传承共同的文化价值；现状叙事能让大家看到面临的共同问题、挑战和危机；想象共同的愿景叙事可以增强员工的日常连接和团队黏合度。

愿景叙事就像医院这个大的生态系统中的太阳，没有太阳，生态系统中的任何生物都无法生长。或者，也可以说具备叙事智慧和价值共生理念的医院领导者就像北辰，而愿景叙事则是帮大家找到方向的指南针。在《论语·为政》中，孔子说："为政以德，譬如北辰，居其所而众星共之。"围绕医院的愿景叙事积极热情地投入工作的医院管理者与被管理者之间的关系犹如居中之北斗星和井然有序地环绕着北斗星的其他星宿，星光互照，荣耀互鉴。

换一句话说，核心叙事是医院实现价值共生的叙事基础。一个医院如果能够通过不同维度的员工故事来阐释医院的核心叙事，常态化地将员工的故事留存下来、流传下去，比如广东医科大学附属妇女儿童医院每年汇编《顺德心，妇幼情》《我的家人是大白》《生命之光》《叙事之美》等员工系列叙事读本，那么，无论是新入职员工，还是老员工，都能产生强烈的"叙事参与感"，能深刻感知医院的独特叙事生态和叙事氛围，融入医院核心叙事进程中，成为医院发展进程的助推器。

伟大的领导者之所以成功，不是因为自身的优秀，而是因为他们善于启发他人变得更优秀（Great leaders don't succeed because they are great. They succeed because they bring out the greatness in others.）。

——领导力畅销书作家、演说家乔恩·戈登（Jon Gordon）

第二节　叙事领导力与叙事闭锁及倦怠治理

人本身是由多个身份组成，在不同叙事语境下拥有不同的身份，比如父子身份、爱人身份、管家身份、作家身份等，但是职业型叙事闭锁者单一地将自己禁锢在职业这一身份之中，将外界对自己职业身份的评价当作一切满足感的来源，否认其他身份的存在，不愿将自己的生命故事向职业之外的生活、亲情、爱情等方面发展。职业闭锁者的座右铭是"我工作，故我在"。"主体-我"在被动的职业身份中逐步客体化，他越来越无法主动融入与至亲和爱人的关系中。

叙事商数高的领导者不容易陷入职业叙事闭锁。《易经》的"易"，亦即"变易"的意思。也就是说，在叙事管理的语境下，每一个管理者在不同的时机有着不同的身份；不同的身份，就有不同的本分；在履行不同的本分时，就要注重不同的叙事连接构建，就要遵从不同的行事方法。作为家庭重要的主心骨成员，管理者平时要担负起照顾全家的责任，成为全家的精神堡垒；建立家风，教养子女，不断提升家庭生活质量；遭遇困难时能带领家人共同突破困境。

医者和医院管理者也没有职业叙事闭锁的豁免权，由于医疗健康职业的特殊性和医学教育中的科学理性课程的绝对占比，医者更容易陷入单一职业身份叙事闭锁。对于与人打交道的从业者，如教师、医生、管理者等，如果不具备职业叙事能力，不懂得人际叙事连接对于人的健康和幸福的重要意义，会比其他职业更容易陷入单一职业身份叙事闭锁，更倾向于将自己隔绝在单一职业身份中，久而久之陷入关系性孤独中，失去感受生活中其他美好事物的能力。

一、管理者单一身份叙事闭锁特征

对于工作忙碌的医者而言，因为平时忽略其他身份叙事连接的建立，人际关系中的焦虑就像一颗未爆弹，随时可能在宁静的生活中掀起涟漪。受科学思维和理性教育的深度影响，即使是拥有高成就和高自信的医者，也可能因为不善于表达情感而无法与他人产生亲密叙事连接，因而很可能在亲密关系中经历"情感剥夺"（affection deprived），最后产生人际叙事连接断裂导致的"孤独感"。孤独在某种程度上也会"成瘾"，当医者完全在忙碌中适应了孤独和人际叙事断裂，使其成为人生常态，则很可能陷入"单一职业身份叙事闭锁"而不自知。

"现代医学之父"威廉·奥斯勒爵士（Sir William Osler）说："医护人员最大的

悲哀莫过于在忙忙碌碌、浑浑噩噩中耗尽职业热情，变成日夜不停转的工作机器。"这句话对于医院管理者同样适用，因为过度忙碌会剥夺人性和对人性的思考，一味地专注于数据和绩效会剥夺管理者的人性，成为只会管理的机器人。事实上，管理者本身包含着多种身份，而非单纯的面向管理。一名人文主义管理者一定兼具认知心理学、社会人类学、生命哲学、管理学等领域知识。这些多元知识能够赋予管理者多元叙事身份，使其懂得适时放下职业权威身份，全方位与医院员工建立人性叙事连接和生命叙事共同体关系。

对于医者而言，当我们与患者探讨善终、死亡和死亡恐惧话题时，我们是一名哲学家；当患者向我们讲述他所遭受的社会不公或性别歧视等故事时，专注倾听他们心声的我们是一名社会学家；当我们在疫情期间的国际驿站和隔离酒店与受困其中的各种人群建立叙事连接时，我们是一名人类学家；当我们在骨科、在呼吸科帮助跳楼或跳海的患者修复其与家人的关系，引导他们走出创伤，重新面对人生时，我们是一名身心疗愈师；当我们帮助临终患者实现生命叙事统整，安然离世，并给予患者家属及时有效的叙事性安慰时，我们成了一名安宁疗护师。

对于医院管理者而言，当我们要激发团队成员的积极性时，我们是教练；当我们教会年轻团队成员某项职业技能或人生道理时，我们是导师；当我们参与和见证团队成员的人生重要仪式，帮助他们生活得更好时，我们是家人；当我们认真聆听员工的故事并从中获取管理智慧和人生智慧时，我们是学生。唐甄在《潜书·讲学》中说："学贵得师，亦贵得友，师也者，犹行路之有导也；友也者，犹涉险之有助也。得师得友，可以为学矣。"管理者善于转换身份，亦师亦友，亦师亦生，才是最好的管理者。通过不同身份，管理者才能与不同的员工产生多维的有益连接。

如果医护人员在任何场合都展现出他的职业权威身份，我们可以断定他陷入了单一的职业身份叙事闭锁中（关于医者职业叙事闭锁的具体案例参见《中国叙事医学与医者职业素养》第5章）。也就是说，职业叙事闭锁是对生命叙事进程中的各种身份关系缺乏协调，完全陷入职业叙事身份，而没有平衡其他家庭、生活和社会身份。正如阿德勒心理学提出的观点——故事是人生任务的答案，而职业关系、社会关系、亲密关系是人生三大任务，三者环环相扣（The three life tasks, Work, Love, and Friendship, may be regarded as representing all the claims of the human community.）。职业叙事闭锁者将人生三大任务缩减为唯一任务——职业任务，亲密关系和其他社会关系的缺失隐藏着严重危机。

医院管理者职业叙事闭锁一般表现出以下特征：

（1）对管理工作"全身投入"（job involvement），但并非"全身心投入"

（job engagement）。

（2）单一管理者身份和工作成瘾是其人生状态的显著特征。

（3）不注重家庭亲密叙事连接和其他人际叙事关系构建。

（4）在工作中没有与管理对象建立人际叙事连接。

（5）在管理职业中遭遇危机导致自己陷入困境。

单一职业身份叙事闭锁是一种工作成瘾的状态。所有的成瘾行为，无论是购物成瘾、网络成瘾还是工作成瘾，背后的深层次原因都是主动或被动的人际叙事连接的缺失。存在主义心理学大师欧文·D.亚隆（Irvin D. Yalom）发现，陷入职业叙事闭锁的医生都有种迷思，那就是强迫性地鞭策自己，无视人类的极限。他们往往只懂得埋首于"不断完成事情"的"外在行动"（doing）中，却不懂得驻足审视当下，发掘与每个不同的生命主体交往过程中绽放的"内在精神"和"共同价值"（being），也不懂得除了工作之外，与人建立连接带来的安全感对健康的重要价值。

医院管理者也一样，当我们只懂得埋首于各种外在的管理工作，只注重外在的行动，而忽视与员工之间的存在性关系与叙事性交流；当管理者忽视了管理身份之外的其他身份，在工作和生活中都不懂得适时放下这个身份，与员工和家人建立平等的横向人际叙事连接，那么，管理者也一样会陷入单一职业身份叙事闭锁。往往这样的管理者领导下的医者也容易成为一群职业身份叙事闭锁者。当管理者发现自己无法全心投入管理工作中时，就应该及时展开管理阶段的叙事统整，了解导致自己的闭锁状态的内在原因，否则管理者自身的职业发展与身心健康，以及团队的未来都将面临严重的危机。

此外，造成单一职业身份叙事闭锁的另一个原因是工作缺乏创意。日复一日的重复工作会让管理者对工作失去新鲜感，感到无聊乏味。创意人人有，只是你忙于工作，没有时间或者意愿去发掘而已。减少例行性事务的工作量，让自己多花点时间在有创意的活动上。再者，造成管理者单一职业身份叙事闭锁的因素还可能是不良职场人际关系。戴尔·卡内基（Dale Carnegie）发现，在领导统御方面，有75%的成功领导具备良好的人际关系技巧。这两个方面的原因都与管理者的叙事意识相关，因而，要避免或跳出管理者职业叙事闭锁状态，管理者相应地要通过叙事管理来提升工作的创意性，要通过多种类型的叙事分享活动来构建良好的职场人际叙事连接。

二、管理者斜杠人生促进职业发展

中国叙事医学倡导医者跳出单一职业身份叙事闭锁，积极拓展自己的斜杠人生，成为一个更有趣味的人。斜杠（slash）这个词出自美国纽约专栏作家玛希·艾波赫（Marci Alboher）的著作《双重职业》（*One person/ Multiple careers*）。苏珊·邝

（Susan Kuang）在其所著的《斜杠青年》一书中提道："'斜杠'代表一个人除了固定的本业，也兼具其他行业的专业背景与能力，并将其他职业列入个人的职业生涯规划中。"斜杠人生是在专业基础上结合自己的爱好，创造更多生命价值的一个代名词。当然，对于医者而言，追求斜杠的前提是将自己的医疗本业做好，获得医者同行和服务对象对自己的职业认同。斜杠人生往往可以更好地助力职业理想的实现。

成为斜杠的目的不是拥有多重职业、多重收入，而是从中体验更加多元化的人生，以更开放的态度看待自己。世界医师乐团（World Doctors Orchestra）是一个由120位来自20个国家的医师组成的乐团。乐团发起人、也是乐团指挥的施蒂芬·威利希（Stefan Willich）是德国柏林夏里特社会医疗研究院（Charité University Medical Center in Berlin）的院长兼教授。乐团成员有两个共同点，一是他们都是医生，二是音乐是他们的共同爱好。这些斜杠医生演出的目的不仅是将自己从繁重的日常医务工作中解放出来，同时还要服务于公益事业，将义演所得收入用于全球范围的医疗慈善项目。

许多成功的医者和医院管理者都过着无极限或无边界的斜杠人生。医者与医院管理者要懂得"兴之所至，心之所安；尽其在我，顺其自然"的道理，医生与管理者除了做好本行之外，还要追随自己的内心，做自己感兴趣，同时能够调节生命状态，令自己心身适的事情。而只将自己闭锁在医者的单一身份之中，非常容易陷入倦怠，无法全心投入工作，这样的医者往往无法获得病人的认可。这就是为什么浪漫主义诗人拜伦爵士（Lord Byron，1788—1824）会说："我讨厌只有一个医生身份的医生。"

"现代医学之父"威廉·奥斯勒除了拥有管理者的身份之外，还是医院创立者、演说家、星期六叙事沙龙的主持人、藏书家、历史学家、医学博物馆馆长和古典人文学者。博学多才的奥斯勒在医学期刊的建立和各种学会的建设中发挥了积极作用。1907年，奥斯勒在英国创立医师协会（Association of Physicians），并成为《医学季刊》（*Quarterly journal of medicine*）的创始主编。

1911年，奥斯勒倡议建立研究生医学会（Postgraduate Medical Association）并成为首任会长。1919年，奥斯勒被任命为培训医师学会（Fellowship of Medicine）会长以及两者合并后的医学研究生学会（Fellowship of Postgraduate Medicine）会长。除此之外，奥斯勒还活跃在古典文学、哲学和图书馆学领域。他曾是《医学图书馆与历史期刊》（*Medical library and historical journal*）的创始人，也曾担任英国古典学会、伦敦书目协会（Bibliographical Society of London，1913—1919）、北美医学图书馆学会（Medical Library Association，

1901—1904）等学会会长职务。奥斯勒支持古典人文在教育中的复兴，提倡古典人文和医学历史书籍的阅读和编撰。

除了上述身份，奥斯勒在他的一生中，还拥有医学生的老师、资助人、顾问、模特、主讲人和治疗师身份。因此，奥斯勒从来都不"只是管理者或者只是医生"。他的多重身份无缝地融合在一起，他对"医学和医生职业本质的思考，使他在文学、哲学和历史学方面的才能都得到显著提升"，反过来，他对文学、哲学和历史的研究和思考，也使其对医学的使命和本质的认知不断加深。因而，斜杠人生并非将自己有限的精力完全分散到不同领域，而是更好地互相成就。

其他医院管理者，如哈佛医学院的院长奥利弗·温德尔·霍尔姆斯（Oliver Wendell Holmes，1809—1894）是诗人、文学家、传记作家；奥斯勒的学生、"现代神经外科之父"哈维·库欣（Harvey Cushing，1869—1939）是神经科主任，神经外科医师，还是病理学家、日记作家、传记作家、画家和普利策奖获得者；郎景和院士除了曾经担任协和医院的管理者和妇产科大夫之外，还是文学家、诗人、风铃收集者、演说家和教育家；超声科专家王志刚同时是研究所所长、文学家、油画和水墨画画家；眼科医生陈克华，是诗人、作词家、画家、摄影师、花艺师……医学和艺术从不分离，总是互相滋养，互相成就梦想。

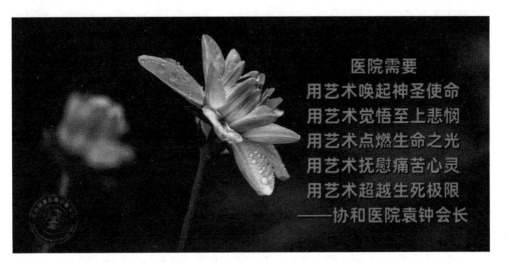

医院需要
用艺术唤起神圣使命
用艺术觉悟至上悲悯
用艺术点燃生命之光
用艺术抚慰痛苦心灵
用艺术超越生死极限
——协和医院袁钟会长

三、叙事领导力与职业倦怠的治理

职业倦怠（job burnout或professional burnout）被定义为：由于长期的工作压力没有得到有效管理而导致的一种综合征。这一概念最早由赫伯特·J.费登伯格

（Herbert J. Freudenberger，1926—1999）于1974年提出，职业倦怠研究专家克里斯蒂娜·马斯拉赫（Christina Maslach）博士将其描述为一种"对灵魂的侵蚀"（an erosion of the human soul）。职业倦怠是一种最容易在助人行业中出现的情绪性耗竭症状。马斯拉赫发现，职业倦怠由情绪衰竭、人格解离（主体的人"客体化"或"物化"）和个人成就感降低这3个因素构成。这个三头"怪兽"让工作不再是个体意义的来源，而成为一种无法忍受的负担[①]。

医护人员职业倦怠是21世纪的普遍现象。根据世界卫生组织2020年发布的数据和相关研究（*Medscape Physician Lifestyle Survey，2020*），中国医生的职业倦怠率高达69.5%～73.9%，其中15.1%～28.4%的医生出现严重的职业倦怠。职业倦怠变成了一种慢性的、普遍存在的现象。学者们普遍认为职业倦怠的原因可分为3类[②③]：个人（职业倦怠被视为个人内部因素的结果）、人际（职业倦怠被视为工作中与他人关系不融洽的结果）和组织（职业倦怠被视为个人与工作之间的不适配）。

医院管理者应该意识到职业倦怠是一个组织问题[④⑤]。许多医院、医学中心或健康机构错误地将职业倦怠当作医生个体的单方面责任，在这样的思维框架下，组织很少提供系统的职业倦怠干预策略。让员工通过自我调节的方式来应对职业倦怠，这无疑是管理者忽略了自己在这一问题上应负的责任。马斯拉赫博士在一次采访中表示，自我照护并不能缓解职业倦怠问题，因为它将责任从雇主身上转移到员工身上。她用"煤矿中的金丝雀"来比喻职业倦怠。在进入煤矿途中，这些鸟儿是健康的、茁壮成长的。当它们病恹恹地出来时，无疑在宣告：如果再回到里面，我们就会处于危险之中[⑥]。

叙事医院管理理念提出：作为组织管理者，我们要担负起责任，去改变让员工产生职业倦怠的叙事生态。作为领导者、研究人员和专家，我们必须扪心自问：当我们的员工带着不健康和疾病走出"煤矿"时，我们是否应该问他们可以做什么来防止这种情况

① EPSTEIN R. Attending: Medicine, mindfulness, and humanity [M]. New York: Scribner Book Company，2017：160-162.
② SCHAUFELI W B，ENZMANN D. The burnout companion to study and practice: A critical analysis [M]. New York: Taylor & Francis，1998.
③ SCHAUFELI W B，MASLACH C. Professional burnout: Recent developments in theory and research [M]. New York: Taylor & Francis，1993.
④ SHANAFELT T D，NOSEWORTHY J H. Executive leadership and physician well-being: Nine organizational strategies to promote engagement and reduce burnout [J]. Mayo Clin Proc，2016：92（1）：129-146.
⑤ GOMES J，CUNHA M，REGO A，et al. Manual de gestão de pessoas e do capital humano [M]. 3th ed. Lisboa: Edições Sílabo Gestão，2015.
⑥ MOSS J. Rethinking burnout: When self care is not the cure [J]. American Journal of Health Promotion，2020，34（5）：565-568.

发生？或者我们是否应该在确定他们的工作环境安全之后再让他们返回工作岗位？当我们认为只通过个人的自我照护和调节就能缓解职业倦怠，这表明"煤矿"并不需要变得更安全，员工只需要穿上更好的防护装备[①]。管理者便不会因反思自身未能为员工创设良好的工作环境而做出改变，不会尝试与员工建立叙事连接，提供存在性关怀与支持。

然而，许多研究表明，如果医护人员是一个对个体不断提供支持的组织中的一员，那么，他们经历职业倦怠的可能性会比较低。也就是说，对职业倦怠的干预除了个人的自主干预之外，组织机构在管理层面的干预也非常重要。越来越多证据显示，医院等机构的运营和管理是否健全与医院员工的身心健康状况密不可分，当我们把两者分开时，无论是个人还是医院，都会付出惨痛的代价。《2021全球领导力展望》的调研数据显示，花更多时间在"互动"上的领导者，其下属的工作忠诚度更高，同时产生职业倦怠或离职的风险更低。

　　一家医院的护士小枫（化名），32岁，被查出罹患甲状腺癌，在此之前，小枫已经出现职业倦怠，加上生了二胎，一直打算转岗，被确诊以后决定辞职。医院管理者刚刚在医院引入了叙事中心和叙事医学理念。护理部曹主任和甲乳科谭主任恰好都是医院的第一批叙事医学师资。他们想尝试着用叙事理念帮助小枫走出人生至暗时刻。

　　通过多方深入了解，两位主任了解到小枫每天郁郁寡欢。小枫的日常工作跟其他医护人员一样非常忙碌，每天按部就班像陀螺一样不停转。回到家的小枫希望有安静的环境以得到最好的放松和休息。然而，家婆却爱热闹，总是把自己的外孙和外孙女，甚至自己兄弟的孙辈都安排到家里住，并在附近学校上学，因而，按照小枫的话来说，家里每天比菜市场还热闹。一向喜欢安静的小枫内心很是痛苦，怎么也想不通，回到家就关上自己的房间门，基本不跟他们说话。

　　两位主任邀请在治疗期间的小枫来叙事中心参加了多场医院举办的活动，其中一场是关于儿童叙事连接方面的。从很多父母的分享中，小枫发现很多独生子女出现各种问题的根本原因在于缺乏亲子以及同辈之间的叙事性沟通。这让小枫重新评估了自己的处境，她逐渐意识到自己的孩子很幸运，因为他们跟兄弟姐妹一起长大，可以获得健康生存必需的人际智慧。

　　另一场活动是关于老人的。许多老人在出现职业叙事断裂、社会叙事断裂和家庭叙事断裂之后，陷入身心不健康的状态。这让她想到，等她老了，自己

---

① MOSS J. Rethinking burnout：When self care is not the cure［J］. American Journal of Health Promotion，2020，34（5）：565-568.

的孩子也许在外地工作，这些在自己家里长大的孩子，只要现在自己对他们稍微好一点，多一点交流，建立感情，将来就不会缺少长久稳定的叙事连接，他们会关怀她，照顾她，让她拥有健康的老年生活。

倦怠研究专家也指出，在一定的文化环境中，倦怠是由于个体成员或组织机构对主体间性交往认识不足造成的。当医院领导者只注重对医务人员的工具性和产生性管理，一味地强调医护人员"外向"于患者的技术性和服务性，医生便会将职业视为纯粹的技术活，完全绝对地在工作中隔绝自己的感情。这不仅会使医患关系紧张，还会引起医护人员自身的问题。屏蔽或远离情绪虽然有一定的适应价值，但降低人的幸福感，不仅破坏了与他人的关系，还将使医者对自己医生职业产生迷茫和倦怠感。他们极难体会到快乐。

因此，管理者不能只将医者当作为自己工作的机构提供医疗服务的工具，而应为员工提供主体的、内在的、精神上的连接，给予充分的人文养分和存在性支持。前文也提到职业倦怠的其中一个原因是员工之间人际关系的不和谐。而人际关系不和谐的根本原因又在于医院管理者没有营造可顺畅沟通的软环境。因此，领导者不仅要聆听患者的声音，更要注重倾听和关注作为提供医疗服务主体的医护工作者的声音，在整个医疗机构和所在部门与科室创设良好的叙事分享氛围。

在管理者创设的多维度的叙事分享空间里，管理者通过不同人讲述的故事让主体调动自己的内在资源去思考，去改变原有的固定视角和思维。小枫罹患甲状腺癌很可能是长期忿懑和忧虑所致。她因没有及时调整自己与家庭的关系，也没有真正用心投入工作，郁气难消，日积月累，罹患甲状腺癌。在中心里，这位护士主动想象自己生命叙事进程的延长线上可能的故事走向，逐步走出局限于眼前故事的叙事闭锁状态，在治好了甲状腺癌之后，不但不再提辞职，而且与家人之间增强了叙事连接，工作中也更加懂得与患者及其家属建立叙事连接。

此外，管理者可以创设允许和鼓励医者斜杠为作家的氛围，在《医者叙事能力与职业发展》一书中，我们称之为"叙事创作调节"。管理者可以通过各种政策和文件鼓励医者从3个层面展开叙事创作，一是写给自己的日记型叙事；二是用于日常分享的平行病历叙事或医疗背景下的其他关系叙事；三是用于公开出版的平行病历故事集、健康科普叙事、医者教育成长叙事、医生元病理叙事、医疗机构史叙事等。第一个层面指向医护人员与自我的对话，第二个层面指向医护人员与患者及其他医护人员的对话，第三个层面指向多维度关系的对话，更大程度影响医护人员与社会关系这一层面。

叙事创作与叙事分享可以减轻医生个体的孤立感。在一天的漫长、紧凑的工作结束之后，写作是一种有效的减压媒介，尤其对经历了创伤性事件的医护人员而言，写作以及叙事性分享交流是最有效的方式。医者在创作这些故事的过程中，能够为流变的、不确定的世界赋予意义，使其工作状态从无序恢复到有序。只有既超然又关怀，才能使医护人员不至于卷入患者的情感漩涡中，久而陷入情感耗竭（emotional exhaustion）或共情疲乏（compassion fatigue）的状态，才能使医护人员不至于将自己看作客观冷静的专家，久而落入职业倦怠（professional burnout）的泥潭。

叙事创作调节能够让新手医生快速形成正向的医者职业身份认同。对于医学教育成长而言非常重要的实习期是一个叙事者对医生身份认同感到焦虑的时期。由于个体病例与普遍的医学理论体系不一致，实习医生在实习期间往往对他的自我感到陌生。同时，在与患者的接触过程中，这种陌生感也会出现。患者对医生专家身份的认同是接受其进行治疗的前提条件，作为新手或受训者的年轻医者对于目前还不能履行专家角色职责感到焦虑。实习期医生通过叙事创作可以很好地梳理记录职业生涯初期的困惑，并在逐步的叙事日记中发现自身的成长从而收获职业认同感和成就感。

> 没有领导者的出发点是成为领导者，他们的出发点只是过日子，并完全地展现自己，但当那个展现具有价值，他们就会成为领导者。所以重点不是成为领导者，而是成为你自己，完全地运用自己——你所有的技能、天赋及能量，好让你的愿景得以实现。你必须毫无保留，你必须，简而言之，成为你一开始就想成为的人，并享受那个成为的过程[①]。
>
> ——现代领导力学先驱华伦·班尼斯

推荐阅读

詹姆斯·C. 亨特（James C. Hunter）的《仆人：修道院的领导启示录》（*The servant：A simple story about the true essence of leadership*，2010）

史蒂芬·丹宁（Stephen Denning）的《领导力的秘密语言：领导者如何通过叙事激发行动》（*The secret language of leadership：How leaders inspire action through narrative*，2007）

---

① 原文是 "No leader sets out to be a leader. People set out to live their lives, expressing themselves fully. When that expression is of value, they become leaders. So the point is not to become a leader. The point is to become yourself, to use yourself completely — all your skills, gifts and energies — in order to make your vision manifest. You must withhold nothing. You, must, in sum, become the person you started out to be, and to enjoy the process of becoming."。

第三节　叙事领导力与叙事性分享氛围营造

具备叙事领导力的医院管理者懂得创设叙事性分享氛围，将医院内部由一个封闭的系统变成一个动态的开放系统，这一动态开放系统具备更好的外部连接能力，能够向社会和民众传递更积极正面的医院整体形象。美国著名的未来学家约翰·奈斯比特（John Naisbitt）指出："未来的竞争是管理的竞争，竞争的焦点在于社会组织内部成员之间及其与外部组织的有效沟通上；领导者一旦不被追随，他就离被抛弃的境地不远了。"

缺乏叙事性分享活动，一家医院将忽略生命与经验的流变性本质，整个机构将陷入现存的"疆域化"（territorialisation）世界秩序当中。所谓的疆域化，意指某种将社会空间加以组织与系统化的历程，将某种特定的秩序与规范施加到组织的过程。在给予我们安全感、归属感和确定感的同时，这些疆域化历程使得组织发展停滞不前，也阻碍了我们和差异的经验、流变的生命之间的邂逅，更让我们刻意去漠视正与"疆域化"并存的"疆域解构"（deterritorialization）历程。

倡导叙事性分享活动是管理者实现领导力和疆域解构的必要途径。每一个生命个体都是独一无二的，而且处于变动不居的状态，这是生命中蕴含的差异性和流变性，我们必须察觉到禁锢在疆域化历程中的自己，进而引导解疆域化历程，进而再次引发"重新疆域化"（reterritorialization）保持我们生活世界的日常生活瞬间，不断更新我们的经验，提升我们的创造力。所谓的"离开办公桌行动"就是一种疆域解构的方式。这一行动不能简单地理解为管理者允许员工早点下班离开办公室。离开办公桌行动指的是管理者营造职场叙事氛围，让员工在单位的某些适合叙事交流的场所聚集，畅所欲言。

医院管理者感受医院内部个体满意度的差异，觉察自我禁锢状态的前提是展开日常性的叙事性分享活动。生命的本质就是不断创造、变化和生成。无论是管理者还是医护人员，假使我们的工作总是面对同一群人、同一种负面情绪、同一群类要求，累积数月之后，都会有负面情绪爆发的可能。在一个叙事生态不好的医院，员工花费很多时间聚在一起挖掘职场"八卦"，互相抱怨指责，讲述的都是充满负能量的故事。压力的释放和情绪的转化应在公开畅快的叙事分享中完成。而要取得良好效果，至关重要的是我们要和"真正关心你我幸福"的人分享，这需要管理者具备真诚的人文关怀意识。

一、叙事想象力激发医院内部共同行动

医院管理者应把握住叙事的动态积极作用，通过故事化解危机、勾勒愿景、凝聚人心、推动改革、引领发展。具有叙事想象力与叙事预测力的领导者可以轻松自若地让员工凝聚一堂，形成统一的团队决策，也可以感受空间里的叙事氛围和叙事风向，根据情况及时调整行为，积极提出问题，以开放与共情的心态专注聆听，或是坚持目前仍然不受欢迎和支持的论点，努力运用叙事思维说服员工。他们也可以后退一步，从宏观的角度观察变革，或是近一点细看执行变革时的细节。他们可以像下棋一样向前推五步，思考未来，然后精准地走下一步棋。

具有叙事想象力的管理者善于运用"跳板叙事"（springboard narrative）激发共同行动。从叙事传输理论来看，使用负面基调的故事通常无法激发员工的共同行动。比如，强调现在医院即将破产，如果不加快创新，加快改革，医院的破产进程会变得更快，这样的故事无法激发医院内部共同行动，只会给内部平添压力和焦虑。此外，以传统的"好故事"模式讲述个人叙事（即一个有开头、中间和结尾，有主人公、情节和转折点以及相关背景的故事）不太可能激励听众重新调整他们的行动以支持革新性的组织目标。只有语气正面积极的"跳板叙事"才是激励大家付诸行动的最佳叙事模式。

在某种意义上，真正的管理大师都是善于运用叙事想象思维的大思想家。成功学大师，美国著名演说家大卫·J. 舒尔茨（David J. Schwartz）教授认为："大思想家都是善于在个人和他人的脑海中创造出积极乐观和具前瞻性想象的专家。"在叙事医院管理语境下，这种创造积极乐观和前瞻想象的专家就是一位具备叙事想象力的医院领导者。管理者是否具备影响他人的能力，至少在一定程度上取决于能否想象并创造出一个引人入胜的故事。

那些有幸拥有一位天生会讲故事的掌舵人的公司都知道，仅有一位高层领导是不够的：任何重大变革项目都需要整个组织中许多不同级别、不同职能和不同部门的人员参与。而通过掌握跳板故事的基本叙事模式，领导者可以引导故事听众自觉地参与变革。成功使用这种叙事模式的其中一个主要诀窍在于以简约的方式讲述故事，也就是说，采用不过多夸张和修饰的留白故事，激发听者自己的情感和想象力，而非娱乐故事叙事者擅长的声色俱茂的表达方式。究其原因，讲述的故事远不如听众为自己设想的新故事重要。

当听众在自己的背景下设想新的故事时，他们会不知不觉地为实施变革计划制订行动计划。由于这些故事是听众自己的故事，他们往往会觉得这些故事既可信又有说服

力。当听众在参与故事的补充和拓展时，实际上，他们已经在共同创造战略转变①。也就是说，管理者通过重视员工个人叙事和医院集体叙事、领导者个人叙事与员工个人叙事等多个层面的视角交融，运用员工个体的叙事想象力，高效地将外在的经验和知识转化为内在的影响力和行动②。

医院管理者需要在叙事共同体的构建中将员工每天的精益改善故事与医院的愿景故事统一起来，将组织的发展与员工个人的成长串联起来，将零散的管理活动拧成一股绳，构建起更强的组织竞争力③。当医院和科室的每个成员都确信自己以及自己的贡献能够激励其他成员时，叙事共同体就真正建立起来了（A hospital or department becomes a narrative community when each member is sure enough of himself and his contribution to praise the skills of others.）。医院管理者身为说故事者，善于借用叙事的力量，用亲密的叙事将我们与员工连接维系起来。

管理者讲述的故事并非一个绝对完整事件的陈述，而是简短且有留白，需要由听众去填补故事情节的空白，想象并感受故事情境④。因而，每个故事都以一个特殊的观点、一个观察的角度进行阐述，听一段叙述相当于暂时听取叙述者的观点，"同样的"故事以不同观点进行叙述，也会产生完全不同的意义。

Jameson通过探索一家国际连锁餐厅公司的区域领导团队在会议中讨论问题、规划战略、评估想法和做出决策时所做出的话语选择，阐述了语言如何成为组织管理手段的过程。其中提到一个与安全问题有关的故事，说明了管理人员如何通过集体叙事来影响公司行动，以及管理者良好的叙事能力对沟通和说服力的增益。

在一次会议上，地区负责人要求经理们在下一个财务报告期内集中精力继续发展深夜餐厅（24小时营业餐厅或延长餐厅营业时间），并强调这是今年夏季结束前公司的最关键的举措。该地区负责人将深夜时段的营业的低利润原因归咎于经理们计划不周，没有准确地预测劳动力需求，导致晚班人员不够，不能迅速为顾客提供服务，从而流失更大的顾客群体。负责人注意到尽管刚开始夜班人员配备是适当的，但通常一两个月后，人员配备就会遇到困难，负责人

① DENNING S. Effective storytelling: Strategic business narrative techniques [J]. Strategy & Leadership, 2006, 34（1）: 42–48.

② JAMESON D A. Narrative discourse and management action [J]. The Journal of Business Communication, 2001, 38（4）: 476–511.

③ 罗伟，戴珺. 精益医疗：如何改善患者服务提升医疗质量和医院运营效率 [M]. 北京：机械工业出版社，2021.

④ BOJE D M. The storytelling organization: A study of story performance in an office-supply firm [J]. Administrative Science Quarterly, 1991, 36（1）: 106–126.

因此要求经理们未雨绸缪。

对于这位新上任的地区负责人的指示，管理人员讲述了一系列的故事，希望借此向并不了解实情的负责人说明他的决策是很难实行的。三位经理，贝丝、迈克和丽莎，分别以历史叙事的形式讲述了他们在夜间营业经历中的一些细节，使用过去现在时态动词来强调这些事件不仅发生在过去，而且很可能在未来再次发生。

贝丝说："餐厅里大多数……都是青少年。他们买汽水，成群结队地坐着。他们会在几个小时内续杯苏打水。除了在餐厅吸烟外，我们还看到有人带酒精饮料进来，然而我们餐厅是禁烟的。他们一共花了大概5美元，然后餐厅就被彻底毁了。我的意思是，事实上，我们的销售额都是来自外带（drive-through），而餐厅里发生的事情只会徒增我们的烦恼。"

由于经理们的工作经验丰富程度、工作地理位置、性别、年龄和其他因素不同，他们的视角也各不相同，因此每一段历史叙事都会引入一个新的角度。他们还补充了新的细节，作为额外的证据来支持一个隐含的、集体的观点，即为什么深夜计划没有像预期的那样盈利。贝丝强调了警方帮助的局限性："嗯，我想另一个问题是——我们的警察部门很擅长处理这样的电话，但在他们来之前，我们必须设法解决这种情况……你必须走过去，让有问题的客户离开，你必须要求他们停止拆桌子，你必须要求他们停止吸烟，你必须要求他们把啤酒倒掉，然后才能让警察介入。"而大部分员工都不喜欢遇到和处理这些问题。

迈克则强调了破坏行为："我遇到过一些问题。我遇到过——在凌晨两点，有人会搞破坏。当时卫生间出现了问题。一些青少年喜欢拔掉水槽的塞子，那些自动水槽、马桶、水龙头，诸如此类都会被波及。一些植物、餐巾纸架会被盗取。"丽莎报告了其他成年顾客的反应："在大多数情况下，我想我还是带出去吃吧。"

通过这一系列的叙述，经理们说明了延长餐厅营业时间的这一举措带来的问题，同时阐释了利润低并不是因为时间安排不当，而是夜间营业环境似乎不安全，或者至少对员工和顾客都没有吸引力。在深夜时段，青少年通常很少买东西，而在店里闲逛，有时还会破坏公物，让成年顾客望而却步。虽然可以选择报警，但除非员工与有问题的顾客当面对质，否则警察不会介入。而员工们通常不愿意这样做。这也直接导致很少有员工愿意上晚班。对此，地区负责人将问题重新定义为与安保和安全不足，而非劳动力预测和调度问题，并决定让经理们在晚上11点关闭餐厅。

通过叙述过程，经理们共同影响了上层管理人员的看法，并改变了决策。然而，没有人提出明确的、线性的论点，比如"我们应该减少深夜工作时间，因为 a、b 和 c"。没有人直接向主管提出质疑或反驳，比如说："对不起，你对利润低的原因理解错了。"相反，经理们利用故事来影响行动。他们讲述自己管理生涯中的往事，并对事件进行解读，以揭示其背后的原因和影响，并提出对未来的启示。

贝丝、迈克和丽莎的个人叙事相互配合，每个人的故事都添加了不同的视角，突出不同的细节——警察、成年顾客、青少年破坏者。在层层递进的过程中，三个较小的叙事叠加在一起构成了一个旨在影响管理者的大的集体叙事。当一个故事是集体共同创作时，叙述的效果往往会以乘数效应叠加。他们的多重叙事就像黏合剂，依次呈现出各种元素，重新定义了正确的情节走向，即不安全的深夜环境既打击了员工的积极性，也打击了顾客的积极性，从而导致利润低下。通过明确因果关系，故事构建过程将过去与未来联系起来。

这种故事构建过程在组织互动中经常出现。在日常工作中，个人很少讲述完整、统一的故事，但是他们经常使用叙述性话语。在此过程中，他们贡献了更大故事的一部分。管理人员通过各种方式——融合不同视角，层层补充细节，并以不同的媒介或结局重述故事，将成员各自的叙事话语联系起来，从而共同构建了关于组织集体的故事。事实上，这些故事成为组织规划、集体决策和冲突解决的有力工具。因此，叙述故事是管理人员使用语言进行管理的最重要方式之一。

二、管理者展开员工暖心叙事关怀活动

衡量一个领导者是否成功的重要标准在于他是否真正用心管理自己的团队。抓住成员的心（heart）是组织生命力的关键。古往今来的领导者都懂得使用个人故事、寓言和轶事来帮助听者有效地整合和吸取信息、知识、价值与策略。储存在人类大脑中的记忆往往是各种故事，故事有开始、过程和结局。哪怕听者忘掉你的数据，他们仍会记得你的故事，以及其中隐含的智慧。叙事是帮助人们进行认知组织的过程（cognitive organizing process），故事帮我们理解事件之间的关系，我们借由故事来建构、诠释与分享经验，这是人类的自然倾向。

在医院这个组织中，叙事分享可以：①分享规范及价值，②发展信任及承诺，③传播内隐知识和文化，④促进思维的更新迭代（unlearning，舍弃旧知识体系或思维习惯），⑤产生更亲密的情感连接。一个小故事与其说是大量信息交流的载体，不如说是

一个微小的导火索，可以在听者脑海中点燃一个新的故事，也就是在故事交流过程中，听者不自觉中已经有了内在变化——新的故事被整合进入员工的生命叙事库中，大量隐性知识被激发，新的思维模式就从现有的知识、态度和认知中生发了出来①。所以也可以说，叙事分享是管理者与员工高效交流的"思维跳板"。

具有叙事领导力的管理者注重对新入职员工展开暖心的叙事关怀活动。这一活动能够让新入职员工看见自己的价值观与医院重视的价值观的交集，加深与医院间的连接。"现代医学之父"威廉·奥斯勒在约翰·霍普金斯医院以及牛津大学时，作为医院管理者，非常注重开展与年轻人的叙事性交流活动，他的住所被称作"张开的臂膀"（The Open Arms），保护羽翼未丰的年轻医者，让其在庇护下安心成长。年轻医者在叙述自己相关故事的过程中，带来的是一种连接，与自己生命、他人、生活环境和职业使命的连接，而这样的说与听的过程，带来了理解与看见，当我们看见人真实的处境时，自然产生更多的接纳。

"奥斯勒精神的两位继承者"哈维·库欣（Harvey Cushing）和怀尔德·彭菲尔德（Wilder Penfield）都是奥斯勒"张开的臂膀"叙事沙龙的常客。这两个学生就像奥斯勒亲生的两个孩子。哈维·库欣根据自己与导师的叙事交往，创作成一千多页的《奥斯勒的一生》（*William Osler: A life*, 1925）的传记叙事作品，并将其与同事和学生建立叙事连接的传统传承下来。作为怀尔德·彭菲尔德的导师，奥斯勒对怀尔德成长为世界知名的神经外科医生、神经病理学家和神经学家产生重要影响。彭菲尔德曾宣言："如果我能将自己对人类和医学的最高理想呈现，那是因为它们都源自奥斯勒精神。"

此外，管理者应该致力于形成员工愿意谈论和剖析错误的叙事氛围。故事是各主体平等沟通的最温和的形式。在故事中，无论是讲者还是听者，其心理位差和年龄、资质、地位等方面的差距都被故事的情节消弭。管理者与医护人员、技术人员及其他人员都处于平等状态。这种温和的、旨在增进理解的方式，比指令式、监控式、规训式的领导方式更具亲和力和效力。叙事性分享活动的常态化开展可以让管理者从一个"任务"管理者变成一个专注人际叙事关系和叙事生态构建的"人文"领导者。

管理者可以在叙事性交流中发现人才，提升医院或科室的发展质量。管理领域经常说一句话，一个组织里不是缺乏人才，而是缺乏对人才的发现。没有叙事领导力的管理者总是用严厉的目光紧盯着员工的不足与缺点，一切以问题为出发点，整天忙于发现问题，解决问题，而忽视了人性中最大的优势——人人都有优点。管理者也是人，也有缺

---

① DENNING S．The springboard：How storytelling ignites action in knowledge-Era organizations ［M］．Oxford：Butterworth-Heinemann，2012．

点，时时将自己当成"警察"，就是以自己的"大"缺点去管理员工的"小"缺点，管理因此进入一个死胡同。故事分享能够让管理者发现组织中人才的优点。

人际叙事互动的质量就是一个领导者的管理质量。管理者与员工之间的叙事性互动可以避免纯粹的说教或耳提面命。《管子·五辅》中提道："得人之道，莫如利之；利人之道，莫如教之。"绝大多数的人都不喜欢管理者以命令的形式来要求他们做什么和如何做。但是几乎所有人都喜欢管理者用故事来进行沟通。故事能够潜移默化地、不知不觉地将管理者的理念和想法传递给员工。故事可以让你从一个"任务"型领导者变成一个专注于构建人际叙事关系的领导者。

具有叙事领导力的管理者注重展开员工退休前后的暖心叙事照护。在5月12日护士节期间，某医院叙事中心为即将退休的医护人员举办了一场"流金岁月共回首，薪火相传向未来"的叙事性分享活动。管理者收集他们在工作岗位上的照片制作成视频，引发他们讲述故事。活动现场工作人员还悄悄连线了他们远在他乡或者旅居国外的孩子，隔着屏幕，心连着心，孩子讲述了跟自己的母亲之间的生活细节，抒发了对母亲几十年坚守在护理岗位的感想、思考以及对他们人生的影响。我们将护士妈妈的感动瞬间用镜头永久记录下来，护理岗位上曾经的喜怒哀乐忧瞬间化作感激、感恩和感动的泪水。

医院管理者运用叙事领导力能够激发一群志同道合的伙伴一起共事，一起朝着共同目标前进。当我们建立常态化的叙事互动时，我们看见的不只是工作上的角色与职责，而是看到大家愿意分享自己工作之外的兴趣和规划，而且管理者及其他同事也对每一个团队成员想成为什么样的人深感兴趣。我们愿意表达自己的需求，因为我们知道在这样的团队中，管理者和同事都愿意从对人的关怀出发，给予支持团队成员成长的建设性反馈，因为我们知道，任何时候、任何状态下的自己都会被大家接纳，被大家鼓励，被大家提携。

《周易·乾卦·文言》中提道："君子体仁，足以长人。"意思是，君子如果以仁为根本，就能够领导人民；君子能体察并践行仁道，就能够领导众人。《周易·坎卦》中言："君子以常德行，习教事。"《周易·兑卦》则称："君子以朋友讲习。"在叙事医院管理语境下，这两句话可以理解为，管理者要督促自己保持美德，同时不忘记与同辈医者以及后辈医者维持良好叙事关系，从事管理教化事业；君子善于汇集朋友和同道，创设机会与其建立叙事连接，互相讨论，互相学习。奥斯勒爵士和郎景和院士等就是这样"习教事""以朋友讲习"的医院管理者。

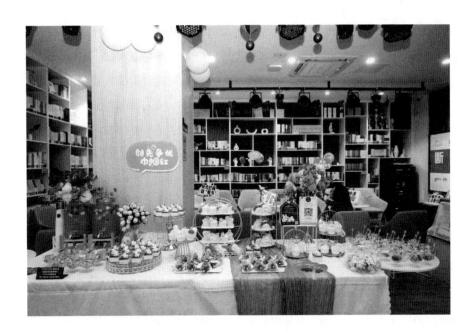

三、叙事品牌创设与医院服务品牌塑造

史蒂芬·丹宁（Stephen Denning）提道："叙事越来越被认为是品牌塑造的核心（Narrative is increasingly recognized as central in branding.）。"希尔思的创始人马克·莫理斯（Mark Morris）也讲过这样一段话："如果你是一家了解品牌叙事作用的公司，并且已经采用了叙事这种范式，以这种叙事的方式进行思考，那么你的公司真正成了一个讲故事的组织。这些故事存在于您的员工、您的客户、您的供应商中——他们都有不同的故事，因为他们与你的公司有不同的经历。但是，他们讲述的故事最终将提升你公司的价值。这些故事决定了结果：他们愿意认可你、你的产品和你的服务吗？这反过来决定了人们是否愿意购买你的产品、服务以及愿意支付的金额[1]。"

英国品牌策略研究专家、牛津大学营销教授道格拉斯·B.霍特（Douglas B. Holt）提出："一个品牌诞生的同时，许多不同的'作者'会说些与这个品牌相关的故事，最重要的四类作者分别是组织本身、文化界、媒体（譬如评论与零售人员）和顾客

---

[1] 原文是"If you're a company that understands the role of brand narrative and a company that has adopted that paradigm, and are thinking that way, then what you've really become is a storytelling organization. The stories reside in your employees, in your customers, in your vendors — they all have different stories because they have different experiences relative to the organization. But, it's the stories they tell that will in the end drive the value for the company. It's the stories that determine the outcome: are they willing to endorse you, your product, and your services? This in turn determines whether people will buy your products and services and how much they'll pay for them."。

群。唯有将质量（内部转喻）、独特性（外部转喻）与故事（营销）这三者结合时，才能建立真正的品牌。"星巴克前董事长兼执行长霍华·舒兹（Howard Schultz，1953—）曾说："如果人们相信自己和品牌共享相同的'价值'，他们就会对品牌保持忠诚（If people believe they share values with a company, they will stay loyal to the brand.）。"

（一）创设品牌营销叙事汇聚人心

在一个充斥着社交媒体内容的世界里，一家医院如何将自己与其他医院区分开来，让民众对医院有一个鲜明的印象和描述？加拿大著名创意思维专家丹尼斯·布鲁斯（Dennis Bruce，1937—2023）指出："如果品牌重视自身的价值，那么这个品牌一定会有好的品牌故事[①]。"德国犹太裔哲学家、文化评论家和散文家瓦尔特·班杰明（Walter Benjamin）说："故事蕴藏着浓缩的情感和记忆的力量，而且即使是在诞生多时之后，仍保持灿烂开放的能力（A story preserves and concentrates its strength and is capable of releasing it even after a long time.）。"[②]

"品牌营销"（brand marketing）是一种推广整体品牌以宣传医院服务的方法，借由品牌引出医院服务的故事。品牌营销的目的在于：在和目标受众沟通的过程中，将医院服务品牌的特色、价值、个性与受众建立内在的情感连接，强化受众品牌忠诚度。要达到品牌营销的目的，就必须利用"品牌叙事"的情感连接与传播价值，展开"品牌构建"（brand building）。"品牌叙事"（narrative brand）指的是创造一系列情节点以在品牌与其目标受众之间建立情感联系的过程。

有一家公司主要做宠物护理，帮助客户有效地照顾他们的宠物。该公司的一个重要价值理念是"不惜一切帮助顾客"。而由此品牌核心价值理念引出一个叙事品牌创设的故事：

> 一天下午，该公司一家门店迎来一群小学生，他们的年龄只有5～9岁。孩子们抱着一只纸箱，里面有好几只刚出生的小猫。小猫是他们从树林里捡来的，可能是被它们的母亲遗弃了。孩子们没有钱，也没有经验，只是想照顾好这些小猫。其中一个孩子恳求道："你能帮我们救救这些小猫吗？如果我们不救它们，它们就会死掉。"门店经理没有任何犹豫，立即拿出两个大的猫笼和足够吃一个月的猫粮，以及水盆等相应物品，然后耐心地向孩子们讲解怎样照顾小猫，确保他们充分理解自己的新责任。她还鼓励孩子们一有问题就来找她。

① BRUCE D. Storytelling wins hearts: Ten tips for creating captivating brand stories [J]. Marketing Magazine, 2001, 106（9）: 26.

② BENJAMIN W. The storyteller [M]. London: Fontana/ Collins, 1973.

孩子们带着小猫回家了，他们的脸上挂着快乐和自信的笑容。第二天，一些孩子的父母来到店里，衷心感谢了这名经理，并且高兴地付清了她赠送的那些物品所需要的款项。此外，他们还购买了很多养猫所需的其他物品。更重要的是，他们赞扬了经理的做法，并且把这个故事告诉了所有朋友和邻居。这家店"真正关心顾客、在行动中展示价值"的理念由此深入人心，迅速获得了竞争优势。

这个品牌故事也迅速在该公司内部流传开来，并在社交网络上走红。甚至连该公司的首席执行官（CEO）也乐于与人分享这个故事，以此在组织内各个级别传递公司价值，最终形成更广泛认可的品牌叙事。从以上故事可以看出，品牌故事是一种汇聚人心的叙述，它谈论的是关于品牌带给人们的感觉与体验。与传统广告的差异在于，广告陈述的是关于品牌或产品的理性利益点，品牌故事却更会激发情感涟漪。唯有从受众视角出发，与其建立叙事共同体关系，分享切身的快乐与痛苦，才能引发受众最深层的共鸣，并与品牌一起期待未来。

（二）医院品牌叙事传递组织价值观念

在医院这个特殊组织中，管理者要善于运用体现医院服务品质的故事，传递医院核心价值观。有一家区级医院，虽然成为医科大学附属医院已经近7年，但是受制于之前薄弱的人才和管理基础，总体实力不强。尤其是周边省级大城市医疗资源丰富加之快捷的交通，使许多本地患者流失。但是，医院管理者懂得叙事对于医院发展的重要价值，积极提升医疗人员运用叙事对患者及其家属展开人际关怀的能力，许多暖心故事在民众中传开，形成了医院的"品牌叙事"。其中一个故事发生在医院的VIP安宁疗护病房：

黄先生是一位胆管癌末期患者，预期只有不到一个月的生命，过几天就是黄先生45岁生日。他躺在VIP病房里，整个人消瘦憔悴，沉默不语。医护人员观察到黄先生也不与陪护他的妻子刘女士讲话，只是看手机，大部分时间紧锁眉头，痛苦万分。肖主任已经给了最大剂量的镇痛药物，但是对黄先生的帮助似乎并不大，妻子也束手无策，只能默默地在两米开外的地方坐着，看手机，接电话。

管床护士小梁观察到，许多给刘女士打电话的人都是想来探望的亲友，但是黄先生一听就不耐烦，不愿意让他们来。从刘女士那里，小梁得知，黄先生30多岁从一家国企家电厂下岗之后，白手起家，开创事业，这十多年耗费很多心力，终于将一个七八百人的中型企业运作得风生水起，一年盈利近千万。这些想来看望的亲友都是受黄先生照顾，从老家来黄先生创办的工厂工作的亲友，其中也有一些在黄先生帮助下出来单干，创业也都很有起色，与在老家的收入状况相比，他们的生活条件得到了极大改善。

　　小梁推断，黄先生不是不想见他们，而是自己突然罹患重疾，从一个意气风发的老板一下变成了瘦到脱相的病人，他不想在他们脑海里留下的是自己现在的样子。经过与管床医生和刘女士商量，小梁让刘女士跟这些想来探望的亲友提出，不要带水果和营养品，也不要"利是封"（慰问金），要求他们录一段视频，将他们与黄先生之间最值得回忆的小故事和他们想跟黄先生说的话录下来，而且对小故事的描述越细致越好。小梁让刘女士和黄先生在美国读大一的儿子也录了想跟爸爸说的话，同样讲述他与爸爸之间印象深刻的共同回忆。

　　最后，在生日当天，刘女士将收集到的26段视频和11段语音交给了小梁整理。小梁将一台一体机推进黄先生病房，开始播放这些视频。面向墙壁躺着的黄先生慢慢地转过头来，听着亲友们讲述过去的故事，听着儿子讲述自己教会他游泳的故事，黄先生流下了眼泪……最后的日子里，黄先生一一给他们回了微信，也跟自己的妻子有了更深入的交流。20天之后，黄先生安然离世。

　　他的妻子和亲友们非常感激医院的安排，在黄先生离世后，给医院送来了锦旗。这个故事很快在黄先生工厂里传开，同时也在医院里传开。小梁护士说，她是在医院提供的叙事护理团队培养课程中，听到了叙事统整对于末期疾病患者的重要意义这一论述，受到胰腺癌末期患者小杰与《原野之音》的故事的启发，而想到这样的安排。其他科室也受小梁护士启发，针对患者展开了类似的叙事照护。据说，黄先生的多位本在省城大医院治疗的亲友家人也因这个暖心故事，回到这家医院住院治疗。自此，一个由多个品牌故事组成的"品牌叙事链条"逐渐形成。

　　也就是说，医院品牌叙事与医院品牌故事是两个不同的概念。医院为患者和民众提供医疗服务，不同于其他针对消费者的品牌营销，但是在引发主体对于品牌的关注和形成信任及忠诚度方面，医院品牌叙事构建与消费品牌的叙事构建具有一定的相似之处。医院品牌叙事是将叙事原则和叙事理念应用于医院品牌塑造的一个概念。只要医院继续存在，医院品牌叙事就会随着时间的推移保持连续性和适应性。也就是说，品牌故事是一个由开头、情节推进和结局组成的单个故事，但是品牌叙事是由多个故事组成的灵活且持续的时空体。众多关于医院的故事构成一个整体的医院品牌叙事概念。

　　品牌故事本质上是一种单视角的片面叙述，而品牌叙事则可以是对品牌的多维度和多视角的全面阐释和演绎。品牌叙事是对我们是谁、我们相信什么、我们做什么以及我们为什么这样做的全面陈述。品牌叙事不像一个具体的品牌故事，它不是一个供阅读的脚本，而是一个开放的、适应性强的、融合多种声音的多视角信息传递框架。因此，品牌叙事比品牌故事更深入。品牌是通过数千个瞬间孕育出来的，每个瞬间可以通过某种共同连接连贯构成一个整体。这些瞬间的总和就是一个品牌叙事——由与医院服务相关联的各个故事与各种体验构成。

叙事品牌创设（narrative branding），好的医院品牌叙事能够增强服务的辨识力。叙事能创造"品牌资产"（brand equity）或"品牌价值"。"品牌资产"是赋予产品或服务的附加价值。对于医院而言，更多的是通过叙事创设"服务品牌价值"。在品牌创设过程中，管理者应该发现和打造能够引起追随者和服务对象共鸣的叙事，叙事因其不断回应的本质而变得经久不衰，最终让民众对品牌及品牌服务产生依恋情感（narrative attachment）。因而，品牌叙事塑造不只为品牌加分，更为品牌加温。

医院管理者是医院员工讲述品牌故事的引导者。作为讲故事的人，管理者的任务是始终如一地使自己的服务品牌故事成为对于服务对象有意义、有价值的更大品牌叙事的一部分。没有故事力，就没有感动力，没有感动力，自然不能提升品牌价值力。通过与患者及其家属分享符合其价值观的故事，医护人员或医疗保健提供者可以将自己打造为患者医疗保健旅程中值得信赖和富有同情心的合作伙伴。

（三）品牌管理与医院宣传的叙事策略

叙事性宣传在某种意义上侧重的是与"宏大叙事"/大数据（grand narrative/big data）相应的"厚叙事"/厚数据（Thick narrative/thick data）与"微小叙事"/小数据（micro-narrative/small data）。作为医院重要的叙事部门，宣传科室讲述"厚叙事"与"小叙事"的意义在于提醒人们身处大数据时代中，在凡事关注量化数据和表现之余，更要在意各种细节与故事，让关于医院的信息变得有温度、有情感。

医院的宣传部门应该把握常用的基本故事主题。医院品牌管理上可以运用的故事主题包括，激发员工自我管理的故事、给予员工勇气和智慧的故事、帮助员工实现成长和梦想的故事、有关医院核心价值的故事、突发事件中的英雄人物故事、服务至上的故事、从失误中获得反思的故事、运用叙事思维化解危机的故事、使人人成为领导者的故事、引导创新的故事、促进沟通的故事、重视小事的故事、开源节流的故事。

被誉为"最会说故事的营销大师"赛斯·高汀（Seth Godin）提出，讲故事是企业成功宣传产品或服务的重要因素之一。高汀本身是个很会说故事的作家，说的故事总是围绕着一个具体、容易想象及理解的核心概念。品牌叙事也不同于刻板的传统营销方式，可以通过在不同时期演绎不同的故事来让服务对象一点一滴地感受并了解品牌的独特文化[1]，以这种潜移默化的方式来实现品牌文化的发展和宣传。

同仁堂就是通过叙事宣传来进行品牌管理和发展品牌文化的范例：

> 同仁堂这家中医药老字号创建于1669年。在其300多年的成长史中，同仁堂

---

[1] 嵇万青. 中国品牌进入故事时代 [J]. 市场观察，2010（12）：131.

就是借由"百年一诺""坚守北平、施药救人"等一个又一个动人的故事来培育和宣传其"同修仁德，济世养生"的品牌文化。比如，现在流传较广的一个故事就是在2003年抗击"非典"过程中，同仁堂每卖出一服"抗非典方"就亏损2元钱，仅此一项该企业就亏损600万元。政府发布了限价令，规定每服药只能卖9元。当时不少实力不济的药店纷纷放弃销售"抗非典方"，而同仁堂的决策层却告勉自己的员工说：国家有难之际也是我们回报社会之时①。

相较于一味地宣传仪器设备的先进和用数据讲述诊断的正确率和治疗的成功率，人文服务故事更能在科室团队和患者之间构筑长久不衰的情感连接。当患者在选择哪家医院为自己提供治疗时，成功的品牌故事能让患者得到医疗服务以外的情感体验和相关联想，同仁堂故事中传递出来的始终以患者生命安全为己任，一心服务社会的理念，让患者觉得自己会得到很好的关照与保护，从而对品牌产生共鸣与认同感。而电视、街道上通过简单图片和宣传语投放的广告往往只能让消费者在瞬间记住品牌的名字，而对品牌要表达的理念并没有深刻的认识。但品牌叙事能通过故事让服务对象产生情感的共鸣，最终用其背后的文化、精神内涵打动消费者②。

医院管理者或者科室管理者还可以通过创作蕴含医院或科室文化密码和品牌辨识度的叙事性卡通绘本或采用其他健康科普形式来塑造医院服务品牌。

南方医科大学顺德医院院长、广东省医院协会叙事医学与健康人文专委会主任委员、内分泌与代谢科学科带头人沈洁教授倡导，在顺德构建了一个糖尿病防、治、管、教整体整合联盟，并与所在的广东省生命健康叙事科普基地负责人杨晓霖教授合作，共同创作了具有顺德本地和医院品牌特色的国内首部糖尿病生命健康叙事系列绘本《我和糖精灵做朋友》。绘本通过可爱生动的人物设置，结合医院设计的IP形象，用通俗易懂的叙事性语言，讲述1型糖尿病患儿的日常故事，让患儿家属、学生和社会增强对糖尿病的认识，提升糖尿病家庭的生命质量，创设良好的糖尿病叙事生态。

沈洁教授多年来从事内分泌与代谢研究与临床及教学，对预防和治疗糖尿病有独到的见解和思考，被评为"广东省最美科技工作者"。沈洁教授希望"小糖友"通过绘本故事，接触到叙事医学视角的健康教育，能对1型糖尿病这只"怪兽朋友"有初步的认识，消除对疾病的恐惧，引导他们在今后的成长过程中，不受疾病束缚，勇敢探索这个广阔、美好的世界。沈洁教授也借此机

① 温韬.品牌竞争时代的营销策略研究：对故事营销的应用与思考[J].价格理论与实践，2009（8）：69-70.
② 杨育谋.品牌故事：让消费者"从一而终"[J].广告大观（综合版），2006（3）：66-68.

会带来人文关怀的思考与实践，构建医护患多角度、全方位的叙事健康连接。《我和糖精灵做朋友》的全国出版发行，有效提升南方医科大学顺德医院在糖尿病叙事性科普领域的知名度，提升医院的整体形象并赢得业界的良好口碑，医院的品牌文化经由一个点扩散开来，赢得民众的信任。

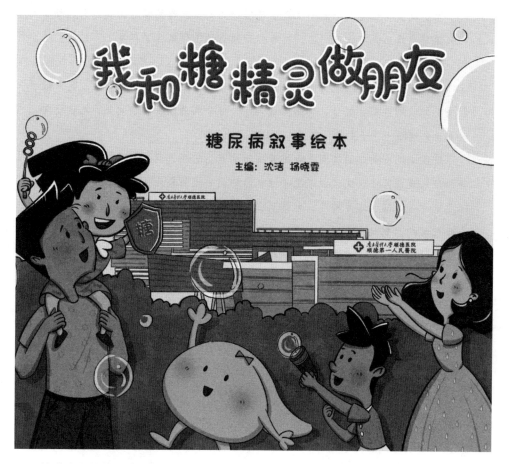

从《我和糖精灵做朋友》这一品牌叙事的构建，我们发现，品牌价值塑造的关键是与医院服务的目标受众建立情感连接。策略性的叙事能够增加民众对医院服务品牌的忠诚度，也让他们对医院服务品牌产生习惯和依赖。"惯性"的养成和"习惯"的摧毁同样困难。当一个新的医院竞争对手出现时，这个微弱的情感连接或许会成为一面阻挡对手攻势的坚固盾牌。而尽医院员工所能为民众提供最好的服务、提升患者的满意度、举办医患叙事性分享活动等都有助于情感连接的建立。

叙事宣传可以理解为"讲述与医院相关的戏剧性故事，传递医院服务品牌价值"。"叙事信息处理"（narrative processing）模式和传统以论点为核心的"分析式信息处理"（analytical processing）有显著差异。叙事宣传的关键在于找到暖心的叙事点。而要使故事有暖心的叙事点，关键还在于具有叙事意识的医护人员懂得用心服务患者。用心服务才能讲出温暖和触动人心的故事。中山大学附属第五医院的一位护理人员讲述过一个通过人际叙事连接，达成医患之间的共情理解、顺畅沟通和温情共处的故事。这个故事叫《茉莉花香》：

　　除夕夜，一位老人推着一位六十几岁的奶奶、满脸愁容地向我走来。爷爷向我简单交代后就赶回澳门了，所有照顾奶奶的重任落在了我身上，热饭、吃饭、喝水、如厕……

　　"护士，护士快点来呀，我要喝汤，帮我热一下！你笨手笨脚的，怎么做护士？把我的衣服弄脏了，你赔得起吗？"这个衣着精致的老奶奶，刚才还黯淡无光的双眼一下子充满了怨气，"你给我出去！"

　　默默地退出奶奶的房间，我摸着被汤汁烫伤的手，忍不住躲在值班房里低声抽泣。我想家了，父亲说家里年过九旬的奶奶因为我今年又没有回家过年，不愿意吃年夜饭，还发脾气，电话里我使出十八般武艺终于把奶奶给逗乐了。今晚住院的老奶奶，会不会也是因为今天是除夕，身边连一个亲人都没有，所以才心情不好？她也像我的奶奶一样，思念远方的亲人了，想到这，我突然释怀了，眼前的她不就是我远方的奶奶吗？

　　我整理了一下心情，再次来到奶奶的房间，悄悄地回到值班室为奶奶泡了一杯茉莉花茶，奶奶接过我手中的茶，看着雪白的花在水中妙曼旋转，升腾的热气中弥漫着花香，奶奶陷入了对往事的追忆中，我只是安静地在奶奶旁边坐着，看了一会书和手机。过了一会，奶奶语重心长地和我讲起了一个故事。

　　奶奶说："我女儿以前经常会把茉莉花晒干给我泡茶喝，10年前她在一场车祸中去世了，后来就再也没有人给我泡茉莉花茶了。今晚我穿着的衣服是女儿走之前买给我的新年礼物。所以孩子，当你把汤洒在衣服上的时候我特别的难过，她走的时候就和你一般大小。"她喃喃地边说边握住了我的手，眼神变得柔和，仔细端详着我，仿佛我就是她的女儿。身为奶奶女儿的同龄人，我也能感觉到奶奶的艰辛和不容易，毕竟是白发人送黑发人啊，我流下了眼泪，用双手紧紧握住奶奶的手，我能感觉到奶奶的手一直都在颤抖，嘴唇也在颤抖，眼睛里都是眼泪。

　　我就说了一句："奶奶，您想哭就哭出来吧，您住院期间，我会像您女儿一样天天给您泡茉莉花茶喝的。"窗外，烟花礼炮在情侣路上响起。我悄悄擦擦眼泪对奶奶说："奶奶，今晚我们一起过年，让我们去阳台看烟花吧。"我们来到病房的阳台上，头顶的烟花缤纷璀璨，在黑色天际绽放着芳华，照亮了香炉湾的海面，也照亮了我们的心。偎依在黑夜里，我们是相聚在新年的家人。

接下来的一段日子，奶奶总是用一种很慈祥的目光打量着我，对我总是嘘寒问暖，嘱托我一定要吃早餐，不要过度操劳，保养好自己的身体。后来奶奶出院了。我继续忙着我的工作，几个月后，我收到装着茉莉花茶的快递，淡淡的清香扑鼻而来，是奶奶特意嘱托亲人寄给我的……

医院宣传部门将医院里普通日常的医患相处的场景，以形象生动的故事形式向民众娓娓道来，这有助于将医院这个品牌从一个由冰冷的治疗仪器和漠然的医护群体营造的环境带回一个充满共情关怀和暖心人际互动的情感世界，消除大众对医院日常和医疗照护的陌生感和隔阂感，增进与密切目标受众即患者和患者家属的情感交流和心灵共鸣。正如品牌专家杜纳·E. 科耐普所说："品牌故事赋予品牌以生机，增加了人性化的感觉，也融入了顾客的生活。"温暖感人的故事不仅可以帮助品牌强化顾客之间的情感体验，还可以拉近品牌与顾客之间的关系，以帮助企业在激烈的品牌竞争中奠定优势。

正如丹宁（Stephen Denning）所说，追根究底，品牌是一种关系（A brand is essentially a relationship.）[①]。品牌塑造的目的是与服务对象建立关系、维持关系、强化关系[②③]。叙事是构建人与人连接的重要方式。当这种关联性运用到宣传方面，以对民众讲故事的形式来推广医院品牌价值时，故事能引起服务对象产生两种关联：第一，服务对象设想自己是故事中的主角，与主角一起经历故事中描述的体验；第二，服务对象从假想的体验中抽身出来，对故事产生认同，由此感觉到行动的必要——认同并接受其服务。故事在营销中就是这样影响服务对象，实现品牌构建[④]。

美国西北大学（Northwestern University）和亚利桑那大学（University of Arizona）的行销学教授西德尼·J. 利维（Sidney J. Levy）亦提出："大部分的营销活动是提供及消耗各种故事……故事被买进与卖出，故事是媒介交换的一部分，且故事是所有其他产品与服务的运输工具。"作为品牌营销的有效沟通工具，叙事宣传使得品牌价值变得比较容易理解，通过故事传达的品牌价值等于既诉诸道理亦诉诸情感[⑤]。

故事不只是一种古老的传播工具，也能够将叙事作为修辞手段传递意图、刺激他人

① DYER W G, WILKINS A L. Better stories, not better constructs, to generate better theory: A rejoinder to Eisenhardt [J]. Academy of Management Review, 1991, 16（3）: 613-619.

② AAKER D A. Managing brand equity [M]. New York: Free Press, 1991.

③ KELLER K L. Conceptualizing measuring, and managing customer-based brand equity [J]. Journal of Marketing, 1993, 57（1）: 1-22.

④ 彭传新. 品牌叙事理论研究：品牌故事的建构和传播 [D]. 武汉：武汉大学，2011.

⑤ 余来辉. "叙事"成"品牌"之美 [J]. 品牌（理论月刊），2010（7）: 53+56.

达成目的。所以，相比于其他品牌塑造手段而言，品牌故事在塑造传播品牌价值、建立顾客关系方面带来的增益更为明显。借由说故事打造口耳相传的品牌，提升组织形象，已是当下品牌营销的显学。作为医院这一特殊组织的管理者应善于运用叙事进行服务品牌塑造。

推荐阅读　　阿莉扎·里希特（Aliza Licht）《关于品牌：塑造你的故事、分享你的愿景、改变他人看法》（*On brand：Shape your narrative. Share your vision. Shift their perception*，2023）

吉姆·西诺雷利（Jim Signorelli）（刘巍巍、孟艳、李佳译）的《认同感：用故事包装事实的艺术》（*Story branding 2.0：Creating stand-out brands through the power of story*，2014）

劳伦斯·维森特（Laurence Vincent）《传奇品牌：诠释叙事魅力，打造致胜市场战略》（*Legendary brands：Unleashing the power of storytelling to create a winning market strategy*）

Klaus Fog、Christian Budtz以及 Baris Yakaboylu的《讲述故事：实践中的品牌塑造》（*Storytelling：Branding in practice*，2010）

> 领导者不创造跟随者，他们只创造更多的领导者（Leaders don't create followers, they create more leaders.）。
>
> ——美国管理大师汤姆·彼得斯（Tom Peters）

结语：叙事领导力激发内驱发展力

现代社会的工作节奏与情绪压力，让医护人员没有时间停下来思考人生真谛和职业本心。早在一百多年前，哈佛大学内科教授弗朗西斯·皮博迪已预言，医者容易退化成没有人性的机器。像机器一样运作的日常工作让医者在陀螺的惯性作用下不停旋转，直到人的身体在连轴转动中出现各种问题，倦怠、眩晕、头痛、胃痛、失眠、抑郁甚至癌症。而恢复自身健康和职业信仰的最根本方式，就是走出这个惯性的旋转模式。然而，没有外力制止陀螺转动，陀螺很难自己停止转动。

这种状态就是缺乏内驱力导致的职业倦怠状态。对于管理者而言，职业倦怠不只是员工失去热情和创造力，而是员工受此影响导致的专注力下降会引发严重的医疗疏失和安全事件，而没有叙事领导力的管理者在发生类似事件之后，无法看到问题的本源。管理者对员工严肃无情的处理会让员工陷入更严重的职业倦怠和更难以打破的恶性循环，最终影响医院的整体运营。如果管理者能够从源头上运用叙事领导力赋予员工内驱力和内生长力，同时引导员工在叙事医学理念的引导下保持阅读和写作，创作以生老病死、职业成长以及日常照护为主题的叙事性作品，摆脱陀螺般的生命。

除此之外，医院内部的和谐叙事氛围能够减轻管理者来自医院或科室外部压力的困扰。当我们不得不花大量精力来应对和解决来自医院或科室组织内部的危险时，医院和科室本身会越来越无法面对来自外界的压力和危险。人性化的叙事领导者能保护组织免于会摧毁医院组织文化和叙事生态的内部角力的限制。当医护人员都在工作中呈现自我保护的态势时，整个医院或科室的整体发展就会受到极大影响。但是，当信任与合作在组织内部生长，团队成员就能携手共进，医院和科室也会因此变得更加强大。

　　我们都是讲故事的人，都生活在故事的网络中。人与人之间的连接没有比讲故事更紧密的了（We are all storytellers. We all live in a network of stories. There isn't a stronger connection between people than storytelling.）。

　　　　　　——国际说故事中心创始人吉米·尼尔·史密斯（Jimmy Neil Smith）[①]

---

① 吉米·尼尔·史密斯是国际说故事中心（International Storytelling Center，ISC）创始人，也是"国际说故事基金会"总裁。

第四章　叙事调解与医院危机管理

《"健康中国2030"规划纲要》提倡"加强医疗服务人文关怀，构建和谐医患关系""提升医疗服务水平和质量"。然而，在目前的医院管理中，"医疗纠纷"与"医患矛盾"仍是医护人员的噩梦，这些危机不仅造成医患关系紧张，还影响患者及其家属的正常生活和医护人员的正常工作，也对医疗生态造成极大冲击，导致多方权益受损，医院运营成本也因此无形增加。可以说，医疗语境下的不和谐关系是医院管理中的一个严重问题。如何更有效地对这些纠纷进行调解是许多医疗机构面临的亟待探讨的重要课题。

本章以叙事医院管理为理论框架，将"叙事调解"分为预见性叙事调解、进程中叙事调解和危机后叙事调解三种类型，阐述如何将这一后现代关系调节和危机管理理念运用于医院和谐关系建构中。"叙事调解"这一新兴关系调节和危机管理理念，强调由叙事商数或者叙事素养非常高的管理者或调解者介入危机中，协助各主体将其从自我视角出发构建起来的闭环故事编织进一个更大的开放性故事空间里，使得各方都能从对方叙事中获得互动回应、细节补充和关系重建的可能性，成为新叙事的共同作者，从而创设出一个引发各方改变，并被各方接受的新叙事，继而达到化解危机的目的。

第一节　叙事医院管理语境下的叙事调解能力

中国叙事医学体系的框架定义中，特别提到叙事在危机管理中的积极动态作用。人际间冲突和纷争出现的根本原因在于各方都被隔绝和闭锁在各自的单视角故事里。而许多医疗机构在发生医疗纠纷或者医患矛盾时，会直接将纠纷或矛盾交由医患关系科处理，最终危机既没有被"调"，也常常无"解"。由于医患关系科工作人员非危机事件的当事人，因此他们在处理危机时会让自己的理性思维占据上风，叙事思维被严重忽略，这使他们对双方的故事视而不见，而是采用讲法加讲理的形式来面对纠纷。

中国叙事医学学者认为，在医疗语境下，无论是管理者与管理者，还是管理者与医护人员，还是医护人员与患者及其家属之间出现冲突和纷争，主要由各方都闭锁在各自的单视角故事里，缺乏叙事连接，尤其是双方缺乏对各自细节故事的倾听与回应造成。因而，解决问题的关键在于叙事危机管理意识的培养。医院管理者只有在日常管理工作中融入叙事理念，营造良好的叙事生态，才能最大化避免危机，在危机不可避免的情况下，也能最快化解危机，平复情绪，重新修复关系，重回和谐。

一、医院叙事调解：融合主体间视域差距

在叙事调解语境下，危机和冲突更多地被认作一种由"差异"（difference）引起的困境，有关系和情感的差异，有正确认知和错误认知的差异，有眼前利益和长久利益的差异，有价值观的差异等。因而，调解最重要的不是判断孰是孰非，而是最大化地缩小双方的差异。叙事是一种将时空性材料织入时间因果链条中的方式。叙事的介入能够让纷争方不只看到事件的结果，还可以厘清背后的原因，最终在人际互动和视域融合中消解矛盾。

作为一种来自后现代哲学和文化建构主义的新兴关系调节和危机管理理念，叙事调解注重打破不同主体之间由于单一视角造成的视域差距，修复纷争涉及的不同主体之间看不见的叙事裂痕，借由叙事素养高的调解者引导冲突双方建立人际叙事关系并逐步引导双方进入一个全新的、有利于双方的，双方都能接受并被认可的良性叙事生态中。叙事调解者通过运用叙事策略转化双方在对错问题上的胶着状态，使双方聚焦于作为生命主体的关系改善上，在调解过程中不断为两者的人际叙事关系建构做出适时的调整和更新。

在叙事医学语境下，叙事危机管理有两个层次：第一个层次是医患关系科的工作人员接受系统的叙事素养提升课程，懂得如何运用叙事调解开展医患危机化解工作，叙事理念在工作中的应用让他们逐步积累医院危机管理的经验；第二个层次是医院整体人文叙事氛围浓厚，医护人员自身具备较高的叙事素养，自身就能胜任科室日常事务的叙事调解者角色，这些专业的叙事调节者能更好地践行有温度的医学理念，也能获得更积极的职业认同感。

在医院语境下的叙事调解里，叙事调解者不是法官和仲裁者，但其在涉事方之间起到的双向叙事互动和双向关怀作用至关重要。与生命伦理调解模式理念一致，叙事调解是一个将调解者置身事内的、去权威化的、非强制性过程（an inclusive, non-hierarchical, non-coercive process）[①]。调解者进入故事内部，从中间出发，辐射双方，帮助双方通过建立叙事共同体关系，达到回应疑问和需求的效果。

---

① BERGMAN E J. Surmounting elusive barriers: The case for bioethics mediation [J]. Journal of Clinical Ethics，2013，24（1）：11-24.

　　一些医患关系科工作人员一开始也会给予双方讲述故事的机会，但由于缺乏经验，让仍然带着强烈情绪的双方同时出现在调解办公室，在这种情况下，工作人员往往只能听任双方在各自对共同事件的不同认知范围内"公说公有理，婆说婆有理"，导致危机升级，纷争涉及的医护人员出于自我保护，不再愿意面对患方。医患关系调解者也会被认为欠缺诚意，偏袒医方，帮助医方推脱责任。当敌意和对立产生之后，后续调解可能变成浪费时间的无效调解，共识更难以达成。

　　医护人员的隐身或置之不理，往往使患方的故事成为推动舆情发展的主导故事。他们会单方面断定"不敢出面"这一事实表明对方一定有犯下重大失误。当患方认定医方有错，他们就会寻找任何证明医方有错的细节证据填补到这个故事框架中，以增强故事的可信度和确凿度。这种单方故事主导往往会加剧故事的情绪性和非理性，使调解变得越来越艰难。医方隐身的时间越长，患方就会在他们预先设想的故事框架里面填补更多细节，并不断放大。在这种情况下，即使医护当事人本没有过错，最终医院都极有可能陷入被动局面，影响医院正常运转和社会声誉，从而造成更大范围内的医院危机。

　　殊不知，危机和矛盾关系调解的过程本身就是讲故事的过程。如果管理者或矛盾调节者没有给予当事人讲述各自故事的机会，只是讲述规定、政策和法律法规，那么，这种单方面陈述，只会使矛盾激化，根本谈不上"调解"。在调解过程中，讲述故事既是故事讲述者对调节者的一种伦理授权（ethical mandate），代表自己参与进来，也是一种"从故事到解决"的语用授权（pragmatic mandate）[①]。

　　叙事调解首先是一种强调视域融合的叙事互动实践（narrative-engaged practice），多视角叙事融合是一切人际互动（engagement）发生的起点。叙事是人与人之间的本质关系。人际间出现冲突和纷争的重要原因往往是各方都固执地将自己闭锁或隔离在各自的单视角故事里。没有叙事调解者出现的情况下，他们都成了叙事闭锁者。叙事闭锁者从单一视角出发认定的叙事主旨无疑会导致叙事焦点逐步缩小，将本来在双方共同的故事里存在的正向的、积极的经历和故事排除在故事之外，因而，无法实现视域融合。

　　叙事商数高的人能胜任叙事调解者的角色，顺利消除人际间的矛盾和纠纷。在叙事医学语境下，叙事调解者并非以权威姿态出现，他无需将故事强加于任何一方，而是通过叙事策略引发双方的互动与反思，使各自的故事向有利于人际关系重建的方向转化。

　　在叙事调解中，调解者需要耐心地陪伴涉事方，尽量缓和他们各自内心中的伤痛、

---

① COBB S．A narrative perspective on mediation［C］//In New Directions in Mediation．Edited by Joseph P．Folger and Tricia S．Jones．Thousand Oaks，California：Sage Publications，1994：48–66．

愤怒等不稳定情绪，不使用压制性语言，而是以解构式双重倾听（double listening）姿态来了解纷争双方，以及隐藏在行动背后的深层次情感诉求和价值观念。叙事调解者不应该只听见当事人讲出来的那个故事，还要善于发现一些微妙的信号，听出故事背后的故事。聆听，不是听问题、看问题，而是看到问题背后的"人"，叙事里聆听故事的耳朵，不是"解决问题"的耳朵，而是"理解他人"的耳朵，问题解决是一种理性思维，而理解他人是一种感性思维。

叙事调解者聚焦于双方各自的故事，既关注他们各执一词的冲突叙事，也关注故事背后反映的双方理解世界（个人经历、人际关系和社会地位等）的背景故事（background stories）的思维阐释框架，在此基础上，帮助双方解构"充满争端的叙事"（conflict-saturated narrative），弥合认知落差和视域距离，再建构更具建设性的"替代性叙事"（alternative narrative），成为双方能够达成更积极同向交流的平台，使原有的纷争叙事转变为"消除纷争"或"纷争降级"的叙事（conflict-free or conflict-diminished narrative）。

虽然真正意义上的调解就是一个讲故事的过程。但是，调解者搭建的和解平台不只是让双方来讲述过去的某个已经有固定结局的封闭故事（closed story），而是在双方的叙事性互动中，形成新的故事语境和框架，衍生出"实现新意义"的机会。建构"替代性叙事"过程中一个至关重要的元素是"恢复没有在故事中展现出来的经历"（recovering unstoried experience）。调解者在这个基础上，得以厘清双方的视域差异和盲点，继而帮助双方将没有在"纷争呈现的叙事"中再现出来的故事编织到调解讨论中来，达成真正永久性、高质量的矛盾化解。

二、简单叙事调解：管理者矛盾协调能力

具有叙事思维的管理者懂得在医院内部人员的管理中运用叙事调解对一些矛盾和突发事件予以及时回应。如果管理者不积累一定的叙事智慧就会使组织或科室陷入极权管理和"非人性"管理的困境，最终导致组织或科室发展受限。反过来，当管理者不断在与不同员工打交道的过程中，运用自己在阅读、聆听和分享中获取的叙事资源来化解组织内部的危机，医院和科室就能无往不利。

曾经听一位年轻的医院健康管理中心主任小梁讲过一个故事。当时，医院从一个区级医院变成医科大学的附属医院，开展了许多变革，而她从党政办被调去新组建的健康管理中心。对于从未接触过健康管理这个行业的她而言，新岗位充满挑战，因而，不知所措的她找到院长，表达了自己对医院这一安排的疑惑。院长说正好有一本书要送给她，让她读完这本书，再来谈她的一些思考和规划。这本书是阿尔伯特·哈伯德

（Elbert Green Hubbard，1856—1915）的《把信送给加西亚》（*A message to Garcia*）。

《把信送给加西亚》讲述了勇敢无畏的罗文上尉于1898年只身一人进入古巴，将信送给加西亚将军的故事。故事告诉人们，一个人真正需要的，是一种敬业精神，成为一个忠实执行任务的行动家——这就是《把信送给加西亚》的真谛。罗文上尉在服务别人的同时成就了自己。读完这本书之后，小梁主任意识到，真正的领导，无关才能高下，也不一定具备非常丰富的经验，只要能够扎根在日常的生活里，以"送信"为核心目标，从尊重和体贴他人开始，就能成功。从此，小梁不再迷茫，并立即采取行动，全心全意去完成院长指派给她的"送信"任务。

以下是另一家医院的党委书记运用叙事调解化解科室内部矛盾，帮助年轻管理干部实现成长的故事：

　　小谭是一位34岁的年轻护士长，硕士研究生，个人专业能力和科研能力都非常强，多次受省市级的表彰。小谭在2020年的医院中层管理干部选拔中脱颖而出，成为这家三甲医院消化科的护士长。然而，上任半年多之后，情绪非常低落的护士长跟所在医院的崔书记提出自己不适合在消化科，刚好肾内科的护士长退休，她想趁这个机会换一个科室，到肾内科去。事实上，崔书记也已经听消化科其他护理人员反映，谭护士长太年轻，没有管理经验，不懂得沟通，也正打算找小谭聊一聊。

　　具有叙事智慧的崔书记没有直接答应或回绝她的要求，而是在听她讲述了自己在消化科遇到的一些阻力和问题之后，跟她讲了一个故事。

　　有一个旅人，在从一个村庄到另一个村庄的旅途中，遇见一位坐在路边的老者。

　　旅行者问老者："你知不知道隔壁村的人怎么样？"

　　"嗯，"老者问道，"你去的上一个村子里的人怎么样？"

　　旅人回答说："他们很不友好、脾气暴躁、自私自利且贪得无厌。"

　　老者说："嗯嗯，那么你会发现隔壁村的人也都跟上一个村子里的人差不多。"

　　过了一会儿，另一位旅行者沿着同一条路前行，也遇到路边的老者，问了同一个问题。

　　老者也继续反过来问了旅人同一个问题："你去的上一个村子里的人都是什么样的人呢？"

　　旅人回答说："他们都友善开朗、互相协作且慷慨大方。"

老者说："嗯嗯，那么你会发现隔壁村的人也都跟上一个村子里的人差不多。"

小谭护士长听了崔书记的故事之后，沉默了许久。书记让她回去再考虑一下，如果还是想换岗位再来找他。

在前面章节里，我们提到过，一个小故事与其说是信息交流的载体，不如说是一个微小的导火索，可以在听者脑海中点燃一个新的故事，也就是在故事交流过程中，听者不自觉中已经发生内在变化。当这个故事被整合到小谭的科室管理经历中，新的思维模式就从小谭现有的知识、态度和认知中迸发出来。在这里，叙事分享成了崔书记与小谭高效交流的"思维跳板"。

在医院里，消化科内部已经出现矛盾，如果领导处理不好，可能引发更严重的危机。但是，崔书记的一个小故事让小谭意识到，自己如果不改变自己的固有思维，到下一个科室，仍然会遇到同样的境遇和问题，因为，解决问题的关键不在于换科室，换环境，而在于小谭的自我反思和积极调整。因而，几天之后，小谭再次找到崔书记，表达了自己管理经验不足，要努力学习转换身份，在管理岗位上实现成长的想法。

崔书记也以此为契机，鼓励初次进入管理岗位的小谭，只要用心去做好消化科员工的服务工作，懂得"定其交而后求"，在管理过程中就能越来越得心应手。到现在两年过去了，作为医院最年轻的护士长之一，小谭护士长与科室里的同事相处融洽，工作得到了同事和领导的广泛认可，在2023年的国际护士节上，她还被评为了"优秀护士长"。

除了科室内部矛盾，管理者的叙事思维还能应用于医患之间因为管理而引发的小矛盾。2021年新型冠状病毒感染流行期间，因为患者家属不配合医院规定，不愿意佩戴口罩而引发了许多医患之间的矛盾。没有叙事思维的管理者与医护人员不懂得叙事在人际交往和危机化解中的积极作用，常常与患方关系紧张。一家医院的肾内科病房差一点因此发生人身伤害事件。

年轻的护士小善看见61床的家属，50岁出头的一位阿叔总是不戴口罩，就过去提醒他，医院有规定，陪护人员一定要戴口罩。阿叔表示不想戴，小善立即严肃地跟阿叔说，这个不是想不想的问题，是必须的问题，医院有规定就必须执行。而阿叔拿出一张纸，说："这是我的诊断报告，我有严重鼻炎，呼吸不顺畅，晚上还出现过呼吸暂停，戴口罩很危险。"小善立即说："我不管你是有鼻炎，还是有癌症，医院没有哪条规定说有鼻炎就可以不戴口罩，请你立即戴上。"

这时阿叔变得激动了起来，叫嚷着："我有病，戴口罩不舒服，也很危险，你要我命，那我也要你的命。"这时，小善的情绪也激动了起来，大声说："你不戴口罩，我就会挨批评，扣绩效，你不要无理取闹，我也是按规定做事情。"阿叔说小善态度不好，要投诉她；小善说，要告就告去，我不怕你告……两人就在你一言我一语中，差一点动起手来。护士长过来后，虽然跟阿叔道了歉，但是还是强调这是医院的规定，请家属配合，又开始了一轮唇枪舌剑。但是阿叔仍然不愿意戴口罩。

当我们只是站在自己立场上，强调规则、规定，强调自己的利益会因此受损，我们与患者之间就存在视角对立，无法达成和解。而在另一家医院中，发生类似的事情，结果却完全不同。某医院护理部主任和肿瘤科护士长都是全国第一批叙事医学/叙事护理师资，她们在院内培训中，将叙事调解理念传递给医院和科室成员。护士长许老师跟护理人员强调，要关注每一个患者及其家属的诸多细节，与其建立叙事连接。许老师告诉大家，尤其是看起来不太容易沟通、对医护人员工作比较挑剔的人，在他们的易怒和焦虑背后往往都有各自艰辛酸楚的故事，只要我们愿意关注和关心他们，他们最后不但能成为最关心我们的人，还可能变成我们管理病房的好帮手。

有一位64岁的病人家属梁叔，刚到病房陪护自己的老婆汪姨，医护人员就发现他容易对着医护人员发脾气，很多事情都不配合医护人员，包括戴口罩这件事。进入病房的当天，被小江护士要求戴口罩时，梁叔拿出了他的哮喘诊断书。小江护士没有质疑他，而是说："梁叔，你有哮喘，也是病人，却还来照顾阿姨，真的很不容易，你一定要保重好身体啊。"

从这时开始，小江和其他医护人员就更加关注梁叔和汪姨。医护人员发现，梁叔对自己的老婆非常细心体贴——给汪姨梳头发，按摩脖子，每天任劳任怨地陪在身旁，还时不时讲笑话逗她开心。第二天一早，小江护士走到汪姨病床前，坐下来，跟他们聊了起来。小江护士说："汪姨你真有福气，梁叔对你这么好。"汪姨说："是啊，我已经患癌几年了，以前在其他两家医院治疗过，他总觉得医生对我不够好，想了好多办法把我搞到你们这里来治疗。他一直对我很好。"说着看向了梁叔。梁叔说："现在的医护人员都太忙了，都没有讲话的时间，不怎么理会我们，你今天怎么这么得闲啊。"

小江护士说："我看见你给汪姨梳头发，想起了自己的爸爸，我爸对我们很好，跟我妈感情也很好，只可惜去年出了车祸，离开我和妈妈了……因为疫情期间，肿瘤科工作特别忙，回去再回来前后要隔离很长时间，没有见到父亲的最后一面……"这次交流之后，大家发现，梁叔不再频繁责难大家。本来声称自己有哮喘的梁叔不但主动戴口罩，还帮医护人员做起了监督员，提醒其陪护家属戴口罩，不再添麻烦。梁叔总说，你们也很不容易，还经常主动帮医护人员做一些事情。那个易怒的梁叔似乎消失了，完全变了一个人……

每个人都希望自己被看见，自己的故事被听见，医护人员如此，患者、患者家属也是如此。当我们愿意去关注每一位病人和他的家人，将他们看作有故事要讲、有眼泪要流、有痛苦要倾诉的人，那么，反过来，他们也会将医护人员看作需要关心的人，会更理解各自的不容易，释放出心中的不快，主动配合对方提出的要求。

三、叙事调解过程：重新语境化的三阶段

叙事调解过程由三个阶段组成，分别是叙事调解者分别聆听和回应涉事方的故事；创设双方叙事关系建立的可能性以解构原来各执一词的单视角叙事；重构视域融合之后引发双方产生内在转变的新叙事。如前所述，在医疗语境下，叙事调解者可能是叙事商数高的医护人员。在这种情况下，调解者首先需要完全将自己想象成对方，勾勒对方可能选择的故事框架、故事主旨和故事内容，思考对方视角可能存在的盲点和幻视，然后完全回到自己的视角位置上，设想应如何回应对方故事中的疑点和诉求。

在第一阶段，叙事调解者首先与不同主体分别面谈，听取他们以主观情感为主的故事，而不特意去强调事件的客观事实。一般而言，调解者先与患方进行面谈，如果在这一阶段不先处理好患方的主观情绪，对方将无法听进去任何人对所谓真相的陈述，危机化解就变得不可能。这时，调解者要尽最大可能尊重被调解者，表达对其人格的重视，通过形象、语言、姿态、性别、年龄等了解被调解者的情况，精心设置叙述的场景，邀请被调解者进入叙事的状态，为构建不同诉求方的人际叙事关系打下基础。

分别聆听和回应这一步骤非常重要。一开始就让双方直接接触会让双方都感到戒备和紧张，会丧失察觉出在双方在场时不会轻易表达出来的一些细节叙事的最佳机会，会让双方固化各自视角的故事。而分开会面使调解者在聆听时有机会表达他对任何一方的人文关怀。在分别聆听的过程中，应该让叙事调解者将聆听层次维持在五层次的最高两个层次的水平上，亦即"专注听"（attentive listening）和"同理听"（empathic listening）。

在叙事调解这一后现代哲学理念中，不存在一个单一的一成不变的事实，阐发意义的故事是多元的①。如果各执一词的对峙双方不讲出从自己视角出发形成的故事，那么，这些故事就是一个不会产生根本性变化的、稳定的闭环故事，只有当对峙双方将故事讲述出来，故事才能成为开放式的故事，它的进程和走向将充满可能性，才会生成双

---

① WINSLADE J，MONK G．Narrative mediation［M］．San Francisco：Jossey-Bass，2000．

方都能接受的、令双方都满意的新故事。

解构"争议故事"是构建新故事的开端。在第二阶段——解构单视角叙事阶段，调解者要与被调解者建立充分的信任关系，进入故事场景，鼓励其充分讲述，逐渐解构冲突性的叙事。也就是说，医患关系科的纷争调解者可以从自己视角出发讲述自己所理解的故事样貌，帮助双方跳出自己的单一视角，从旁观者的视角看待各自讲述的故事。当主体有机会充分讲述自己视角的故事，则主体内心深处能够感受到来自聆听者的深层同理，当我们相信某个人理解我们的感受，专注地倾听和回应我们，就会产生"自我—他者间的界线"（self-other boundaries）被弱化的效果，激起强烈的融合经验。

"关系性参与"（relational engagement）将各方的叙事代入一个融合多方视角的叙事里，创设一个"蕴含转化力量的新叙事"，让纷争多方成为新叙事的共同作者。在每一个说出来的故事里，都有影子，在一个愤怒故事的叙述过程中，一定隐藏着反思、懊悔或安宁平和的片刻。在质疑的故事里，一定隐藏着认可的片刻；在绝望的故事中，一定深藏有希望的瞬间；在固执己见的故事里，一定隐含着协商的意愿；在诋毁的故事中，也有尊敬的须臾。叙事调解者的叙事智慧就在于抓住这些瞬间，进入这些隐藏在故事中的影子去发现调解的机遇①，一方面，领会负面情绪，回应质疑，阻止负面故事的内化，另一方面，协助积极的故事元素进入双方视域。

在第三阶段——重构视域融合之后引发双方产生转变的新叙事阶段，调解者应该注意被调解者叙事过程中出现的变化，关注其没有故事化的经验，引导被调解者自主重构积极的替代性故事。在这一阶段，原本纷争方的单薄故事变得丰满，充满指责的故事开始转向寻求互相的理解与认同。调解者保持自尊并尊重他人，最终建立被调解者之间的新型合作关系和双方间的互敬关系，彻底化解纠纷。新叙事的产生是一个"重新语境化"（recontextualization）的过程，这个替代性的叙事在由多方良性互动共同创设出来的新语境中被编织成一个由过去、现在和未来组成的连贯故事。

叙事调解者的更大关注点在于主动引导纷争双方将各自的故事表达出来，让这些故事都编进一个有待转化的叙事网络中，充分想象触动双方主体情感及融合双方关系的故事细节，创造故事与故事之间充分互动融合的可能性。在医疗语境下，如果调解者就是医护人员，也就是说调解者也是纷争一方时，要求医护人员能够站在对方视角充分想象和理解对方的顾虑和关切。在叙事调解中，纷争双方或多方在陈述自己的故事或者有冲

---

① WINSLADE J, MONK G. Practicing narrative mediation: Loosening the grip of conflict [M]. San Francisco: Jossey-Bass, 2008.

突的故事时，叙事在共同推动、共同改写和互相辩论中产生动态变化①。

叙事调解帮助双方从之前的冲突故事中分离出来，走入双方都愿意进入的关系性叙事中。在双方叙事互动过程中，叙事调解者邀请双方进行关系修补和关系重建，主体也会在互动中获得重构全新自我观念的机会②。也就是说叙事身份认同具有开放性，不是一成不变的。叙事调解者也经常采用给冲突各方写信的方式跟进协调，以支持和强化互动后形成的新的叙事逻辑。叙事调解过程中，双方通过参与到共同创设的新叙事空间中，得以实现自我成长，在今后看待人际关系冲突和危机时，能够更积极地转变视角和位置。

医疗语境下的许多纷争的出现源自民众对医学的不正确认知或者医患之间的认知和视角差距。就像婚姻中的许多纷争矛盾的出现源自许多年轻人对婚姻和情感的认知建立在童话故事和好莱坞爱情影片之上，然而真实的婚姻和情感则建立在个人生活的真实世界的社会文化、家庭背景之上。许多医疗纷争出现的根源在于患者及其家属对于医学和医生的认知建立在将医学和医生"神化"的话语基调上，而事实上医学不是万能的，也并非绝对的，无法对抗生老病死的自然规律。叙事调解的核心是将纷争方的故事重新置于真实的、而非虚化的语境中。

换一句话说，一个国家的生命健康叙事生态会影响这个国家人民的生老病死和健康疾病认知。每一个生命主体都要面对生老病死，都不可避免要与医院打交道，因而，医院叙事生态与每一个生命主体的健康质量息息相关。在良好的医院叙事生态里，患者可以快速获得关于疾病和健康的叙事知识，在与医护人员交往过程中，患者的生命故事被尊重，患者及其家庭的故事参与到医疗决策中，医护人员承受的职业压力在故事中被分担化解，职业身份通过叙事得以充分构建，职业素养和职业智慧借由叙事分享得到极大提升，医护人员的家庭叙事生态趋于健康和谐。

> "仁言不如仁声之入人深也，善政不如善教之得民也。善政，民畏之；善教，民爱之。善政得民财，善教得民心。"
>
> ——《孟子·尽心上》

---

① COBB S. A narrative perspective on mediation [C]//In New Directions in Mediation. Edited by Joseph P. Folger and Tricia S. Jones. Thousand Oaks, California: Sage Publications, 1994: 53.

② WINSLADE J, MONK G. Narrative mediation [M]. San Francisco: Jossey-Bass, 2001.

第二节　管理者叙事调解能力与医疗危机化解

具有叙事思维的医院管理者常为医者开展叙事调节能力提升方面的活动，以便在遭遇纠纷与危机时，医者自身具备良好的情绪控制能力，同时也懂得去倾听和理解患者及其家属情绪背后的故事，通过积极与其建立叙事连接的方式来形成叙事共同体关系，进而化解纠纷和危机。医者学习情绪的叙事调节是化解危机的一项利器。我们往往需要倾听隐藏在情绪下的声音和故事（医者自己的声音和患者及其家属的声音），这样我们就能够聚焦在最关键的事情上，在视域融合之后达成和解。

叙事调解的重点是情绪的调解。哈佛医学院血液疾病、癌症科与免疫学教授杰罗姆·格鲁普曼（Jerome Groopman）说："病人和医生就像是一起在情感的大海里游泳，海岸位居中立地带，每个人都要注意警戒线拉到哪里，以免被情绪的暗潮卷走（Patients and loved ones swim together with physicians in a sea of feelings, each needs to keep an eye on a neutral shore where flags are planted to warn of perilous emotional currents.）。"当我们愿意与患者站在同一立场上，而非对立面上，当我们愿意放下医者身份，将患者及其家属看作与我们一样的人，事情就不会朝着更复杂、难以解决的方向发展。

一、叙事调解缓和人际关系危机

叙事医院管理倡导，在医疗纠纷背后，管理者还应看见受伤的医者，用心对其予以叙事性关怀，避免类似事件发生，助力员工实现成长。正如前面章节提到的，要实现叙事赋能，管理者在分析失败故事时要反思"作为管理者，我们从失败的故事里学到了什么？这个故事里的什么人需要管理者给予叙事性关怀"[1]。正如《群书治要》中所言："子唯不推心以况人，故视用人如用草芥。使用人如用己，恶有不得其性者乎？"如果不能推己及人地去体谅他人，就会用人如同草芥。如果能够感同身受，就能顺应民心而治。

当发生医疗不良结果，患方要求医生说明情况或是责难医生时，医生会不自觉地陷入"侵入性反思"（intrusive reflections）。多数医者，尤其是年轻医者，在受到患者、患者家属，继而受到管理者或师长前辈的责难时，也需要有人愿意站出来给予其关

---

① KURAN E . Leader as storyteller［J］. Industrial and Commercial Training，2013，45（2）：119-122.

怀，帮助其进行后续的叙事统整调节，看到问题的实质，实现职业成长。反思，在医疗中一般是好事，我们常会在医疗事件中鼓励学生反思。然而，侵入性反思却不是好事，因为这会让医生陷入长期的自我怀疑和负罪感中，让其反复陷入混乱的日常焦虑中，即使勉强留在医界继续工作，大多数也会丧失行医的初衷与热诚。

在一家医院里，年轻的医生小洁因为遭遇当班时患者意外死亡的事件，而被多层上级反复要求写情况说明，最终出现严重的身心健康问题，严重影响到日常工作效率，结果又被领导责骂和批评。当医疗不良事件发生时，医生受到患方质疑的同时，还被同行责骂，内心受到双层冲击，如果没有能力去因应，就会变得异常脆弱，这种负面情绪会让医患双方都陷入恶性循环。无力的小洁向领导提出辞职申请。这时恰好医院开展了两天的叙事医学团队培养班，小洁也参加了培养班。

在我们讲述医患纠纷的叙事调解，提到《罗丹萨的夜晚》中外科医生保罗的故事和现实生活中的秀芳与司机大哥的故事之后，小洁主动分享了她的近期遭遇：

小洁是一名29岁的年轻女医生。她工作非常细心，和患者关系一直不错，很受患者及其家属喜欢。然而，有一个晚上，正值小洁当班，一位年轻患者阿标经过两天的全力抢救各方面体征终于平稳了。年逾花甲的患者妈妈吴阿姨已经守候了两天两夜，看起来疲惫不堪，眼睛里布满血丝。小洁走过去跟她说明了阿标的情况，建议她回去好好休息，以便第二天可以更有精力地来医院里照护阿标，这里放心交给医护人员来守候照护。吴阿姨反复询问了儿子阿标的情况后，决定回去休息。

但是，万万没有想到的是阿标在毫无征兆的情况下，于半夜1点半生命体征水平出现骤降，经过紧急的抢救，最终没能救回来。等阿标的妈妈吴阿姨赶到时，阿标早已经没有了生命体征。吴阿姨见到离她而去的阿标，瞬间崩溃，极度狂暴地指责小洁。她责怪小洁不应该让她回去，也怀疑小洁和科室医护人员有医疗失误，没有及时救治，延误了病情。情绪激动的吴阿姨一直说要告医院，告小洁。在这种情况下，小洁所在的科室负责人要求小洁写客观的情况说明，最终，小洁被要求反复写了二十几份情况说明。

几天后，小洁无法入睡，一入睡，总是突然惊醒。小洁不明白为什么会发生这样的事情，更不明白为什么患者家人质疑自己，连自己的同事也都质疑自己。每天半夜1点半，小洁准时醒来，心悸，头晕，呕吐，从此再也无法入睡。这样10天下来，小洁整个人的精神很快就垮了。神情恍惚的小洁无法集中精力做手头的事情，又被同事和领导训斥。精疲力竭，陷入深深的自责的小洁无法很好生活和工作，只好决定辞职，离开医疗工作岗位。

　　叙事医学专家以小洁的故事为契机，讲述了年轻时的奥斯勒如何通过一封书信叙事的形式化解潜在的患者死亡后的危机的故事（详见下一节中的"职业叙事能力与预见性叙事调解"）。借由奥斯勒的故事，我们让小洁和在场的医护人员了解，死亡当下，如果家属不在现场，没有亲眼看见死亡情境，家属可能会产生强烈的否认与抗拒感，家属对于"追查真相"会有急切的需求，往往因为"死得不明不白"而带着满腔愤怒、疑惑、责怪，急着想要找出一个可指责的对象。而且因为难以独自承受这样的后果，语气中往往带有强烈的疑虑，不信任医护人员的任何说辞。

　　医生的因应方法，最重要的就是认知与体会"冲突理论"的原理和"叙事调解"的作用。当医疗不良事件发生时，患方有疑虑，要求医生做出详细情况说明是理所当然的。这时，医生要意识到，纯粹的客观解释和情况说明无法真正触动家属的内心，比写情况说明更重要的是与患者建立人际叙事关系，倾听他们的故事，化解危机。这个故事让小洁能够从患者家属的角度，理解吴阿姨当时为何如此愤怒，也理解了自己的亲人去世对她而言意味着什么。

　　小洁说，自己热爱临床医学，不得已提出辞职，是因为经过这件事情之后，她觉得自己无法胜任医生一职，但是，在倾听了叙事医学团队培养中的各种医患之间的故事之后，她理解了病人家属的诉求，也在将这些故事统整到自己的职业成长故事中之后，领悟到这件事情对她而言是一种考验，是一次历练。那次故事分享之后，小洁经过调整逐渐从负罪感之中走了出来，加上医院同事的关怀，她不再受噩梦的困扰，以成长的姿态全身心投入临床工作中，重新找回了自己。

　　故事分享的半个月之后，小洁告诉我们，她找到了吴阿姨，抛开以前的医学交流方式，跟她促膝长谈了一次。当时的吴阿姨还没有走出丧子之痛，小洁的主动出现让她感到很意外。而这次，小洁放下医者的身份，以阿标的同龄人的身份与吴阿姨展开一场生命触动生命的叙事。从吴阿姨那里，小洁了解到，阿标的父亲在阿标9岁时，因为意外去世了。从那时开始，不知道是因为失去了爸爸，还是因为家庭收入突然变少，阿标的营养没有跟上，阿标身体状况就一直不太好。

　　但是，吴阿姨说，他们两人相依为命，感情非常好。阿标是吴阿姨唯一的精神寄托，现在却只剩下她自己……听着吴阿姨讲自己的经历，小洁哭了。以前，她没有了解到这些，只知道，一直在医院里陪伴阿标的只有吴阿姨一个人，却没有主动去问过什么。当时，吴阿姨崩溃哭喊，指着小洁大骂时，小洁觉得非常委屈，还让她不要这么粗鲁，现在，她更进一步理解了为什么吴阿姨如此激动……现在，小洁每周也会给吴阿姨发信息。那次交流之后，吴阿姨也逐渐走出来了。

面对冲突，医患双方当事者都应挣脱这种伤害性状态，但如果医患双方均无能力，就会让双方的矛盾和冲突加剧，各自在自己的困境中越陷越深，但如果医方有能力运用叙事调解的方法去因应，情况可能就会大不相同。当医方愿意共情与尊重患方，就有机会建立力量与自信，降低防御心，达成"赋能转移"（empowerment shift）。当双方降低防御心，共同面对已经发生的事情，愿意放弃自己的固有视角，从不同角度审视发生的事件，就会产生认知转移（cognitive shift），通过建设性与正面的对话，让冲突有缓解甚至化解的机会①。

二、叙事调解与照护者角色调整

对于突然出现重症患者的家庭而言，许多家属不知道如何成为合格的照护者，如何提升他们生命末期的质量。他们不了解患者最需要的是陪伴，是与外界，尤其是家人维持叙事关系，反而因为这种原因总是与医护人员产生认知上的矛盾，并转化为医院危机。

在南方某医院，叙事医学团队的核心成员欧阳老师通过帮助患者家属懂得如何成为更好的家庭照护者，让一位在ICU住院的患者身体状况出现好转的案例就很有代表性。这位在ICU病房的67岁患者是本地卫健局一位退休领导，照顾他的妻子是本医院退休职员。医生给出26种疾病的诊断，在ICU病房，患者情绪烦躁，病情也一直得不到改善。

家属总是去网上或者去其他医院向不同医生咨询如何治疗其中的某个疾病，不断对医院的治疗方案和用药提出质疑，与主管医生之间不断发生争执，患者家属表达对医院医疗水平和管理水平的极度不满，多次投诉，医患关系十分紧张。欧阳合意主任邀请患者家属到生命健康叙事分享中心（以下简称"叙事中心"）做客，与她一起阅读《伊万·亿里奇之死》（Death of lvan Ilyich）和范·丹·伯格（J. H. van den Berg）的《病床边的温柔》（Psychology of the sickbed），引导她从患者的视角去看待疾病，让她了解到患者尽管躺在那，时而清醒，时而沉睡，但他需要跟外界交流，听到家人的声音，并告诉她，对于生病的人而言，最绝望的莫过于叙事关系的断裂，患者本人也最怕处于关系性孤独、情感性孤独和存在性孤独中。

欧阳老师与家属一起来到重症监护室，趁着患者清醒时拉着他的手，跟他

① 王志嘉. 浅谈医疗争议事件员工关怀的面向［J］. 家庭医学与基层医疗，2021，36（11）：373-379.

说话，问他是不是想念家人，他流下了眼泪。欧阳老师建议患者家属录一些孙子和家里其他成员日常生活场景的视频，每天在探视时间为患者播放。慢慢地，患者的整体状况奇迹般得到改善，现在转到了医院的肾科普通病房继续治疗，家属也转变了态度。

后来，这位家属还来到中心为其他患者家属讲述自己对照护的理解。她说，我们大多不知道如何成为照护者，即使她曾经是医护人员，也并不一定真正懂得什么是患者最需要的照顾。通过阅读中心推荐的叙事作品，她理解到家属应该像格拉西姆一样，与患病的家人之间形成更紧密的叙事和共情连接。家人的陪伴和关爱能够起到药物无法达到的效果，只有教会患者家属如何成为更好的照护者，让他们意识到建立良好的家庭叙事关系对于24小时被病床束缚的患者的重要性，才能更好地提升患者生命质量。

在危机后的叙事调解中，很重要的一种策略是通过叙事性分享，利用叙事的隐喻功能，让患者及其家属看到自己在相似的叙事中的对应角色，转换视角看到自己与他人和周遭环境的相对位置与关系。这种方式会让当事人转换立足点和视点，拉远、拉高、拉宽了看事情的角度。在这样的叙事性对话与叙事性反思中，主体的旧思维被"解构"，新价值被"内化"，这实际上是一个"叙事再构架"或"叙事框架重构"（narrative reframing）过程。然而，在医患关系科工作人员或医护人员的认知工具箱里，最欠缺的关键工具就是叙事框架重构。

"故事的参考框架"（frame of reference）和故事本身是决定当事人认知框架和故事意义阐释方向的重要因素。参考框架一改变，故事的阐释也就发生改变，这就是叙事重新架构的意义所在。为了达成认知视域上的融合，我们必须通过构建"认知框架"来帮助我们聚焦。叙事的重新架构从认知思维出发，以改变生命主体对过去特定人、事、物的观点及根植于这种观点的不良感受为目标，引导主体形成多视角看问题的思维，打破原有叙事框架并重构出一个与之前不同而且趋于正向的叙事框架。

三、医者谦逊叙事连接预防危机

医学是不确定的科学，管理者只有营造谦逊的氛围，让每一位医者懂得，唯有理解患者对于疾病的无知，倾听患者对于手术和化疗的恐惧，尊重患者对于生命的抉择，才能成为患者横跨生死之河的一叶扁舟。奥斯勒说，真正的好医生具备3个H，Humor（幽默）、Humility（谦逊）和Humanities（人文）。总是平易近人，对人恭敬，没有一点骄慢之心的人，是"至德"之人。

谦逊能够让生命充满意义、人际关系圆融、内心稳定踏实。杰罗姆·格鲁普曼说，如果医者向病人承认他没有绝对的把握，反而可以加强治疗的效果，因为这样的医者不但展现自己的诚实，比较会去主动关怀病人，而且也愿意面对现实，不会逃避甚至说谎。回避问题、回避冲突，反而会造成更严重的后果。

医院的胸外科吴教授是军医出身，早年做过敢死队成员，上过前线，参加过对敌斗争，为人一向光明磊落，是我国胸外科领域比较知名的专家，以胆大心细著称，比较擅长做胸外科复杂手术，尤其面对风险比较大和比较棘手的手术时，吴教授总是能顶着巨大压力救人于水火中。一次，吴教授接待了一位慕名而来的年近70岁肺癌Ⅱ期患者。根据影像学资料，患者肺部病灶比较大，手术有一定难度，考虑到患者年事已高，手术有很大的风险。患者家属特别嘱托当班的医护人员，不要将肺癌真实情况告诉患者本人，防止意外发生。

吴教授了解到患者家属的诉求后，很耐心地与患者本人和家属讲了这样一席话："刘先生，您的肺部影像资料我已经仔细看过了，问题不是很大，您和我本人都一样，都是劳动人民，我们都要长时间站着干活。请不要过度担心，我之前给很多和您同龄的人也做过类似的手术，都很成功，预后良好，患者之前不良的生活习惯都作了一些改变，现在还能在自己的小院里种菜、养鸡、养鸭呢，没事还能偷喝几口小酒。您这个肺部病灶我基本了解了，我现在需要和其他几个部门再会诊一次，以确保手术的安全性，也需要征得您本人和家人的同意。但是手术有一定的难度，也有一定的风险，我不敢保证手术一定百分百成功，但是我会尽最大努力完成这个挑战，您看行吗？"

患者本人和家属听了后，向这位资深的胸外科医生投来敬佩和赞许的目光，一直在点头，异口同声地说："吴教授，我们相信您，请您放心大胆地开刀做手术吧，您真是太谦虚了，我们就是慕名而来找您做手术的，对您的精湛技术和人文关怀从来深信不疑，手术过程中即便出了任何问题，我们都愿意承担一切后果，请大胆手术吧，拜托您……"吴教授听后，用双手紧紧握住患者的手，点点头，不再言语。患者家属也站立起来目送吴教授离开，心中充满无限的感激。几天后，吴教授亲自主刀刘先生的手术，非常成功地切除了病灶。术后经过化疗以及调养，一年多后患者在当地医院复查，肺部癌细胞没有扩散迹象。

故事中可见医患互信的重要性，医患叙事共同体类似一艘龙舟，患者和患者家属以及医护人员都在龙舟里，需要齐心协力一起荡起双桨驶过风浪，才能到达胜利的彼岸。故事中医生对患者和患者家属的谦卑和热情，甚至善意的谎言让患者本人增加了生活和抗争下去的勇气和信心。由于医学的不确定性和疾病的未知性，以及医学作为科学的局限性，医生唯有对患者及其家属保持谦卑与人文关怀和叙事照护，才能赢得患者本人及其家属的尊敬和谅解，因为很难预料到手术过程中不可预测的并发症。

医生最大的敌人并不是死神，而是自己。每一位内心谦逊的医者都懂得自己不是神，而是为治愈患者而竭尽全力的医生。有时疾病无法治愈，但是对生命的敬畏能够赢得所有人的尊重。医护人员对患者及其家属的人文关怀和叙事照护，使得医患彼此之间的人际叙事连接得以建立起来，即便手术出现并发症或者无法预料的可怕的后果，患者和患者家属也会选择坦然接受或者面对。事实证明，医者借由谦逊的职业素养而与患者及其家属之间产生的亲密叙事连接可以有效预防潜在医患危机的发生。

谦逊是医者的重要职业素养，也是卓越领导者叙事领导力中的重要一环。罗马神话中阿拉喀涅（Arachne）的故事告诫我们，过度自信、拒绝多方面听取建议并从他人身上学习是一件非常危险的事情，会让你从一名受人羡慕的织女变成一只被人唾弃的蜘蛛（The spinner transformed into a spider.），成天只能漫无目标地吐丝织网，被永无止境地编出的网所囚禁。彼得·F.德鲁克说："如果一位领导人不肯放下身段，承认自己的不足，那么，他无法得到应有的威信。"

消化内科主任向院长（神经外科背景的专家）汇报未来5年的学科建设思路，提到，前期本学科在内镜治疗方面已多年稳居全国前三，主要优势在亚专科肠道治疗部分，未来五年科室将在肠道微生态方面进一步发力，开展国内尚未广泛开展的菌群二代测序等，未来需要投入的建设经费主要是设备和人才引进，预计3年需要1000万元。院长问道："这个方面我确实不太懂，请您帮忙介绍一下国外该技术主要开展情况。"通过与消化内科主任的充分沟通，了解运营管理部提交经济效益测算数据，院长基本掌握了该项目的情况，3年后，项目顺利落地。

医生或许是这个世界上最不愿意承认自己"不知道"的人，在患者和患者家属面前保持自己的权威性是一种自发行动，医生背景的医院管理者们，承认"不知道"或比其他行业专家更难。在这个案例中，神经外科专家背景的院长并没有顾及自己作为上位者的所谓尊严，面对自己不熟悉的领域，没有回避，而是谦逊地沟通、发问，体现了叙事领导力中的谦逊。

"我在某医院的时候，带领医院团队使用项目管理方法成功完成了政府委托的

1 500万元的健康小镇项目，目前这个项目预算300万元，情况也不复杂，应该可以按期完成。"这是本书作者之一李钊主任信心满满地向新团队讲述的故事，而后来这个300万元项目面临的复杂局面让人始料未及，想了很多其他办法、做了很多之前没有做过的事情，推迟了半年才完成。

医院管理者之所以是管理者，多因为前期在医院管理方面有相当经验积累，尤其是决策层，一般是行业出类拔萃的专家，有很多成功经验。行业专家在处理现有事务时，会不自觉试图使用过去的成功经验。所以，当遇到之前没有遇到过的危机时，如果不能保持谦逊、积极学习、灵活应对，而是盲目沉浸在既往的传统思路中，则无法适应新的变化，无法发挥领导者应有的作用。可以说，谦逊是管理过程中一道有穿透力的光，是管理者的力量之源。

管理者越是保持谦逊、持续学习，越能受到员工对管理者的权力性领导力和非权力性领导力①的认同，吸引团队的人才各展所长，为之效力。海尔集团的创始人张瑞敏先生②论及管理层的作用时，提出："中军之将，尽人之力；上军之将，尽人之智。"对于医院决策层和管理层而言，构建医院良好的核心叙事氛围，与同事保持亲密和谐的叙事连接，将能带领医院更好面对宏观环境的变化，做出更好的决策，制定更优的策略，凝聚更多的员工，怀着信心，向着更好的未来迈进。

> "太上，不知有之；其次，亲而誉之；其次，畏之；其次，侮之。信不足焉，有不信焉。悠兮，其贵言。功成事遂，百姓皆谓'我自然'。"（最好的管理者，人们并不知道他的存在，其次的管理者人们亲近他；再次的管理者，人们才畏惧他；更次的管理者，人们轻蔑他。管理者的诚信不足，人们不相信他。最好的管理者是多么悠闲，他很少发号施令，事情办成了，人们说："我们本来就是这样的。"）。

> ——老子

---

① 非权力性领导力是指领导者凭借知识结构、工作能力、工作作风、领导方法等诸多因素，让下属为之动心、为之行动，从而最佳地实现领导职能。

② 张瑞敏是我国重要的企业管理家，海尔集团创始人。1984年创业以来，张瑞敏带领海尔从一个濒临倒闭、资不抵债的集体所有制小厂发展成为物联网时代世界引领的生态型企业。

第三节　医院管理语境下的三种类型叙事调解

叙事调解是一种从人文关怀思维出发的调解模式，它能够有效改变纷争各方主体的行为、认知、情感，是医护人员满意度最高、效率最好、成本最低的医疗争议管理模式。当医护人员向患者展露的只是他们的工具性和技能性的身体，而非情感性的内心时，自己就变成了工具性的人，患者也会将其视为机器或者工具。当工具不能满足自己的治疗需求或未达到预期效果时，患者就会认为机器或工具"坏了"，会迁怒于机器，甚至伤害机器。

当我们真正与患者及其家属建立人际叙事关系时，患者能够感受到人性与温情。这时，即使是发生了不可避免的意外事件或医学的不确定性带来的失败，患方也会充分理解医方，而不是通过医闹的方式来宣泄愤怒与悲痛。在叙事医学框架下，我们通过阐述威廉·奥斯勒的危机化解历史故事和生命健康叙事分享中心的危机调解现实故事，将叙事调解分为预见性叙事调解、进程中叙事调解和危机后叙事调解三种类型。

一、职业叙事能力与预见性叙事调解

在医疗争议发生之后，许多医生都会反射性地认为患方会要求高额赔偿或是认为自己的道歉会被患方当作医疗疏失的一项证据。这种先入为主的想法，带来的心理隔阂，将会阻碍医患纠纷的和解。事实上，医疗纠纷中不见得都有医疗疏失。确实，我们发现80%以上的医疗纠纷和医患矛盾并非起源于医疗过失。很多危机和矛盾在发生前都是有预兆的，具备职业叙事能力的医者往往能够在一些细节上洞察到别人未曾留意的端倪，并由此大胆地推断，在出现问题前及时调解。

"预见性叙事调解"（predictive narrative mediation）指的是在临床或医疗事件发生，患方并没有直接表达不满，更没有采取任何行动时，当事的医护人员能在第一时间站在对方立场上想象他们可能形成的故事框架以及隐藏在故事背后的假想和情感因素，预见可能出现的危机，通过提前的叙事干预，与对方建立人际叙事关系，回应想象中的对方故事中的疑惑和关切，达到化危机于无形的效果。这时涉事医护人员可借助书信、短信、电话和面谈等形式来展开叙事调解。这一类型的调解需要涉事医护人员本人具备较高的叙事商数或叙事素养。

许多人文主义医生前辈在处理危机事件时展现出来的叙事素养和叙事智慧对当代医生化解危机具有启示作用。心理学家伊格尔·格罗斯曼（Igor Grossmann）将"智

慧"定义为"解决人际冲突的能力"（social conflict resolution）[①]。威廉·奥斯勒就是这样一位具有叙事智慧的人文医生。奥斯勒预见了可能出现的医患关系危机，懂得采用预先的叙事调解方式提前化解潜在危机。

　　一位在加拿大蒙特利尔学习的英国年轻人突发重疾，在用午餐时，在餐桌旁倒地不起。年轻的奥斯勒医生恰好在场。在为年轻人做出患有严重天花的诊断之后，奥斯勒当机立断将他送去最近的麦吉尔医院，也就是奥斯勒工作的医院，找到当时加拿大最好的内科医生——奥斯勒的导师给予治疗。然而，年轻人的身体情况急转直下，最终在第二天的凌晨两三点钟不幸去世。这是一起看似普通的急救事件，却潜藏巨大的医患危机。奥斯勒全程参与整个急诊过程。叙事素养非常高的奥斯勒不只是关注患者与治疗本身，他还能够充分预见远在英国的患者父母一定无法接受身体强壮儿子会突发重疾死去的事实，于是，奥斯勒在年轻人离世后的第一时间给他的父母写了一封信。

　　收到奥斯勒信件后的父母之后没有来到医院追责。据说，直到30年后离世年轻人的家属才出现。当时，退休到了英国的奥斯勒正在参加牛津大学的招待会，一位中年女士走到奥斯勒身边，问起他是否就是当年救治过他弟弟的那位奥斯勒医生。女士说："尊敬的奥斯勒先生，你可能不知道当年寄给我母亲的那封信对她来说有多么重要，她一直珍藏着这封信，每当想念儿子时，就会拿出来读一读。"

心理学者沃顿（J. William Worden）在其所著的《悲伤辅导与悲伤治疗》（*Grief counseling and grief therapy*）一书中指出，意外过世造成的悲伤，往往会有几个特点：事发突然令人无法置信，久久不愿接受事实（不真实感），积极寻求可指责的对象，以排解疑问愤怒（指责的需要），对一切感到无能为力（无助感），悲伤启动肾上腺素作用引发情绪剧烈波动（心理焦虑）等。死亡当下，如果家属不在现场，没有亲眼看见死亡情境，家属可能会产生强烈的否认与抗拒感，严重者还会产生愤怒和疑虑情绪，不信任医生的任何说辞。

　　作为自我危机的预见者和叙事调解者，奥斯勒站在患者父母的视角上想象，失去儿子的父母悲痛之余，内心一定充满各种疑问。从父母的视角来看，自己的儿子年纪轻轻在异国他乡突发重疾是非常不幸的，可是他已被送到医院急诊，为什么急诊医生没能救回儿子的性命？是不是有某个人应该对我的儿子的死亡负责？医护人员会不会在整个诊治过程中出现严重误判或者用药失误？会不会是哪个环节出错导致年轻的儿子不治身

[①] GROSSMANN I，KARASAUA M，IZUMI S，et al. Aging and wisdom：Culture matters [J]. Psychological Science，2012，23（10）：1059-1066.

亡？离世前的儿子会不会没有陪伴，一方面饱受疾病的折磨，另外一方面在孤独中苦苦煎熬？年轻的儿子在去世时会不会特别悲惨？……

在各种疑问的折磨下，年轻人的父母可能会不远万里来到加拿大这家急诊医院讨说法，而这无疑将给奥斯勒与医院带来诸多麻烦。然而，奥斯勒决定第一时间写信，并在信中详述当时的情况，包括如何及时发现年轻人生病，如何第一时间被收治，并得到最好的治疗和照护等。此外，奥斯勒在信中讲述，在年轻人生命的最后几个小时里，自己如何陪在床边听他讲家人的故事。年轻人告诉奥斯勒，生病时，母亲总是会为他诵读《以赛亚书》中的祷文，奥斯勒因此也为年轻人念诵了这段祷文，年轻人最终在平和安详中离开人世。

历史学家尤瓦尔·赫拉利（Yuval Noah Harari）在《未来简史》（*Homo Deus：A brief history of tomorrow*）中提到每个生命主体都由紧密交织的两个自我构成："叙事自我"（narrating self）和"体验自我"（experiencing self）。"叙事自我"在生命主体制订未来计划和做出重大决定时起关键作用。而"叙事自我"遵循"峰终定律"（peak-end rule）。由于源自奥斯勒视角的叙事的参与，关于奥斯勒用心去为那个年轻人念诵祈祷恢复健康的祷文的这段故事成为关于意外丧子这个框架叙事中的高峰叙事，也成为最终叙事。年轻人的父母在阅读这封信的过程中，"叙事自我"像一支黑色的粗马克笔，将他们的许多质疑和愤怒直接涂抹掉了，只留下回忆与思念。

如果没有奥斯勒的叙事参与，父母想象的孩子孤苦离世的故事就成了最终的主导叙事，即使不再到医院讨说法、闹事，也会让他们心身受到严重打击，在各种疑问的折磨下，郁郁而终。然而，幸运的是，奥斯勒医生在信件里描述的细节将他们的故事编织到一个更大的故事空间里，让父母从奥斯勒视角所讲述的故事中，看到了一幅充满爱和关怀的画面，而不是一个冰冷悲惨的场景。奥斯勒的信"解构"了死者父母视角的故事，让父母看到了他们视角之外的更多故事。

也就是说，奥斯勒通过创设医者与患者家属之间的叙事交集，让父母看到了从他们单一视角的故事里所了解不到的事实，填补了他们的视域盲点，触动了他们的内心。信件中翔实的内容和充满温情的救治环节足以让年轻人父母为之感动并最终放弃对医疗过程中孰是孰非、谁对谁错这个二元对立式问题的追究。新叙事聚焦于一个令人欣慰的情节——年轻人在去世前并没有遭受太多痛苦和折磨，更没有父母想象的那么悲惨。相反，年轻人是在安静平和和充满爱的氛围中辞世。

在这个故事中，奥斯勒医生具备的职业叙事能力成功化解潜在的医患危机。奥斯勒如果只站在专业立场上，讲述医院和自己如何抢救患者，那么，悲痛欲绝的死者父母并不一定愿意相信救治过程的真实性。换句话说，双方之间不存在叙事交集。但叙事素养高的奥斯勒首先将自己想象成年轻人的父母，然后再回到医者的视角位置，用急诊中的诸多人文关怀细节回应家属的诸多疑惑，预先化解家属的负面猜测和可能出现的过激行为，死者家属的叙事基调从对急诊医生心怀怨气自觉转化为对他们心存感激。

在某种意义上，这封信将死者家属预先框定的"由医院过失造成的、绝对不幸的丧子事件"转化为一个"不幸中的万幸"的故事，也就是说，通过连接医患两大主体间的故事，以潜在"医患冲突或危机"为主导的故事变成了以"感激和感恩"为主导的充满温情和人性的故事，整个故事基调实现了根本性转化。当死者父母看到急诊医生能够专注倾听儿子讲述家人的故事，这些细节足以说服其父母，儿子毫无疑问在医院接受了最好的治疗和照顾。最终，他们也就放弃了花费巨资和舟车劳顿，远渡重洋从英国到加拿大去破除心中疑问的决定。

通过一封由奥斯勒充当叙事者的信件，奥斯勒与年轻人的父母之间形成"我–你"之间的人际叙事交流，年轻人的父母从当事人（participant）的身份中跳出变成奥斯勒描述的故事的旁观者（spectator），从完全主观的视角转向观察者的客观视角。当年轻人父母再次回到"我"视角时，新故事与之前单视角的故事就形成回旋空间，逐渐缓解当事人负面情绪。年轻人在不可避免的死亡过程中得到素昧平生的奥斯勒医生的温情照顾，这封信成了慰藉死者母亲多年的一剂良药。

明者远见于未萌，智者避危于未形。事实上，对于希望避免与对方正面冲突的当事人一方而言，通过信件叙事来斡旋化解潜在危机是一种有效形式。通过这个故事，我们了解到在急诊语境下，医患危机极易发生。奥斯勒运用从人文关怀思维出发的叙事调解模式，通过主动进行叙事性沟通和哀伤辅导，有效改变纷争各方或纷争可能发生的各方主体的行为、认知和情感，成功化解了潜在的医患危机。急诊语境下，医护人员应该遇事不回避，沉着稳重地应对危机，但前提是必须具备深厚的叙事素养。

二、职业叙事能力与进程中叙事调解

医疗行为具有高度不确定性与风险，患者于接受医疗过程中伤亡，大多数时候可能会引发医疗纠纷事件，患者家属为追求真相及请求损害赔偿而动辄兴讼，除造成两造当事人之讼累，并衍生医界因惮于刑责而产生防卫性医疗、医患关系对立、医生抵制和害怕加入急重症科室等现象。

"进程中叙事调解"（progressive narrative mediation）指在某个临床或医疗事件发生时，当事的医护人员或者关系科人员能够对整个危机发展过程保持觉察，抓住与患方建立人际叙事关系和危机化解的人际互动瞬间（interactive moment），针对对方主旨故事中的疑惑和关切做出回应，逐步引导患方释放负面情绪，顺其自然地将其个人视角故事融入更多视角的更大叙事空间中，达到在危机进程中化解危机或让危机降级的效果的一种调解模式。与预见性叙事调解一样，这一类型也要求涉事人员本人具备综合叙事素养。

在医疗语境下出现的危机和矛盾大多是由于"情绪"或"利益"。"立场"和"要求"是纷争方的表面主张。"利益"往往隐藏在"立场"和"要求"之下，无法直接被发现，但它才是纷争背后沉默的原动力。当两方站在各自"立场"持续争论时，就像已经打结的绳子，只会越拉越紧，最终深陷自己的"立场"无法自拔。"利益"是纷争方在争议事件中的真正需求（needs）和关切事项（concerns）。

"立场"与"利益"之间的关系，就像水面上的冰山与潜藏在水面下的冰山之间的关系，如果只执着于"立场"及"要求"，只能解决表面上的问题，无法真正触碰到纷争方争议的核心和真正关切的"利益"。调解者要协助当事人努力发掘能满足双方"利益"的方法。只要能够发现潜藏的利益攸关点，就能找到"立场"之下隐藏的潜在解决方案。局限在纷争双方的表面主张，也就是"立场"之上，往往无法发现隐藏的冰山，也就是"利益"的重叠或共通处，就会错失解决纷争的良机。叙事素养高的调解者，能帮纷争双方发掘共同"利益"，进而解决纷争。

在医疗语境下，医者抵抗患者及其家属负面态度的武器不是"辩护"和"劝服"，而是"理解"与"共情"。生命健康叙事分享中心工作者常利用叙事素养在危机进程中开展叙事调解实践。在医患之间存在矛盾的情况下，双方多半会存在认知框架的对立。好的叙事调解者能够帮助患方以及医方都走出某种认知框架误区，弥合认知分歧。

急诊科半夜送来了几位20岁左右的车祸患者，他们都是表兄弟关系。他们中年龄最小的一位在120急救车赶去车祸现场时因脑部严重受伤，已无生命体征，其他几位表兄被判定为轻伤。送到医院之后，幸存者要求急诊医生在家人到来之前继续为表弟实施心肺复苏。医护人员同意，但要求他们立即通知家人来医院。

他们只给了70多岁外公的联系方式。我们了解到外公患有高血压等疾病，因而判定在这个事件中，凌晨来到医院的外公情绪激动，容易出问题，因而，立即介入。外公凌晨3点到达之后，我们抱住一直在颤抖的外公，给他喝热茶，帮助他平复情绪，之后从他那里了解到，19岁的死者是他在黑龙江做生意的小女儿的独子阿诚。高考失利之后，来到外公所在的城市打算与表兄们一起经营小工厂，出事前到这个城市还不到两个月。

加上兄弟提供的信息，我们可以判定，当晚为了庆祝阿诚的生日，几兄弟一起喝酒到深夜，认为半夜没有交警，阿诚开着轿车，其他人骑着各自的摩托车就上路了。兄弟几个太兴奋，一路飙车，结果阿诚高速行进的车直接撞进了停在路沿上的货车的车底，其他人也摔倒在路边，造成了一死多伤的惨剧。

当医生宣布阿诚死亡时，几个兄弟情绪突然变化，大嚷着要告医院救护车出车不及时，到达医院之后救治不积极。急诊医护人员觉得自己已经尽了全力却被冤枉，也会情绪激动。这时如果我们跟他们就救护车出车是否及时和是否积极救治进行争辩，只会使冲突升级。但这时，从叙事医学的角度，我们如果能看到当事人愤怒以外的情绪和伤害性语言背后的故事，就能化解冲突。因而，我们安抚几位年轻人说："我们知道你们现在很后悔，很害怕，不知道怎么跟表弟的父母交代，但是事情已经发生了，我们要做的是怎么帮助阿诚的妈妈接受这个现实。"

这时，我们发现几个狂躁的年轻人突然就瘫倒在地，一边抽泣，一边说："怎么会这样，都是我，害死了他。"我们以此为契机，给他们以安慰和力所能及的帮助，真正回应他们的关切点。

很多时候在患者突然死亡的事件中，家属对于"追查真相"会有急切的需求，往往因为"死得不明不白"而带着满腔愤怒、疑惑、责怪，急着想要找出一个可指责的对象。有些急诊室的暴力纠纷，就是因为家属面对亲人到院医治，却最终以死亡告终之后，心跳加速、肾上腺素飙高，在悲伤愤怒之下将医护人员作为发泄的暴力目标。

医疗过程中要觉察患方的想法和歧义点，随时说明沟通，减少争议。警觉细小的情绪变化，趁问题还小尽早弥补即将破裂的关系。对话陷入瓶颈时，调解者需要通过发现新事实来改变彼此之间存在的认知误区，弥合彼此之间的认知差距。在进程中叙事调解时，双方逐步接近视域融合状态，产生关于"我们"的故事交集，这一新叙事的产生是调解进程顺利的标志。新叙事让当事者将故事进程向未来、疗愈、解脱、升华的方向推进。

《荀子·修身篇》中特别提到"治气养心之术"，说"血气刚强，则柔之以调和；知虑渐深，则一之以易良；勇胆猛戾，则辅之以道顺；齐给便利，则节之以动止；狭隘褊小，则廓之以广大；卑湿、重迟、贪利，则抗之以高志；庸众驽散，则劫之以师友；怠慢僄弃，则炤之以祸灾；愚款端悫，则合之以礼乐，通之以思索。凡治气养心之术，莫径由礼，莫要得师，莫神一好。夫是之谓治气养心之术也"。

意思是说，治理身体之气和培养人心的方法是，如果是血气刚强的，就用调和态度来柔化他。思虑深沉的，就用简易善良来同化他。勇敢暴戾的，就用顺从道理来辅助他。行动敏捷急速的，就用动作静止来节制他。心胸狭隘气量小的，就用广大气量来扩展他。卑下、迟缓、贪利的，就用高大志向提高他。平庸散漫的，就由师友来管教他。

怠慢轻浮自弃的，就用灾祸来令他明白。愚钝、朴实、端庄、拘谨的，就用礼乐来配合他，用思索来令他通达。凡是治理身体之气和培养人心的方法，没有比由礼义入手更直接的。这就叫作治理身体之气和培养人心的方法了。叙事调解或叙事调节就是这样一种养人心气的沟通方式。

三、职业叙事能力与危机后叙事调解

"危机后叙事调解"指的是在临床或医疗事件发生后，当事医护人员或者关系科人员能够采取妥善的方式及时地关注隐藏在患者看似不合理的诉求之下的真实需要，能以同理关切的态度回应此时可能正充满攻击性和处于情绪崩溃状态的患者，而不是将其视作无理取闹的麻烦，从而在让患方感受到自己被理解、被帮助的情境下合理地梳理分歧和冲突事件始末，并通过叙事调节接纳患者对医者在事件处理过程中的不当之处的负面宣泄，在认可患方故事的基础上邀请医者适时进行澄清，纳入患方和医者双方视角，重构更具包容、温情的新故事，达成化解危机的效果。有时我们会发现冲突的原因可能是医护人员不当的处理方式，而非二者争论的分歧。

2020年新型冠状病毒感染流行期间，在武汉一个方舱里，发生了这样一件事情。当时正值两批援鄂医疗队交接，前一批医护人员在交接时特别提到一位不好对付的50多岁大叔。原来那两天，大叔每隔一两个小时就会跑到他能找到的每一位医护人员面前，告诉他们自己母亲去世了，请求他们放他出方舱去为母亲送最后一程。然而，这不符合疫情期间方舱轻症患者的管理规定，因而，每一位医护人员都告诉他不行，一定不能让他离开方舱。但大叔仍锲而不舍地求着，甚至在医护人员面前下跪，这让忙碌的医护人员不堪其扰，视其为"麻烦大叔"，尽量避开他。

新入驻的医疗队所在医院开展过叙事医学教学活动，医疗队员得知这一情况之后，并没有躲避这位焦虑甚至有些愤怒的大叔，因为他们知道如果不能适时回应频繁请求出仓的大叔，这个危机就不会结束，很可能造成更大的危机。前一批援鄂人员认为大叔的出仓要求是非分的，非常不讲理的，反复跟大叔讲理、讲疫情期间的特殊规定。而新进驻的医护人员知道这种纯理性、不带感情的处理方式无法改变失魂落魄的大叔想要离开方舱的想法。要解决危机首先需要做的是聆听大叔不断提出出舱要求背后的故事。

原来大叔和母亲都是轻症患者，原本都在方舱里接受治疗，后来，援鄂医疗队伍不断壮大，一部分感染者有机会转到医院观察治疗。大叔认为，虽是轻症，但母亲年迈，去大医院会更有保障，就帮母亲申请去了医院。但没有想到当时交接上出现问题，老人在医院门口的寒风中等待了九个多小时。老人病情加重，最终抢救无效离开了人世。这让大叔深感悔恨，寝食难安，一刻也不想待在方舱里，希望能到母亲面前请求原谅。叙事素养高的医护人员首先对大叔表达了同理关怀并帮助其疏导了紧张压抑了几日的激动情绪和丧亲之痛，对大叔表达了同情和深深的歉意。

之后，医护人员适时向大叔讲述了关于武汉一家医院的院长在救治新冠患者过程中感染疾病去世，也在同一个医院工作的妻子只能远远地目送运送丈夫遗体的车离开，而无法面对面向亲人道别的故事。听完这个故事，大叔理解了不让他出仓的做法，之后不再提出仓的事情，并在自己隔离观察期结束后，作为志愿者，主动为医护人员提供便利服务。也就是说，医护人员的叙事调解对大叔不仅起到了心理调适、哀伤辅导等作用，还让大叔对医护人员这一职业有了更深的认知。作为调解者的医护人员也对大叔有了新的认知。

从这个叙事调解故事中，我们可以了解到，原则和规定沟通是单向的，是冷冰冰的，不通人情的，叙事性沟通是双向的，是温暖的，是能够引起反思的。无论是医患之间，还是医院管理者与医护人员之间的关系想要融洽，有叙事性沟通意识非常重要。

成功的领导者在每一个困难中看到机会，而不是在每一个机会中看到困难（Successful leaders see the opportunities in every difficulty rather than the difficulty in every opportunity.）。

——里德·马克汉姆（Reed Markham）

推荐阅读　杨坤仁的《老师没教的40堂医疗必修课：40个真实法院判决，攸关病人安全、避免医疗纠纷》（2021）
杰拉尔德·蒙克与约翰·M. 温斯莱德（Gerald Monk & John M.Winslade）的《叙事调解：用故事化解冲突》

结语：叙事调解营造多维度和谐关系

人与人之间的互动主要依靠叙事，叙事是21世纪和谐社会构建的重要课题之一。叙事调解是一种积极介入的人本主义危机化解模式。传统的由医患关系部门工作人员作为第三方的医患关系调解方式是去语境化的（de-contextualized），也就是说，叙事调解者往往脱离双方具体的叙事语境，脱离抓住潜在化解机会的人际互动瞬间，无法真正实现双方和解。无论医护人员有无过错，医患沟通如果没有"叙事调解"的介入，医院很可能最终被迫以大额赔偿和法律程序等方式结束事件。

这一结果无疑让医护人员和医院遭受不必要的经济损失和声誉损失，同时也会极大地伤害叙事调解者的职业认同感，更无益于医患纠纷最后的妥善而顺利解决。因而，对于医疗机构而言，医患纠纷办公室应该更改为"医患关爱部"，并定期邀请叙事医学专家整体提升医患关爱部工作人员叙事素养，为医患关爱部可持续发展培养人才。事实上，构建与患者及其家属的生命共同体关系是减少医患之间的危机发生的最佳方法。

当叙事素养高的医护人员有医患危机预见能力时，在医患纠纷事件和危机处理不可避免时，医护人员就可随时化身为叙事关怀调解者，游刃有余地在医患危机发展进程中消除危机。针对一些没有系统地开展过叙事医学实践的医疗机构，至少要让本医院医患关爱部工作人员接受一定程度的叙事调解方面的专项培养，使其具备一定的医患危机化解的超前意识和化解能力，毕竟"化危机于无形中"和建设人文与和谐医院也是医院管理层的重要工作部署。

> 如果你想了解一种文化，就听故事。如果你想改变文化，就改变故事
> （If you want to learn about a culture, listen to the stories. If you want to change the culture, change the stories.）。
>
> ——麦克尔·马格里斯（Michael Margolis）[1]

---

[1] 麦克尔·马格里斯（Michael Margolis）是《脸书、Google都在用的10倍故事力：硅谷故事策略大师教你3个步骤说出好故事，提升10倍竞争力！》的作者。

第五章　医院叙事生态与价值共生

　　任何人在这个世界上都不可能单独存在，人类是相互依存的生命共同体。人与万物是不可分割的，互为对方生命里的一部分。所谓"共生"，具有慈悲、融合的意思。就像融入大海的溪流，慢慢就能扩大成无限；又好比浇灌花草的水滴，让花草焕发生机。管理者如果能够让每一位团队成员融入家庭、医院、社会之中，实现价值共生，个人、家庭、医院和社会就能达到和谐状态。

　　在医疗语境下，分享管理者与管理者、管理者与医者、管理者与患者、管理者与社会的故事有助于医院创造更广泛和更合理的集体叙事，使我们对现实有共同的了解，更易于实现价值共生。人类很早已意识到，群体叙事能够增强合作，集思广益，通过集体叙事智慧解决问题的成效优于个体智慧的总和。"群体叙事智慧"早在古希腊就已得到公认，当年希腊哲学家亚里士多德就指出："众多平凡之人如果齐心合力，经常展开叙事性互动，在这种情况下所作出的集体判断和集体行动往往比某个伟大的个人更为出色。"

　　医院叙事生态，作为一个整体系统，汇聚蕴含于不同层面叙事主体的知识、智慧、洞察力和直觉，因而，是一种有利于最佳智力决策的叙事生态。本章从医院叙事生态的定义出发，阐述医院叙事生态的重要价值以及五个构建维度，再从医院同事间的叙事生态出发，阐述同事间良好叙事连接对于减少医疗疏失、促进团队协作精神和化解职业危机的积极作用，继而论述管理者与年轻医师之间、资深医者与资历尚浅的医者之间的充分叙事性沟通对医院发展的推动作用，最后提出医院与社会之间的叙事生态对营造医院良好的发展环境的意义。

第一节　医院叙事生态的价值与构建维度

　　医院叙事生态构建是医院叙事管理框架下实现各层面价值共生的宏大工程。叙事管理模式有利于培育积极向上的组织文化、提升创新力、维护组织并改变组织等。管理大家丹宁（Stephen Denning）认为，所谓团队（group）或社群（community），就是一群拥有共同故事的人。管理者通过叙事生态的构建给员工描绘出一幅充满激情与关怀、实现成功与成长的"精神地图"。在良好的叙事生态中，管理者与员工都具备隐喻叙事思维，能够高效传递原本复杂的理念，实现沟通质量最大化，相互信任程度最大化，同时，减少由个体分歧而导致的内部矛盾。

叙事医院管理语境下，管理者成为价值共生型领导。在价值共生型医院或科室中，管理者在构建医院和科室的叙事生态系统方面将付诸更多的努力和行动，以便形成更广泛的价值创造集合，与不同的共生体成员达成共识并创造价值。医院的叙事生态构建能够保障医院核心叙事被所有员工听到、感受、传递，并执行，良好的叙事生态也能够保障每一个科室在医院的整体核心叙事基础上，塑造自己区别于其他科室的鲜明核心叙事，两者保持并行不悖、融合发展的态势。各科室之间的良好叙事互动，使各自更加明确自己在医院精神地图上的贡献与价值，实现共生发展。

一、叙事生态赋能医院"暖实力"提升

我们无法在与周遭的人、事物和自然没有任何连接的状态下生存。一个人的身份会在家庭、职场和社区中切换，成为这个空间生态的组成部分。每一个自我的故事，都与更大的故事（家庭故事、职场故事、民族故事、地域故事、国家故事、性别故事、年龄层故事等）交织互动，许多自我的故事共同组成更丰富的故事，形成某个特定主题的叙事生态。医院叙事生态是叙事医学体系中的一个重要概念。在中国叙事医学学者和践行者的共同努力下，近年来，中国主要医疗机构的叙事生态正在从循证医学时代的荒芜状态转向精准医学时代的欣欣向荣状态。

循证医学时代，一些医护人员受科学主义和技术至上思维的影响，一味运用"科学脑"对病人进行诊疗，丧失对病人诊疗过程中的全人观、人文关怀和照护意识，"只见病不见人"。这类医生喜欢对同类疾病的患者采用千篇一律的诊治方案，很少顾及患者疾病的个体差异性及其家庭经济条件的独特性和实际承受力。临床实践中出现误诊和漏诊，追究其原因，主要是医护人员叙事素养的缺失导致医患沟通不畅。医护人员有时会与患者或者患者家属发生语言或者肢体上的冲突，医闹和伤医事件屡见不鲜。

与此同时，医护人员由于叙事素养的缺失，缺乏"人文心"和"人文关怀"的意识和能力，逐渐被客体化和物化，被类比为流水线上的修理工或者被归为纯技术工作者。医院整体去人性化的日常管理工作直接导致医院管理层和医护人员职业倦怠，自身健康不保，工作效率降低。后果是医院管理者与医护人员之间矛盾升级，医院职工内部危机潜伏。医院各种矛盾的根源在于医院管理者和医护人员缺乏叙事意识和叙事素养，这一根源问题不解决，医院将面临更严重的危机。由此可见，建设人文爱心医院和打造有温

度的医疗需要医院整体叙事意识的培养和叙事素养的全面提升。只有这样，《"健康中国2030"规划纲要》顺利实施才有切实的保证。

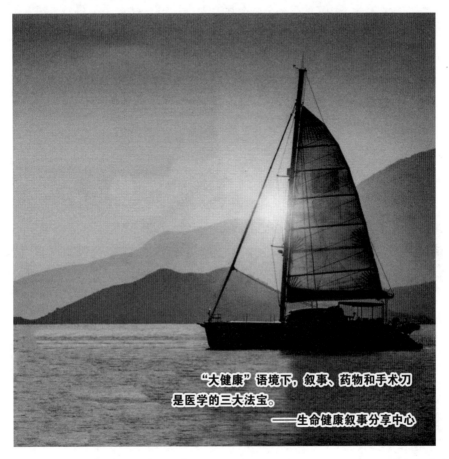

"大健康"语境下，叙事、药物和手术刀
是医学的三大法宝。
——生命健康叙事分享中心

　　医院叙事生态是在医疗语境下的生命主体所处软环境的一种隐喻。医院叙事生态是由管理者、医护人员和患者及其家属的叙事素养和人际叙事关系共同构成的一个有机叙事体系。每个生命主体不仅在特定叙事生态中行动，也是与他人共享的这个叙事生态的一部分。换一句话说，医院处于一个动态的叙事进程中，这个动态进程由医院决策层、医院科室、行政职能部门、服务对象、社会民众等多个层级、多个面向、多个维度的复杂而交叠的"子叙事生态"推动。

　　叙事生态良好的职场文化能为医院发展带来两大优势：一是释放个人和集体才能，接纳多元化，鼓励包容性，建立归属感，成员才能主动地、安心地贡献自己的智慧和想法，叙事生态良好的医院能够为医护人员带来一种心身舒适的"安全感"。"心理安全感"（psychological safety）被广泛定义为一种人们可以自在表达自我、安心做自己的氛围。"心理安全感"是在复杂多变环境中运作的组织得以创造价值的重要因素。二是成功团队的重要特征，根据哈佛大学相关研究指出，叙事生态良好的组织在几乎所有指标上都比叙事生态不理想的组织表现得更好。

好的医院叙事生态构建的是一个价值共同体，或者说一个叙事共同体。叙事医学认同阿德勒心理学学说，提倡医院各层面主体抛弃职场纵向关系，投入多维度的横向人际关系。在职场中，我们倾向采用上下级、长晚辈、师徒关系、高低职称、学历高低或以谁赢谁输、谁成功谁失败为基准的纵向关系。而这种纵向的人际关系是损害职场中个体身心健康的最大因素。一个良好的职场叙事生态中，管理者一定要有意识地将人际关系发展为横向人际关系。一旦建立了真正的横向关系，身为共同体成员的个体就能拥有更健全的人格。

在亚伯拉罕·马斯洛（Abraham Maslow，1908—1970）提出的需求层次中，"爱与归属感"是想要成为一个"完整的人"，必须被满足的需求之一。而从医院或科室的角度来思考，每一个员工或团队成员不再被视为复杂机器里的小螺丝钉，而是有真情实感的生命个体。医院叙事生态的构建就是在以"人性"为基底，以"叙事"为背景色的职场环境中，尊重每一个员工，让他感觉自己总是能够被听见和被看见，觉得自己的想法有利于医院和科室的持续发展。管理者的重要任务便是协助员工找到自己与组织的连接点，感受到自己是系统中的一分子，而不是一个随时可被替换或取代的零件。

个体的行为是环境因素与个人因素交互影响所形成。一个叙事生态良好的医院，每一个角落都是一个温暖的叙事空间，不同维度的故事被不断分享，每一个管理者都善于倾听员工故事，每一位医护人员都感觉自己生活在氛围温馨、备受关照的家庭里；每一个患者都能感受到温暖的叙事抚触，都能展开平等、开放的叙事性交流，每一个患者和患者家属的故事都被专注倾听和积极回应，患者享受在医院的每一分钟，充分感受到叙事带来的正能量，感受到这个世界的爱和关怀，甚至忘记这是一家医院。

二、良好医院叙事生态构建的价值

每一个生命主体的自我观照和身份认同能力只有在叙事氛围良好的环境下，通过叙事分享和叙事创作才能构建起来。美国组织心理学家塔莎·欧里希（Tasha Eurich）指出："自我观照（self-awareness）是 21 世纪生存最重要的技能之一。"研究表明，对自己有更清晰、准确的认识的人能够作出更明智的决策，建立更高质量的、满意的亲密关系和职业关系，有更好的职业发展，并且更加自信。在叙事医院管理语境下，叙事把医疗管理关系指向"关系性"和"主体性"。

主体关系的构建离开叙事性交流活动。医护人员也需要温暖的环境，以获得内心的安全感及自由感，能有自己的情感、思想以便表达自己。医护人员在医院的成长离不开温暖的叙事环境，需要其他同行和同事积极的叙事性引导。

分享故事是建立人际关系的最有效方式。但是分享故事的基础是建立信任关系。人类首先建立相互关系，也就是说在一厢情愿的情况下，我们无法建立讲述和聆听故事的配对关系——讲述的一方找不到聆听的另一方就像试图在水下呼吸一样，摆脱不了溺水的厄运。在一个叙事生态不好的医院，许多患者就像这样处于溺水状态，他们想讲故事，但是医生打断他们，导致无法建立以患者故事为焦点的话轮模式。同样，在叙事生态不好的医院，我们也能看到各种各样的医务人员如同处于溺水状态，如果不及时改变叙事生态，医疗语境下将有更多人处于溺水状态。

缺少与同事的互动会让员工失去归属感。社会学家布芮尼·布朗（Brené Brown）在《心灵地图》（*Atlas of the heart*）里谈到"融入"与"归属"的不同："融入"（fitting in）是为了被人接受而成为和大家一样的人，而"归属"则是"追随自己内心"，让周围人接受真实的自己，不需要刻意戴上迎合他人的面具。团队成员缺乏归属感对于医院和科室而言是一个不可忽视的管理风险。管理者如果能有意识地打造让团队成员产生归属感的叙事互动环境，将显著提升每一位员工的工作效率，降低临床失误率，促进医院和科室发展，降低离职率。因而，建立归属感是任何一家现代医院都必须面对的管理议题。归属感的缺失主要源自医院或科室中缺少与他人建立有意义连接的氛围。

《周易·乾卦》中曰："君子学以聚之，问以辩之，宽以居之，仁以行之。"在叙事医学语境下，可以理解为，在良好的医院叙事生态里，大家很愿意聚在一起学习，共同进步，允许大家从不同视角展开辩论，讲述各自的故事，以仁爱之心和宽容之度对待不同的意见，从对方的立场和利益考虑，展开日常的行动。医院叙事生态中的每一个管理者都应树立"生态命运共同体"（ecological community of common destiny）的发展理念。如果良好的医院叙事生态无法建立起来，整体荒芜而缺乏生气，则医院里每一位员工的生存发展就成了无源之水、无本之木。

《论语·颜渊》中提道："君子博学于文，约之以礼，亦可以弗畔矣夫。"在叙事医学语境下，可以解释为，医院管理者广泛地阅读与管理和健康医疗相关的故事，提升自身的人文叙事素养、生命健康叙事素养和叙事管理智慧，并以礼节礼仪来约束自己，聆听医院不同层次的同事从各自不同视角讲述的故事，并充分予以阐释和解读，如此一来，管理者带动医院中层干部，中层干部带动科室人员归于一心，齐心向统一的目标努力，而不是将医院这艘巨轮驶离预设的总体发展方向。

叙事生态构建所创造的隐性效益比物质或金钱奖励更丰富。医护人员劳动强度非常大，物质或金钱奖励没有上限，会刺激大家更加功利化，不利于医院长久发展。《孟子·尽心上》中说："以佚道使民，虽劳不怨。"在叙事医院管理语境下，意思是，管理者如果能从医护人员视角出发考虑问题，从谋求大家的长远利益和可持续发展的角度出发，从创设良好的叙事生态入手，真诚关爱医护人员的身心全人健康，创造条件帮助其提升职业综合素养，在这样的叙事生态中，医护人员尽管辛劳，也不会怨声载道，而是全力以赴，为共同利益而不懈奋斗。

《礼记·大学》言："所恶于上，毋以使下；所恶于下，毋以事上；所恶于前，毋以先后。"意思是，在医院各维度的关系中，每一个人都能够做到换位思考，我们厌恶上级的某些行为，就应该想到下级也会厌恶这种行为，反思之后，设法去避免，否则也会同样引起下属的厌恶；同样，我们厌恶下级的某些行为，就应该换位想到上级同样也厌恶我们这样的行为，不要用同样的做法对待上级，如果医院叙事生态和谐，医院一定能够高质量发展。

三、医院叙事生态的五个基本维度

医院叙事生态构建需要两方面的支持性环境，这些支持性环境包括有形的物理环境与无形的心理氛围。"物理环境"指的是医院为了营造良好的叙事生态而设立的叙事中心、叙事港湾、叙事暖屋、叙事咖啡吧等各种实体空间。目前，全国各地许多城市的大型三甲医院已经拥有这样的物理空间。"心理氛围"是融入医疗机构各个角落的精神氛围，主要由具备良好的叙事管理意识和价值共生理念的医院和科室管理层人员来建立，温馨和谐的医院叙事生态的营造需要由上而下的支持与推动，也需要医护人员积极参与叙事互动和叙事交流。

医院叙事生态包括以下五个基本维度：

一是医院顶层管理者（书记和正副院长）间的叙事连接和叙事性沟通。

二是医院顶层管理者与职能科室以及临床科室领导之间的叙事互动。

三是临床科室管理者以及临床科室医护人员间的日常叙事连接与互动。

四是临床医护人员与就诊或住院患者及其家属间的人际关怀叙事互动。

五是临床医护人员引导患者及其家属建立关于疾病主题的叙事连接。

不同维度的主体之间不断产生互动，相互促进，共同组成医院叙事生态。在第一、第二维度中，管理者的"叙事商数"至关重要。具备创新的叙事管理意识的医院管理者能够从医院全局视角（整体层面）积极创设良好的医院叙事氛围和叙事生态，帮助医疗语境下的不同主体聆听其他不同主体视角的故事，充分形成视域融合与和谐关系。当管理者善用激发共同价值的叙事来组织医院或科室的行动，便可打破科室间因专科精分和谷仓效应构建起来的壁垒，经过不断的协调，各部门间实现同频共振。

科室管理者既是第二维度中的成员，又是主导第三维度叙事的管理者，起到的是医院与科室之间的桥梁连接作用。当科室叙事成为内部沟通的核心方式，科室日常会议的效率会提升，任务的行动力会得到最大化。第三维度体现的是医护人员同行叙事连接的日常性和紧密度。而在第四和第五维度中，医护人员的职业叙事能力最为关键，这也是让民众充分感受医院人文关怀的重要维度。作为连接医院和外部社会（患者及其家属和普通民众）的群体，医护人员的叙事素养起到关键作用。

我国肝胆外科的开拓者和奠基者吴孟超院士是一位懂得与患者建立叙事连接，给予患者人文关怀的医生。吴孟超院士带领团队一切从零开始，发奋图强，写下中国和人类医学史上一连串的"第一"。为了表彰他在肝胆外科取得的杰出成就，国际社会将17606号小行星命名为"吴孟超星"。然而，他在患者面前丝毫没有想象中的"权威范儿"，总是面带微笑，亲切和蔼得如同一位邻家大爷。以下是吴孟超院士的一位患者讲述的故事：

> 在询问病情时，吴老就迅速察觉到我难以抑制的焦躁情绪。他微笑着对我说："我女儿和你的病类型一样，而且病情更加危重，在60多岁高龄做了手术，至今安好。你正值壮年，有什么好怕的，放心吧，上了手术台，就安心迎接生的希望！"
>
> "安心迎接生的希望。"——这是我几个月以来，甚或是我有生以来，听到的最暖心的一句话。
>
> 吴老曾语重心长地对他的学生们说："孩子们，这世界上不缺乏专家，不缺乏权威，缺乏的是一个'人'——一个肯把自己给出去的人。""一个好医生，眼里看的是病，心里想的是人。""当你们帮助别人时，请记得医药是有时穷尽的，唯有不竭的爱才能照亮、抚慰一个受苦的灵魂。"
>
> 我很幸运，我的灵魂曾被他照亮。

中国叙事医学倡导医者与患者及其家属首先建立平等的人际叙事关系，而非扮演居高临下的权威专家角色。叙事医学也鼓励医者善用叙事思维，对患者或者患者家属正在遭遇的苦难共情，运用自己精湛的医术和人文关怀及叙事照护帮助身处至暗时刻的患者和患者家属走出泥潭，迈向新生。有时候，由于医学的不确定性和局限性，疾病无法成功治愈，但是，医者仍然可以用春风化雨般的语言去温暖患者和患者家属冰封的心，与其共同面对痛苦，走出黑暗。

在阅读和聆听他人的故事中，我们的生命叙事智慧得以积累，心智获得启迪，灵魂得以擢升。

——生命健康叙事分享中心创始人杨晓霖

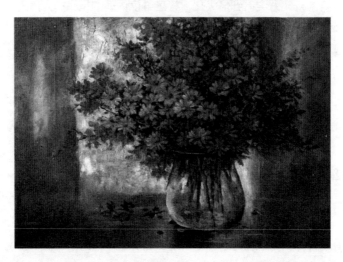

医院叙事生态中的每一个管理者都应树立"生态命运共同体"的发展理念，尊重成员间的异质性，发挥互补的才能。和谐良好的医院叙事生态对医院管理者引导医院实现高质量运营、医护人员个人心身健康和职业发展、患者及其家属全人健康的实现以及医院整体和谐关系构建意义重大，可以全面提升医院的医疗服务质量和可持续发展力。

故事与叙事的关系好比单个的星星和星座之间的关系，文化是由不同星座编织而成的"银河"，也就是医院的核心叙事。通过共同的叙事与想象，科室成员形成"叙事共同体"（community of narrative），获得更精准的方位感，赋予共同叙事身份，医院整体在"叙事共同体"基础上形成"行动共同体""愿景共同体""文化共同体"和"价值共同体"，在价值共生语境下得以高质量发展。在良好的医院叙事生态中，领导者与员工都具备良好的叙事调节能力，核心叙事和叙事共同体得以顺利形成。医院在"价值共生"理念引导下得以高质量发展。

在叙事医院管理和医院叙事生态等理念框架下，医院管理者不再完全依赖于根据法规、程序、规则和权威等级对组织内的成员的工作活动进行管制，而是在此之外获得更人性化的叙事管理工具。传统的法律法规、原则规则助长的是纵向关系的形成。而叙事管理模式发展的是横向的叙事共同体关系，或者说是价值共生文化。价值共生文化能够更好地缓解医者的专业精进诉求和管理者的运营业绩诉求之间的矛盾，缩短个人专业目标和组织目标之间的差距。

一家医院要想维持活力，必须维持叙事进程的稳定性和开放性之间的平衡。每个人都有不同的状态与观点，无法用单纯的规则来开展管理工作，墨守成规会限制创新思维，使医院叙事进程过于稳定，甚至停滞，影响医院叙事进程的开放性。医院领导者的重要职责在于教育和引导员工对医院未来发展的叙事进程持开放性态度，让员工充分意识到只有在向前迈进时，才能维持自身平静稳健，并保有安全感（Man maintains his balance, poise, and sense of security only as he is moving forward.）[①]。激励员工在变革中引领医院叙事进程朝更健康、更开放、更积极方向发展。

叙事医学理念让科室里的医护人员和患者及其家属互相帮助、互相滋养，建立生命共同体关系，能互相依赖，和谐相处，健康快乐地工作和成长。在缺乏叙事理念、人际叙事连接薄弱、叙事生态不好的科室和医院，员工倦怠，缺乏工作热情，患者得不到尊重，医患之间缺乏耐心和同理心。叙事医学能转变民众对医院的刻板印象，从而打造成一个叙事生态好的"关怀社区"（care community）。

四、患友叙事连接与疾病叙事生态

一个医院如果没有良好的叙事生态，缺乏叙事氛围和叙事连接，病人会被孤寂感包围。如果没有叙事连接，病人无法相互倾诉、互相理解或互相影响。

澳大利亚作家泰格特的短篇小说《病房的窗》（*The hospital window*）讲述同病房的病友之间维系叙事连接对彼此产生影响的故事。

> 医院的病房里，曾住过两位病人，他们的病情都很严重。这间病房十分窄小，仅能容下两张病床。病房设有一扇门和一个窗户，门通向走廊，透过窗户可以看到外面的世界。靠窗的病人经允许，每天上下午可以起身坐上1个小时。而另一位病人不得不日夜躺在床上。两人经常谈天，一谈就是几个小时。他们谈起各自的家庭妻小，各自的工作，各自在战争中做过什么，曾在哪些地方度假。
>
> 每天上午和下午，时间一到，靠窗的病人就被扶起身来。每当这时，他就开始为躺着的病人描述他所见到的窗外的一切——公园里有一池湖水，湖面上漫游着一群群野鸭和天鹅。一对对年轻的情侣手挽着手在树荫下散步。公园里鲜花盛开。在公园一角，有一个网球场，有时进行着精彩的比赛。
>
> 躺着的病人津津有味地听这一切。这个时刻的每一分钟对他来说都是享受。他听着这栩栩如生的描述，仿佛看到了窗外所发生的一切。然而，他突然

---

① 美国整形外科医师、励志作家麦斯威尔·玛尔兹（Maxwell Maltz，1899—1975）的名言。

产生一个想法：为什么偏是靠窗的病人有幸能观赏到窗外的一切？他白天无时无刻不为这一想法所困扰，晚上，又彻夜难眠。结果，病情一天天加重了，对其病因医生不得而知。

一天晚上，躺着的病人照例睁着双眼盯着天花板。这时，靠窗的病人突然醒来，开始大声咳嗽，呼吸急促。靠窗的病人两手摸索着，在找电铃的按钮，只要电铃一响，值班的护士就立即赶来。但是，躺着的病人却纹丝不动地看着。痛苦的咳嗽声打破了黑夜的沉静。一声又一声……卡住了……停止了……直至最后呼吸声也停止了。躺着的病人仍然继续盯着天花板。第二天早晨，医护人员送来了漱洗水，发现靠窗的病人早已咽气，他们静悄悄地将尸体抬了出去。

稍过几天，似乎这时开口已经正当得体。躺着的病人就立刻提出是否能让他挪到窗口的那张床上去。医护人员把他抬了过去，将他舒舒服服地安顿在那张病床上。接着医护人员离开了病房，剩下他一个人静静地躺在那儿。医生刚一离开，这位病人就十分痛苦地挣扎着，用一只胳膊支起了身子，气喘吁吁。他探头朝窗口望去，他看到的只是光秃秃的一堵墙。

对于末期患者而言，最痛苦的是孤单和人际叙事连接的断裂。有病友的陪伴，尤其是叙事性互动是一种幸运。在这个故事里，靠墙躺着的病人很幸运，遇到了一个具有非凡的叙事想象力的病友，给他带来许多温馨与快乐。然而，正如查尔斯·波德莱尔（Charles Baudelaire）所言："人生好比一所医院，每个病人都希望换换自己的床位（This life is a hospital where every patient is possessed with the desire to change beds.）。"靠墙躺着的病人想自己靠窗享受美景的自私想法最终中断了这一有利于双方生命质量的叙事连接，他再也无法享受到生命旅途中的最美好陪伴。

对于病房这个特殊空间而言，病友之间的叙事连接能够让冰冷的病房暖起来。在这个空间里"同呼吸共命运"的病友们，在医者的病友叙事分享理念的引导下，无论地域远近、年龄差异，都能成为推心置腹的朋友，因为大家是"同病相怜"的特殊关系。当我们和病友分享故事，这时似乎一切都变得可以承受，会感到我们所经历的病痛和折磨不再是由"我"独自一人承担，而是由"我们"一群罹患相同疾病的人一起承担。

外科医生爱德华·E. 罗森伯姆（Dr. Edward E. Rosenbaum）曾经将其生命叙事统整过程写入自传《当医生变成病人：一个医生的真实故事》（*A taste of my own medicine：when the doctor is the patient*，1988）。成为病人之后，罗森伯姆在反思自己的职业观、同事观和医患关系观的同时，也对自己之前长期未履行丈夫和父亲职责的过往进行了深度反思。3年后，这部自传叙事作品被改编成电影《再生之旅》（*The doctor*，1991）。

　　这部影片中，心脏外科医生杰克·麦克奇医生（Dr. Jack McKee）是一位事业相当成功，技术精湛，为人又十分高傲，对所谓的人文关怀嗤之以鼻的心血管外科医师。突然有一天，麦克奇医生被告知罹患喉癌，一夕之间从医师的角色转变成病人。即使他拥有最好的资源，他还是经过3位医生同行的误诊后，才经由新的检验工具确定诊断。

　　陷入职业叙事闭锁的麦克奇医生与太太和儿子之间感情疏离。疾病给他带来的无力感和隔绝感，没能让家人抵达他内心最深层的地方，反而是同样身患癌症的病友在麦克奇医生最脆弱的时候最能给予他内在的支持。和其他癌末病患之间的互动，让麦克奇医生意识到，不单单是一般人需要同辈团体的帮助与合作，染上重病的人更需要病友成为自己的心灵伴侣。

　　当麦克奇医生从工作狂医生变成听从指令的病人，他的整个生活和感受随之改变。这其中最重要的就是他作为一个病人，体会到了医院的入诊和治疗程序的复杂性，患者的不便，医生高高在上和缺乏关怀与爱心的态度给患者带去的伤害，以及患者在缺乏爱心与责任心的医生面前显得多么弱小。

　　与罹患末期脑瘤的女病友之间的故事从另外一个角度改变了麦克奇医生。生命已为期不长的琼与他的几次交谈使他们成为亲密的朋友，他们相互怜惜，相互鼓励。在琼气愤医生对她的疾病治疗不及时，甚至认为这是一场医疗事故时，麦克奇从医生的角度告诉她真相；在麦克奇泄气时，琼带他上屋顶将自己的故事告诉他，给他打气……

　　在成为患者之后，与不同的病友之间的叙事性互动，让罗森伯姆深度理解了，对于病患家属和医疗人员而言，用同理心对待病患是一件不容易的事情，要用更谦卑、更温和的态度来照顾病患，这是一项需要学习的任务。从疾病中走出来的罗森伯姆所做的第一件事情，就是去教来医院实习的见习生第一堂人文课。罗森伯姆让他们穿上病号服，让他们变成患者，因为只有经历过病患的痛苦，才能真正为其所想，医治患者之痛苦，成为一名合格的医生。

　　澳大利亚兽医伊恩·高勒博士（Ian Gawler，1950—）的故事也告诉我们病友叙事连接的重要作用。

　　伊恩·高勒博士曾是10项全能运动员，25岁时因罹患致命骨癌而截肢，术后不到1年复发。1976年，外科医生认为他最多还能活两个星期。但是，高勒奇迹般地成了例外的患者，最终战胜癌症，目前已经成功地多活了近50年。高勒在康复后创办癌症患者互助小组，将自己抗击癌症的经验分享给更多患友。

1987年，由于在癌症自助疗愈领域的杰出贡献，他被授予澳大利亚国家荣誉勋章。伊恩·高勒在这个过程中成为身心医学领域内最有经验且备受尊崇的权威人士之一。高勒出版了《心灵的宁静》《冥想：纯粹而简单》《心智可以改变一切》等多部著作。

通过阅读这些例外患者的故事，罹患类似疾病的患者也与其建立了深入的叙事连接。生过大病的人都知道，孤独、害怕、无人能理解的感受是病魔之外的最大敌人。在没有良好的病友叙事连接之前，许多独自面对疾病的患者只能依赖药物和手术刀等外在手段来对抗疾病。而通过对各自生命故事的讲述和倾听，许多患者都获得了灵魂的洗涤和生命的顿悟——人生遇到的问题很多，癌症或疾病只是其中一种，如果能够学会身心安适，所有问题都可顺利解决。在病友叙事交流中，患者更懂得从自身出发，修复自我和亲友之间的亲密叙事连接，活在当下。

我们每个人都是一滴小水滴，但聚在一起就能汇成海洋（Individually, we are one drop. Together, we are an ocean.）。

——日本作家芥川龙之介（Ryunosuke Akutagawa）

第二节　医院同事间的良好叙事互动生态

宋代理学家朱熹说："敬业者，专心致志，以事其业也；乐群者，乐于取益，以辅其仁也。"同行叙事连接是构建职场人际关系的"荷尔蒙"。著名的社会心理学家埃里克·H. 艾瑞克森（Eric H. Erickson）提出，每一个人在人生中的每一个阶段都有一个重要的叙事关系网络，这种叙事关系网络因人而异，但每一个人都需要一个不断扩大的关系网络，以进入更广阔的社会领域。如果说，在医学教育阶段，我们更多的是通过阅读和聆听，建立与医学前辈和医学名人之间的人际叙事连接的话，那么，进入临床实习和工作阶段，我们还需要建立与同行之间的良好叙事互动连接。

同行或同事间的良好叙事互动生态营造是医院或科室管理者的重要职责。《淮南子·主术训》中言："用众人之力，则无不胜也。"叙事医院管理理念认为，叙事性沟通是团队协作的基础，而团队合作是让平凡人取得非凡成果的秘密武器（Teamwork is the secret that makes common people achieve uncommon results.）[1]。

---

[1] 教育家兼畅销书作家伊凡奇·伊诺奇·奥诺哈（Ifeanyi Enoch Onuoha）的名言。

优秀的团队会将叙事性互动融入组织文化和生态中，为团队的成功与未来发展打造基石（Great teams incorporate narrative interaction into their culture and ecology，creating the building blocks for success and development.）。

一、同行间叙事性交流减少误诊

同行叙事性交流能够降低职场失误率。据说，消防员在每次火灾后都会交换各自的故事，增加彼此的经验。几年下来，年轻的消防员对火灾时可能遇见的致命情境会有更完整的心理印象，在真实情景中遇到时就能做出更及时的反应。研究显示，与同行进行常态化的叙事性沟通，在心里模拟某个情境，能帮助我们在实际碰到该情境的时候表现得更好。也就是说，同行之间的叙事交流可以当成一种想象中的模拟体验，促使我们更能作出迅速有效的反应。医生同行之间也是这样，顺畅的叙事性交流能够让每一位医者在工作中表现得更好，反之，容易出现失误和不良事件。

对于健康医疗行业而言，团队协作至关重要。当专业人员之间无法展开有效的叙事性沟通时，患者安全会由于诊断的关键信息缺失、信息误解、电话指令不明确以及细微状态变化被忽略等，而遭受严重威胁。叙事医院管理理念鼓励同事公开对话、实施术前和术后团队的叙事简报，以及创建跨学科叙事委员会或叙事工作组，制订预防"破坏性事件"发生的方案。在破坏性事件确实发生时，及时通过启动"暂停程序"（time-out）、紧急伤害处置（code white）等策略解决问题，防止事态进一步恶化。

在医疗数字化，尤其是电子病历和电子健康档案替代面对面与病人交流的语境下，医护人员大多的工作都在自己的电脑前完成。许多研究显示，电子病历系统引入之后，医护和医医之间的同行互动减少，沟通质量明显下降。肺部/重症监护学科医生，克利夫兰医学中心教育研究所的詹姆斯·K. 斯托勒（James K. Stoller）将这种现象称为"电子孤岛"（electronic siloing）。在电子孤岛上，医护人员之间从传统的面对面的"人际沟通"变成了电子对电子的"人机扫瞄"。

英国医生马修·卡斯尔（Matthew Castle）曾发表过一篇略带讽刺意味的文章，名为《工作过劳》（*Burnout*），他将自己的角色设定为一位2100年的人工智能医生。他拥有极强的深度学习能力，能对每位病人进行完整的分子和神经精神病系统分析，熟悉所有生物医学文献，能同步进行数千次会诊。然而，卡斯尔的公司却要求他提供人性化的品质服务。他精疲力尽，要求休假6个月，理由是"公司要求培养共情能力"。卡斯尔写道："不管人类或机器多么强大，一旦要求他们做一些不可能的事情，就会失败。"

同行叙事性交流缺乏容易导致职业倦怠，职业倦怠会导致医疗失误，而医疗失误反过来也会加重倦怠。医患之间的叙事性交流能够有效减少职业倦怠。2018年，美国公共政策研究所发布一份标题为《为所有人提供更好的医疗和护理》（*Better health and care for all*）的报告。该报告预测，人工智能将为临床医生腾出平均超过25%的时间来照顾患者。人工智能技术带来的最重要的影响之一是让更多临床医生有机会摆脱电子健康档案的影响。在科罗拉多大学，医生开始将计算机带出诊室，在助理医生的陪同下为患者提供各种面对面的服务。在这样的人际连接状态下，医生的倦怠程度显著下降，从53%降低到13%。

同人与人之间的面对面交流相比，电子病历和健康档案的简单扫描往往容易让人错过关键信息，导致医疗事故。美国第一例埃博拉病毒感染者托马斯·埃里克·邓肯（Thomas Eric Duncan）被误诊，造成多名医护和亲友被感染，几十名人员被隔离的医疗事故就证明了人与人面对面叙事性沟通的重要性。

2014年9月20日，邓肯从利比里亚来到美国探亲，邓肯离开利比里亚之前曾经接触过致命的埃博拉病毒，但是，当他乘飞机到达美国时没有表现出任何症状。几天后，身体感到不适、出现高热症状的邓肯到得克萨斯长老会医院急诊科就诊。护理人员了解到邓肯近期刚从埃博拉病毒暴发的地方回来，因而在电子病历中对这一细节做了记录。不幸的是，急诊科医生在阅读电子病历时，忽略了这条关于旅行记录的内容，更多关注了与疾病症状相关的内容，只给他做了一些医疗处置之后就让他回家了。

几天后，邓肯被救护车送回该院，在被诊断为疑似埃博拉病毒感染者之后，开始接受"严格隔离"。9月30日，美国疾病控制与预防中心检测确认，邓肯为美国本土发现的首例埃博拉病毒患者。医院的这一过失使得更多人暴露于被感染的危险之中。与邓肯有过直接或间接接触的家人、医护工作者和朋友等48人被迫接受严格隔离或密切监测。由于病情恶化，入院10天后，邓肯死于埃博拉病毒感染。由于电子系统工作环境和思维惯性，当班的护士没有与医生面对面强调除了高烧39.5摄氏度之外的重要信息——病人刚从利比里亚来到美国。

医疗行业的数字化让以前常规的同行交流不再受欢迎。艾莉森·蒂利亚克（Allison Tillack）是一位年轻的放射科医生，同时还是一位医学人类学博士。她花了1年的时间在一所顶尖教学医院的放射科观察放射科医生们的日常工作，并在博士论文中揭示放射医学数字化如何改变放射科医生的日常工作以及他们所服务的人群："影像存储与传输系统（PACS）具有改变医学影像的可及性和节奏性的能力，这使得临床医生认为到阅片室和放射科医生一起讨论病历是浪费时间，而对放射科医生来说这是在打扰他们的工作。"

二、同行叙事促进职业精神升华

叙事医学倡导与不同时代的同行建立叙事连接。著名的心血管医生魏万林在其著作《医魂》（2009）一书中提出要向四种人学习——古人、今人、名人和前人。我们要学孙思邈、张仲景、李时珍、朱丹溪等古人的辩证法和医德心；学郎景和、凌锋等今人的职业伦理和人文精神；学钟南山、张伯礼、张定予等名人在国家和人民陷入危难之时，挺身而出，奋斗在疫情前线；学青蒿素发明者屠呦呦几十年如一日的科学追求；学为了共产主义事业把生命奉献在中国战场的白求恩大夫和被誉为新四军中的"白求恩"的伟大国际主义战士、奥地利著名医生罗生特（原名Jakob Rosenfeld，1903—1952）；学南登崑、吴孟超等前人的职业精神等。

努兰的《医魂》在某种意义上是一本医学的《坎特伯里故事集》，这部作品搜集了各科退休老医生的毕生经验和精彩故事。这些故事主要发生在20世纪70年代之前，那是先进诊断工具发明前的年代，各种机械解剖与实验技术还没开始盛行，医者善于细辨病人不同的症状；医生和病人在床边对话，努力追寻答案：疾病要带领人们前往何处？苦痛到底是为了什么？努兰以医学史的观点切入并提出，行医最让人着迷之处，正是那穿越数千年历史、绵延不断的叙事脉络。

也就是说，医者除了要处理好跟自我的关系、跟患者之间的关系，还要与同行建立良性关系，在精诚协作的氛围中营造和谐的同行叙事生态。医疗基本上是发生在医生与病人之间单纯的互动行为，但随着医学知识及新技术的开拓，医疗专业分工精细，医疗照护体系也逐渐变得复杂且庞大，所牵涉的不仅只是医生与病人，还有各类医疗人员，包括护士、临床药师、检验员、康复治疗师、心理咨询师……除此之外，还有行政管理人员、负责仪器设备采购及管理的人员、医疗政策与健康保险部门人员等。

医者与医者之间需要先建立良好关系，医者与患者之间才会有良好关系。反之，医者与医者之间若关系疏远、缺乏沟通，会连带导致医患之间出现严重问题。在现代化的医疗专业细分的语境下，要实现对患者的全面诊疗，综合施治，离不开与同行医者的协同施策。美国俄勒冈州波特兰市医生艾伦·麦克尔森（Ellen Michaelson）的叙事作品《来自陌生人的爱》（*From the love of strangers*，2020）讲述布鲁克林一家公立医院的勤杂人员西玛（Sima）在医生同事的帮助和自己的努力下成长为一名医生的故事。

西玛时常被主管提醒自己只是这家医院里最无足轻重的人，但是她怀抱着自己有一天能成为医生的梦想开始学习。正当西玛在学习和生活遭遇巨大压力的时候，通过照护的病人她认识了实习医师敏迪卡恩（Mindy Kahn）并与之成为朋友。通过同事间的亲密交流，西玛得以与患者建立起叙事连接，并领会到当我们真心地关怀他人，我们将会生出巨大的能量，而这让我们有勇气面对过去并掌控自己的未来。

《论语·里仁》曰："见贤思齐焉，见不贤而内自省也。"意思是，见到有才德的人，就应该向他学习，向他看齐；见到没有才德的人，就应该自我反省，唯恐自己也有同样的毛病。很多时候，我们对于所见的人贤与不贤，善与不善，都能做出判断，但对于自己的缺失，反而视若无睹，放纵不知悔改。"思"和"省"二字分别代表两个不同的思维层次，是一个人不断向上奋进的修身要领。当我们通过写作将外在的看见化为内在的自省时，我们得以真正领悟他人的不贤，以及可能发生在自身上的不贤，才能引发自身伦理行为的改变。

除了作为医者诊疗活动的合作伙伴外，在一定程度上优秀医学同事还能充当我们行医路上的学习榜样和精神领袖。中国医圣唐代名医孙思邈在《备急千金要方》的序中提道："一事长于己者，不远千里，伏膺取决。"清代名医叶天士凡听到某位医生有专长就一定会前去登门拜其为师。10年之内叶天士一共拜了17个老师。在西方，具备深厚叙事素养的奥斯勒医生不但以自身人文医疗实践影响着同时代的医者，更以自身医学人文理念感染着一代又一代的医学生。

1886年，奥斯勒被一封费城著名外科医生奇恩（William Williams Keen，1837—1932）的紧急电报召去科德角治疗他突患重病的妻子。奇恩曾在1883年参与编写经典医学教材《格雷解剖》（Gray's anatomy）的部分章节，被誉为"美国第一位神经外科医生"和"美国第一位脑外科医生"。

赶到科德角的奥斯勒查看奇恩妻子的情况后，深深叹了一口气。奇恩的妻子病得太重，两位那个时代最著名医生都无力回天。奥斯勒只能在外科医生家里整夜陪伴着奇恩及其病床上的妻子。奇恩在后来写给奥斯勒的信中说："你陪我坐了一整夜，听我讲述我内心里的一切，你一定不知道，这样的陪伴与倾听对我来说是多大的安慰……"

奇恩曾如此描述奥斯勒的魅力——奥斯勒能够谴责人文学家对现代科学的无知，也能谴责他的科学家同行们在人文领域的无知，但能同时与科学和人文两个不同领域的顶级专家成为终身好友[1]。

受奥斯勒影响，奇恩也非常认同医学生阅读文学、艺术、历史和哲学类作品的必

---

[1] KEEN W W. A tribute to Sir William Osler [J]. Canadian Medical Association Journal, 1920, 10: 39-41.

要性。

奥斯勒所仰慕的医学人文主义者托马斯·布朗恩（Thomas Browne）曾说，一位真正的学者不是知识的坟墓，而是知识的宝库，他们不会搞学术垄断，而是尽可能地创建分享知识的团体和社区。奥斯勒积极发表公开演说，创建各种学术团体和读书会，不仅分享医学科学知识和患者故事，还分享医学史、医学人文以及生活实践智慧，这种分享有利于医生处理好与自我之间的关系。

年轻的奥斯勒在加拿大大都会餐馆与不同人物（医生、患者及其他人物）进行故事分享与交流，在美国创建约翰·霍普金斯医院的奥斯勒经常与住培医生一起住在医院宿舍，增加与年轻人分享故事的机会。奥斯勒还在不同国家的许多医学院、医院和公众场合发表演说，通过讲述故事，引领大家前进。在英国，奥斯勒每周在家里举办餐会，与年轻人畅聊。许多医学同行，尤其是年轻医生，如哈维·库欣和怀尔德·彭菲尔德都是奥斯勒在牛津的瑙伦园13号宅邸"张开的臂膀"沙龙的常客，同事和医学生一起在那里分享各自的职业发展故事和遇到的患者故事。

三、同事间的叙事连接化解危机

医疗同事和同一学科的同行之间往往存在竞争关系。主动的叙事连接能够将恶性竞争转化成良性竞争，在同一学科领域中结交更多帮助自己成长和进步的亲密战友。有时，外科医生会因为顾及面子而接手自己并不擅长的手术，但是这必定给手术患者带来生命危险。这类医生一定是自尊心非常强的人，如果直接要求他放弃手术，一定会对其造成严重影响。在这种情况下，如何运用叙事智慧化解这个危机，既不让外科医生有失脸面，又能保障患者的安全呢？在《机智的医生生活》第一季里，就有一个这样的故事：

> 神经外科医师蔡颂和团队里的一位助手急匆匆地来找她。助手告诉蔡颂和，有一名危在旦夕的患者需要马上做手术，但是，负责主刀的医生其实并不擅长该手术，只是由于自负与重视面子，为了能够在更多同事面前证明自己具备做这种难度的手术的能力，不愿意主动退出，将这台手术让给在这个方面更专业、更有经验的蔡颂和，自己坚持执行这台高难度手术。助手请求蔡颂和与这位主刀医师沟通，为了患者的生命安全，让真正专业的蔡颂和接手手术。

> 蔡颂和了解到这件事以后，并没有立刻答应助手的请求。她觉得自己不能直接要求执行手术，一方面她要考虑原定的主刀医师的面子，另一方面要考虑到主刀医生一定与患者及其家属在手术方面有深入的沟通，患者及其家属已经对主刀医师产生一定的信任感，如果突然换主刀医生，也会引起患者的疑虑和

恐慌。如果自己莽撞地接过手术，尽管可能对病人的生命安全和疾病治疗更有保障，却会让医患关系与医生团队之间的关系变得紧绷。

经过深思熟虑，蔡颂和这样化解了危机：

蔡颂和来到原定的主刀医生办公室，医生见她出现，立刻表现出防卫状态，怕她来抢走他的手术。却没想到蔡颂和一开口就跟医师说："你好，我听闻你要执行某手术。我在前几次类似的手术中，发现自己在这个手术领域其实还有很多不足，不知道有没有机会成为你的助手，让我可以好好观摩与学习技术呢？"医生得到更厉害的同事的肯定，内心感到非常舒畅。原定的主刀医生本来也正在为这台不确定性和风险很大的手术犯愁，蔡颂和的示弱让原定的主刀医生卸下心防，欢迎蔡颂和参与这场手术，一场危机得以平息。最终，患者在两位外科医生的相互配合下痊愈了，原本的主刀医生也获得了满满的成就感，同时，从内心里，更加佩服蔡颂和医生。

先秦时期著名的黄老道家典籍《六韬·文韬·文师》中提道："情同而亲合，亲合而事生之。"意思是，情意相同，就会亲密合作；亲密合作，事业就能成功。叙事素养一方面让我们能够站在其他同行的立场上看待和解决问题，另一方面能够提升同行之间的信任度和增进亲密合作。这个故事里的蔡颂和具备良好的叙事素养和人际危机化解能力。这个故事给我们以下启示：

蔡颂和医生深谙人际叙事的奥妙和精髓，不是单纯强调或者依赖"科学脑"的纯技术型医生，具备一颗"人文心"，懂得换位思考的重要性。从主刀医生的视角来看，医生给病人做手术，也是某种程度上的"临危受命"，这和军事上"战前不可换将"有异曲同工之妙，现在是"箭在弦上不得不发"，因为主刀医生已经立下"军令状"，一定要"参战"。现在蔡颂和医生主动"屈尊"找主刀医生沟通，并且是抱着"学习"和"助战"的态度来参与手术，没有"喧宾夺主"之意，这恰好打消了主刀医生"不被信任"的疑虑。

任何一位主刀医生都不会谢绝一位经验丰富的医生给自己做助手。对于没有十足把握的主刀医生而言，身边能有个经验丰富的医生在场，即便术中有突发事件——大出血或者并发症发生，也有"援兵"在此，这援兵可不是普通的士兵，而是一位足智多谋的"大将"。蔡颂和医生面临一个可能破坏同事关系的职场危机，但是，在她的主动叙事调解下，多方面的危机都得到很好的化解，而且创造了一个让职场竞争对手真正信服自己的机会。对于没有当面拆台和揭短，没有夺取自己"兵权"的这位同事，主刀医生一定打心里佩服和尊重。

四、常态化叙事分享与困境化解

良好的叙事连接才能真正还原医者的人性，也使医者受到医院管理者、患者和社会的尊重。

我们叙事医学团队2021年在深圳大学叙事中心进行叙事医学师资团队建设和培养，晚上有一个与医护人员分享故事的互动环节。其中一位护士长阿芳（化名）在分享故事环节中，特别讲到自己的护理团队是如何给一位临终老年患者以生命最后的尊严的故事。出于疫情原因，老年患者远在国外的子女在其临终前没能赶到医院陪伴和送别。护理团队担负起了这个伟大而神圣的使命，在他们的悉心照护下，老年患者最后安详离世。护理人员在老年患者离世后耐心地帮她梳头发，换上干净漂亮的衣服，在这个过程中一直在和她聊天，讲述儿女的思念和牵挂，仿佛她只是睡着一样。护理人员将这个过程跟患者的儿女进行了描述，儿女感到非常欣慰。

一起听故事的是深圳总医院的30多名叙事医学师资团队成员。其中一个科室的护士阿华（化名）在听这个故事的过程中一直低声啜泣，引起了我们的关注。我们请她来分享她的感受。阿华站起来，跟我们讲述了她自己的故事。原来，阿华与家婆感情甚笃，形同母女，家婆多年来一直在深圳尽心尽责照顾着阿华的子女，无怨无悔。家婆有一段时间感到身体不适，恰好又快过年了，家婆的医保在老家江西，所以家婆决定回老家治疗。但是没想到回到老家之后，家婆被诊断为癌症第三期。

由于疫情期间需要大量护理人员支援各个社区验核酸，而且如果请假回老家，需要在两地分别隔离14天，对于阿华而言，去陪伴家婆的愿望完全无法实现。本来已经跟老公商量好，想等疫情趋缓，就让家婆回深圳治疗。但是，没想到的是，家婆的病情急转直下，过年之后突然在医院里去世了。阿华没能到医院送别家婆，也没有机会参加阿婆的葬礼。自从家婆去世，阿华一直没能接受家婆已经远去的现实，无法专心眼前的工作，无法融入当前的生活，失魂落魄、失眠、焦虑，眼前经常浮现家婆在医院孤独离世时的痛苦凄凉的场景。

今天听了肿瘤科的同事分享的故事，一直浮现在面前的家婆独自凄凉离世的场景被同事描述的这个温暖告别的场景替代了。她想象，自己的家婆在临终之际也应该受到了远在家乡的护理姐妹和同人的人文关怀和叙事照护。阿华受到阿芳故事的启发勇敢地将自己内心的创伤故事分享给大家，本来并不熟络的护士后来如姐妹般相拥……后来，阿华告诉我们，从那天分享了故事之后，她从失去家婆的自责中走了出来，重新回到了当下，工作效率提高了，跟老公建立了关于家婆的更亲密的叙事连接，一起走出了创伤。

同事分享的其对临终老年患者的照护故事，减轻了阿华对家婆的负罪感，使深陷道德谴责和情绪困境的她得到安抚。我们每一个人都拥有非常强大的自我修复能力、自我疗愈能力、自我适应能力、自我觉醒能力、自我救赎能力，在良好的叙事生态中，这些力量能够迸发出来。同事间常态化叙事分享是构建良好叙事生态必备要素，对促进良好的同事关系和预防自身职业危机方面助益良多。

团队合作是一种朝着共同愿景一起努力的能力。它就像是燃料，让平凡的人取得不凡成果（Teamwork is the ability to work together toward a common vision … It is the fuel that allows common people to attain uncommon results.）。

——苏格兰裔美国实业家兼慈善家安德鲁·卡内基（Andrew Carnegie）

第三节 医院管理者与医者叙事连接质量

尽管现代世界已经发展出诸多组织管理模式，但是真正能激励员工投入的组织的管理模式仍少得可怜。多数组织的文化无法顺应人类的天性。根据德勤趋势变化指数（Deloitte Shift Index）的资料，80%的人对工作不满意。当人们不想上班时，组织想取得进步就得耗费更多成本与努力……而且往往无法持久。把短期成果与效益看得比人重要，是一种缺乏人性化的管理模式。当医院员工挣扎在工作上寻求认同感和归属感时，不免会把这种挣扎带回家。而反过来，当医院员工受到管理者的关怀和保护，当一天的工作结束时，大家会带着强烈的安全感、成就感与满满的感激回家。

与人产生叙事性互动是人类的基本需求之一。叙事连接力是指医院管理者在关注和洞察每一位员工的工作状态的基础上，能够运用叙事性交流策略走进员工的内心，构建深层次的内在连接，达成某种意义上的共识的能力。对员工故事的洞察是形成叙事连接力的前提，只有员工感到自己被理解和被触动，他才愿意被连接。通常唯有通过科室小团体的叙事共同体构建，才能让医者在更高层面愿意为医院做贡献。

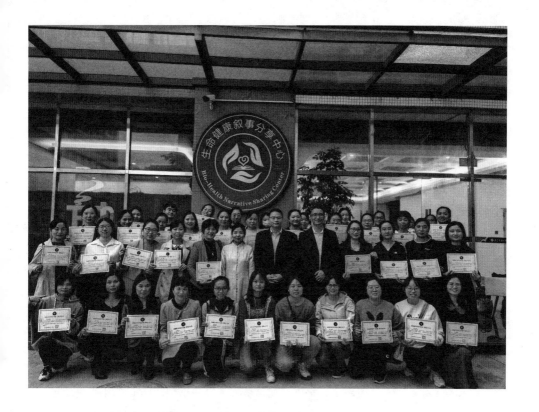

一、管理者叙事商数与医者的持续成长

叙事商数高的管理者能够包容年轻的医护人员在医学的不确定性中所犯下的非主观错误，也应在年轻医者在入职初期犯下其他错误之后，予以恰当的引导，防止其陷入自我否定和对医学职业的不认同困境之中，从此效率低下，最终导致科室和医院的损失。职场关系可以分为横向关系（horizontal relationships）和纵向关系（vertical relationships）。著名的精神病学家、心理学家阿尔弗雷德·阿德勒（Alfred Adler）认为，纵向关系是损害人的健康的最大负面因素。叙事关系是一种典型的横向关系。

《易经》中云："谦，德之柄也。"优秀的管理者了解自己的优点、缺点，他们既自信又谦卑，懂得善用团队成员的能力来补自己的不足，又能够接纳自己与他人的不完美。在医院这个职场中，许多管理者没有意识到这一点，给员工带来困扰和伤害。反过来，管理者能够接纳员工的不完美，在危急关头，能与员工一起承担责任，与员工建立更平等、更人性、更包容的横向人际叙事关系，才能够带出更优秀的团队。

中国叙事医院管理理念认同阿德勒心理学说（Adlerian Psychology），提倡医院各层面主体抛弃职场纵向关系，倡导多维度的横向人际关系。在职场中，我们倾向纵向关系，而这种纵向的人际关系是伤害职场中的个体健康的最大因素。而在一个叙事共同体中，管理者会有意识地将人际关系发展为横向人际关系。横向关系创设的叙事共同体关系，能让个体拥有更健康、更包容、更开放、更具反思性的人格。

在以下的故事中，我们看到科室管理者和护士长的叙事连接让年轻医护人员得到关爱，当年轻医护人员成长为科室管理者时，他们将这样的良好叙事生态传承给年轻医者。

> 一位护理人员小柳讲述了她的职业成长故事。在刚入职不久时，小柳犯过一个错误，被患者家人斥责和投诉。但是，小柳当时所在消化科的科室主任和护士长并没有苛责她，而是站在年轻的护理人员的视角，听她讲述整个事件，同时也倾听她内心里的疑惑与委屈。在获得了护士长的叙事性回应和安抚之后，这位护士很快走出阴霾，在工作中更加投入，而且从讲述故事的过程中，更懂得了体会患者的内心情感，避免不自觉地伤害患者的情况发生，逐渐获得患者的谅解和喜爱。
>
> 小柳所在的消化科，许多年轻医护人员得到快速成长，大多数科室人员都实现了学历提升、职称晋升和职务上调，科室的患者满意度也非常高，医患关系非常和谐。小柳也成长为一名年轻的护士长，她认为曾经的那段经历对她的成长非常有益。当她遇到年轻护理人员出现失误时，她也像她所遇到的主任和护士长一样，陪伴他们，站在她们的视角上听他们回顾事件发生的经过，一起找出问题所在，共同面对，而不是一味地苛责。这样，她与同事们相处非常融洽，任务分解之后的完成效率也非常高，所在的科室凝聚力更强。

医院管理者在处理不良事件时应怀揣"宽明仁恕"之心。人与人之间的和谐关系，要有"恕道"来维系。"恕"，形声字，从心，如声。"如"为依照、遵从，"心"为内心、心情。"如""心"为"恕"，意为内心温柔、善良，即富有同情心，能够站在他人立场为他人着想。《说文解字·心部》："恕，仁也。"本义为恕道、体谅。"恕"为"如""心"，也可理解为遵从善良之心：为人处世，不执着于自己的利益，容易原谅他人的过失，故"恕"有原谅，宽容之意。"如"又为假如、如果。心里多想一些假如、如果，以己度人，换位思考，用自己的心去推想别人的心，如此，就能多一分宽容，多一些宽恕。"恕"即推己及人，推己之心以爱人。

而在我们了解到的另一个故事中，我们却发现管理者与所管辖的员工没有这样的叙事性连接，结果所在科室已出现多名人员抑郁、转岗的情况。前例中小洁也因为遭遇当班患者意外死亡事件，还没有从创伤事件走出来，又遭遇多层管理者要求反复写情况说明的困境，导致身心出现严重问题，影响到日常工作效率，又被领导责骂和批评。综合考虑后，小洁只好向领导提出辞职申请。还好，小洁所在的医院的院级领导恰好在当时开始关注叙事医学，并在医院设立叙事中心，展开叙事医学相关活动。具有一定叙事意识的一位中层干部推荐小洁参加了两天的叙事医学团队培养班之后，小洁走出了困境。

医院管理者也意识到了年轻医生遭遇不良事件时，所需要的同行叙事关怀。叙事是体现管理者责任担当的智慧锦囊和必备秘籍。医院各层面管理者在对医院和科室的业务发展承担重要责任的同时，也应对员工的身心健康及其职业发展担负责任（responsibility）。而责任心等于及时有效回应的能力[1]。对于医院和科室管理者而言，回应的第一对象应该就是自己医院和科室的员工。在这个案例里，科室管理者和医院的医患关系办公室人员并没有想到去积极回应自己的同事小洁，而只想到用"情况说明"去回应病人家属，回应上一级领导，导致了医院人员损失的潜在风险。

而管理者通过重新修复与医者的叙事连接挽回了人力资源损失。小洁已经在岗位上锻炼几年，虽然是年轻医生，但是整个培养过程实属不易。医院要重新培养一个刚毕业的医学生也需要投入很多的人力、物力、财力。小洁如果离职，不仅是科室的损失，也是医院的损失，更是社会的损失。幸运的是，小洁主动讲述出她的故事，而在场的医护人员，尤其是管理层人员也反思了自己应对方式中的"非人性因素"，为没有真正走入小洁内心，聆听她的故事，而是一味地苛责，当场向小洁道歉。

医生同样会迷惘、抑郁、焦虑、恐惧与忧伤。医院是一个充满负面能量的场域，如果医生的心理需求被否认、忽视，没有被满足，那么，一个情感和心力已经消耗殆尽的医者，如何去承担另一个人的苦难，如何为另一个人提供有温情的治疗和照护？

二、谦逊管理者与年轻医者的叙事连接

中国叙事医院管理理念倡导管理者谦逊地聆听年轻员工对于医院和科室运作情况的观察和建议，并提出这种横向的叙事连接能起到促进医院和科室创新发展的作用。这一观点与麻省理工学院（MIT）斯隆商学院教授、组织心理学的开创者和奠基人埃德加·H.沙因（Edgar H.Schein，1928—2023）的管理哲学接近。2013年，沙因提出"谦逊提问"（humble inquiry）[2]，并于2016年进一步衍生出"谦逊咨询"（humble consulting）这一概念[3]。所谓"谦逊提问"，是从追求效率的命令指示，

[1] 在很多语言中，责任心都等于回应的能力，如，责任（Verantwortung，德语），是一种回应（antworten）。
[2] SCHEIN E H. Humble inquiry: The gentle art of asking instead of telling [M]. Oakland: Berrett-Koehler Publishers，2013.
[3] SCHEIN E H. Humble consulting: How to provide real help faster [M]. Oakland: Berrett-Koehler Publishers，2016.

转向赢得员工广泛信任的聆听式提问，这是一种有效破除文化性组织沟通障碍的策略。

"谦逊咨询"则是对"聆听式提问"和"谦逊提问"进一步的体系化，致力于营造一个充满信任的互动环境。从叙事医院管理的角度来看，"谦逊咨询"这一升级模式使管理者意识到，自己不仅仅是一名对医院内部问题进行诊断和治疗的"医生"，而是一位与医院员工或科室成员共同探索解决问题之道的"创造者"。《道德经》所谓"贵以贱为本，高以下为基"，指的是富贵之人也要以卑贱状态为本分，身处高位者也要以低下状态为基础，如此才能获得长久的财富和发展潜力。反之，不愿意放下身架咨询员工的医院管理者，则有可能如《易传》所言："居上位未得其实，而喜其为名者，必以骄奢为行。据慢骄奢，则凶从之。"①

2018年，沙因对前述概念进行升级，以"谦逊领导"（humble leadership）②启发治理者如何激发群体的文化动力，让当代管理者引领群体迈向更适切的未来。他在《谦逊领导力》中提倡，组织沟通应该从以规则为本的"L1"层级，提升到更"人性化"的协作关系，即"L2"层级，甚至更加强调"契合"的"L3"层级。叙事医院管理理念也认为，在当代这个具有特殊性的社会，管理者唯有在谦逊概念所引导出的安心、开放、信任之互相合作中，才能更新根深蒂固的现代管理思维，驾驭多元的医院沟通情境，解决复杂纠结的医院管理问题，并且，同时尊重每个独立个体。

大卫·J.舒尔茨教授（David J. Schwartz）讲述过一个管理者愿意任用资质低的年轻人，结果帮助公司解决管理中的一个大难题的故事：

> 在20世纪70年代，当油价飙升时，汽车制造商被要求提高汽车的省油效率。一家制造商要求一群资深工程师大幅减轻他们设计的汽车重量，他们致力于处理这个问题，并寻找解决方案，但最终得出结论：制造更轻的汽车是不可能的，成本太高，而且会带来太多安全问题。汽车制造商改变领导思维方式，主动咨询一群没有经验的年轻工程师，反而找到方法，将汽车重量减轻数百磅。不受太多经验束缚的年轻人反而能发挥潜力，有优异的表现。

在医疗管理领域也是如此。19世纪中期，欧美多家代表世界最高水平的医学院附属医院产褥感染暴发，产妇大量死亡。对此现象进行敏锐的观察、分析和对比的分别是欧美两位年轻医生——塞麦尔维斯和霍尔姆斯（详见《中国叙事医学与医者职业素养》一书关于"洗手的提出者"的论述）。缺乏谦逊领导力的医院和产科管理者没有积极

---

① 意思是"身居高位的人如不懂得修身养性，只喜欢标榜虚名，必然骄横奢侈。如果对下面的人怠慢蛮横，凶祸就必然降临"。

② SCHEIN E H, SCHEIN P A. Humble leadership: The power of relationships, openness, and trust [M]. Oakland: Berrett-Koehler Publishers, 2018.

聆听和回应两位年轻医者，造成在一段时间内仍然存在进行解剖教学之后的产科医生没有洗手就到产房接生，导致产妇继续被细菌感染而死亡的情况。

加拿大多伦多大学内科教授何瑞光（Dr. Herbert Ho Ping Kong）在其《医学的艺术：融合科学、艺术与人性关怀的医疗》（*The art of medicine：Healing and the limits of technology*，2017）里讲过这样一个故事：

> 我在牙买加圣乔治大学医院担任住院医生第三年时，曾有机会与资深医学科学家、肾病专家厄兰医师一起查房。他是牙买加医界的巨头，日后更是登上世界舞台，成为泛美卫生组织（Pan American Health Organization，PAHO）的主席。当厄兰医师给我机会，让我说出心中想法时，我结合自己观察到的一些现象，真诚地讲述了自己的看法。
>
> "我想讨论在病房里观察到的一些现象。病房很干净，护理人员也很有效率。但是我认为你们对待小婴儿的方式有点问题。小婴儿都不会笑，死气沉沉的、眼神呆滞、毫无生气。我认为那是不对的。我觉得你们应该让护理人员多拥抱孩子。"我还斗胆加了一句，"不只是护理人员，我觉得医生也都应该去抱抱他们。"
>
> 时光匆匆飞逝，40多年后我的一名牙买加友人，企业家郑佰勋举办了一场盛大的晚宴，表彰我对加拿大与牙买加医界的贡献。厄兰医师如今已是西印度群岛大学的校监，受邀在晚宴上致辞。为了这个晚宴和致辞，他居然冒着严冬的大风雪，从华盛顿赶到多伦多。我万万没想到，他竟然在致辞的时候，提起当年晨会的那段故事——提到我怎样鲁莽地告诉他和他的组员，他们在照护婴儿和患者的过程中工作如何不够好。厄兰医师回忆说，当时他被我的批评吓了一大跳，因为没有人提过这样的现象，更没有人想到过要改变。但是，他接着说道："年轻的何瑞光医师说得对，患儿不是物体，他们的确需要触摸与拥抱，需要我们温情以待。"

从厄兰医师那里，我们了解到，在年轻医师何瑞光分享了自己观察到的现象之后，所在的部门很快聘请玛葛丽格医师来专门针对他提到的这一现象进行改革和督导。玛葛丽格医师是一名杰出的内科医师，日后发表了大约150篇关于营养不良儿童的情绪发展的相关文章。而触摸对于婴幼儿疾病治愈的重要性，成为她领导该部门的团队成功实现重大研究突破的一个主轴问题。

美国教育哲学家玛克辛·格林（Maxine Greene，1917—2014）说，越能以"新手、学习者或探索者"（beginner or learner or explorer）的态度来进行想象和评判，越能发现新事物，提出新观点。年轻的医生往往还没有在忙忙碌碌中将其敏锐的观察力和直觉分享的叙事素养消磨掉，因而，管理者应经常创设机会，让年轻人有机会分享他们对医院或科室的细节观察和问题分析，这会对医院和科室的发展起到意想不到的重要作用。

与年轻员工之间的叙事交流就是"决壅"的过程。《群书治要：政要论》中言："为人君之务，在于决壅；决壅之务，在于进下；进下之道，在于博听；博听之义，无贵贱同异，隶竖牧圉，皆得达焉。""决壅"就是通过倾听人的心声来消除壅蔽。广泛听取意见，要做到无视下属的身份，让各种意见得以表达，正所谓"谋及下者无失策，举及众者无顿功"。一家医院或一个科室只有营造出一种"相信一个人不会因为大胆直率地分享自己观察、发现的现象，遇到的问题，内心的担忧或所犯的错误而受到管理者或者同事的惩罚或羞辱"的和谐叙事生态，才能通过激发管理者与被管理者之间的横向叙事性互动而产生创新和变革的力量。

三、资深医者叙事智慧与管理经验传承

医院中的导师-学生关系需要通过资深医者的叙事智慧传承。美国学者凯西·卡拉姆（Kathy Kram）指出，在师徒关系中，担任师傅或导师的资深员工承担两类重要的功能，分别是职涯发展功能（career functions）及社会心理功能（psychosocial functions）。其中，职涯发展功能指的是导师协助徒弟发展专业能力，或是协助徒弟在技能上进步，并在组织内升迁；而社会心理功能指的是徒弟或学生在刚入职场时容易产生不安或焦虑感，师傅或导师可通过分享个人经验，协助徒弟或学生发展能力、建立自信及提升自我效能，甚至可能会让徒弟将导师视为典范，进而影响徒弟的工作表现与获得感。后者必须通过师徒之间的叙事连接实现。

此外，千禧一代出生于网络媒体发达的时代，他们更接受"被影响"和"被共情"，而非"被控制"。在这个更加追求平等和尊重的时代，每一位年轻医护人员都渴望被关注，希望成为组织机构的价值共同体，与其一起成长进步。因而，要更高效地管理年轻医护人员，充分发挥他们的内驱力和内生长力，医院管理者应该懂得运用叙事管理策略。

叙事是社会人的"基础生存能力"（rock bottom capacity），人们据以总结经验、互相学习并获得生命意义。然而，千禧一代在网络虚拟世界中长大，更擅长"美化"事物，擅长向其他人展现自己的生活有多美好，也善于隐藏其沮丧和失落的一面；他们绝大多数缺乏人际叙事经验，丧失叙事交往能力。在成长时，他们只需要获得父母的认同；当进入职场转换成需要同行的认可时，他们充满高压与焦虑，因为他们并不懂得打造深层、有意义的叙事连接，深层的关系在他们过去的人生经历中不曾存在，他们

并没有学会这项技能。

因而，千禧一代在被推进职场后，遇到比前辈更多的问题和危机。他们更不愿意结婚，也更不愿意与人交往，似乎网络给他们带来的多巴胺已经足够维持生命意义，却没有意识到自己的生命叙事进程已经陷入危机。这种依赖电子产品和网络的沟通模式，可称为"零食式社交"（social snacking），无论是睡前、醒来，或乘车，或等车，只要有空闲，年轻人便会拿出手机。电子产品和网络把人类的注意力转移到外在的事物，而摧毁了人类的"内在世界"。沉迷于游戏和网络的人，叙事性想象力往往非常贫乏，不懂得人际叙事连接的重要性，内心世界变得像沙漠般干涸。

然而，每代人都有各自成长环境带来的影响。对于千禧一代而言也一样，这并非完全是他们自己的错。对社会负责任的医疗机构领导应当积极建立良性互动机制，营造多维叙事空间，协助他们获得人际叙事智慧和沟通技巧。职场叙事生态的营造能够预防他们因人际叙事断裂而陷入严重的创伤叙事闭锁和职业叙事闭锁，影响身心健康。

最重要的领导职能之一就是同理倾听。具有叙事思维的管理者会和年轻医者交朋友，也和年纪更大的同行交朋友。管理者不会否认自己年华老去，却依然怀有赤子之心，这是管理者进取的动力来源之一。领导者和一般人最大的不同，在于他们从经验中学到更多，而非拥有更多经验。重点是管理者必须乐于从经历的故事中总结出意义和智慧，否则经历再多磨炼也无法从中吸取教训。

社会教育学家杰克·马济洛（Jack Mezirow，1923—2014）认为："并非所有经验都会触发成长。"当人们以先前经验以及所储存的知识，没有办法解决某个新问题，开始反问"为什么这件事会发生在我们身上，或是这件事代表了什么"时，人们才开始触及学习和成长的起点及核心。这种"经验的分裂"是从经验中成长的第一个关键。从经验中成长的第二个关键是"批判性反省"。经验本身不一定重要，重要的是在总结经验的过程中的智识成长。反省是对"经验本身"以及"经验处理过程"的检视，而批判性反省还须同时反思"影响我们解读经验背后的观念与预设"。

四、管理者叙事督导与常态化叙事查房

（一）管理者的叙事督导

世界许多大型组织为营造良好的叙事生态，已经设有"倾听总监"（chief listening officer）职位，荷兰的一家医院也常设了"倾听督导"（listening practitioner）的固定职位，荷兰政府也在完成相关调研之后，正式将"倾听"纳入保险法，使其成为门诊的合法开立项目，与医疗处置及检验一样重要。南方医科大学附属医院以及国内其他一些医院也启用"叙事总监"开展日常"叙事查房"活动，目的都在

于让更多医护人员形成叙事性倾听意识。"叙事查房"活动可以由具备良好的叙事素养的医者开展，督导医护人员专注聆听患者，积极撰写平行叙事病历，为进一步诊断、治疗和沟通打下良好的基础。

除叙事性倾听之外，管理者还要懂得展开积极有效的回应。"共情式回应"可以促进人与人之间建立连接，但是"同情式回应"就会使人失去连接。共情式回应是在了解对方的处境和心情之后，以抚慰对方的情绪，调节其心境为目的的回应；同情式回应只是对他人的遭遇回以怜悯感和担忧感。同情会给人以居高临下的"施舍感"，而共情式回应则让对方感觉双方是处于同一阵线的共同体关系。哈佛大学医学院教授亚瑟·P.乔拉米卡利（Arthur P. Ciaramicoli）说，共情是头脑能做的第二伟大的事情，如果没有共情，我们就无法相互寻求支持、鼓励，相互表达温存和关爱。

乔拉米卡利在其著作《共情的力量：情商高的人，如何抚慰受伤的灵魂》（*The power of empathy：A practical guide to creating intimacy，self-understanding and lasting love*，2019）中提道，跟其他人建立连接的最有意义的方式就是讲出自己的故事。这也是在生活中我们建立一段真诚的关系时要做的事情——我们讲故事，我们听故事，然后我们花时间在这些讲述中寻找意义，希望能找到一个共同的线索和主题给我们指明方向，帮助自己找到一个前进的目标，找到能穿透黑夜、指明道路的那束光。共情就是那束光，能穿透充满痛苦和恐惧的漫漫黑夜，找到我们生而为人的共通之处。

叙事性聆听是人际互信的基础，也是打破医院和科室困局的先决条件。从自己开始，和医院同事或科室的伙伴建立有意义的连接，让"叙事性活动与叙事性聆听"成为开启同理心的钥匙：当我们充满善意地去聆听同事，对他给予关心和支持，并协助对方理解自己，我们就在创造叙事连接的种子。斯坦福大学神经学教授贾米尔·萨奇（Jamil Zaki）指出："同理心在组织内有很强的渲染力，当管理者在与同事的互动中，让对方感受到自己被'听见'、被'理解'，他就更有机会用这样的思维和行动与其他人互动，而叙事性活动与管理者与员工的叙事连接就是打造归属感不可或缺的一环。"

叙事督导小组，由跨部门、跨职级、跨年资的多元化成员组成，进行医院内部小规模的焦点团体访谈，让不同层级的员工都有机会参与其中，共同讨论"归属感"对他们的重要性，收集"归属感"展现的故事，同时要保留空间让人们可以真实地分享他们的担忧与焦虑，发现要打造"归属感"可能会遇到的阻碍。通过常态化的叙事督导活动让团队员工了解，这不是一时的项目，而是医院或科室为打造正面组织文化的长期投入。而这个叙事督导小组本身的多元性，更是让员工感受到，"归属感"的打造不只是人力资源部门或某个层级主管的职责，而是组织内每一个员工的共同责任。

（二）常态化的临床叙事查房

每一床住院患者的背后都有属于他独一无二的人生故事，不只是屏幕上冷冰冰的生命征象、实验室检验数据、影像学或病理学诊断而已。临床中的多学科查房针对的是学科精分之后带来的各种问题，而临床叙事查房则是针对医者只见到"病"而没有见到疾病之前的"人"的问题。叙事医院管理语境下的临床叙事查房是一种旨在运用中国叙事医学理论来指导传统查房的活动。临床叙事查房团队与叙事督导小组一样由跨部门、跨职级、跨年资的多元化成员组成，成员必须接受过系统的叙事医学或叙事护理学课程培养，具备卓越的叙事管理力与叙事智慧。

临床叙事查房是对医护人员日常叙事能力运用的督导和指导。在基本的临床工作基础上，临床叙事查房查的是医护人员除了掌握医学专业知识之外，是否具备关注、倾听和接纳患者生命故事的职业叙事能力，是否在日常工作中善于通过换位思考和情感连接，直击患者内心，提升疾病诊断效率，助力全人疗愈、促进医患共同决策，制订出更优化的治疗方案。对于仍然没有掌握叙事技巧的医护人员，参与临床叙事查房的管理者有责任进行现场示范指导。对于情况复杂的病人，医护人员也可以邀请督导成员进行叙事联合会诊。

临床叙事查房可提升疾病诊断效率。叙事是最强大的诊断工具，在听与说的过程中，可以得到最重要的线索。著名的法医病理学家维尔纳·U. 施皮茨教授（Werner U. Spitz，1926—）曾经提道："在医学中，绝对确定的诊断不是规律，而是例外（In medicine, absolute diagnostic certainty is the exception rather than the rule.）。"中国叙事医学体系强调，如果医者能够在临床中收集足够多的病人叙事数据，并将其添加到叙事诊断语料库中，配合影像、检验、病理和基因等检测数据，医者的叙事诊断能力将得到明显提升，误诊率则可以从目前的50%左右实现大幅下降。

有效倾听对临床沟通至关重要，而顺畅的沟通则是成功的临床管理所不可或缺的（The art of effective listening is essential to clear communication, and clear communication is necessary to management success.）。可以说，叙事医学不只是对患者予以精神抚慰，而是涉及诊疗过程的整个环节。在诊疗过程中，医生要与患者密切合作，以解决患者面临的叙事困境。对此，叙事医学学者提出四大步骤——叙事连接、叙事互动、叙事应用和叙事介入。

叙事连接，即医生专注观察并主动思考获取全面了解患者信息的契机。因此，医生可以在诊疗中增设合理的问题，以明确诊断，提问过程要兼顾患者的叙事困境。在制订治疗方案时，医生需要追踪叙事线索，在充分考虑患者意愿的情况下选择最佳治疗方案。要理解患者关注的叙事基础，让患者把故事讲到该讲的地方。获取信息虽然是一个获取证据的过程，但是也涉及叙事方面的内容，如医生通过倾听患者的故事进入患者的世界；医生向患者解释相关的临床问题，患者进入医生的世界，从而形成医患共同构建的叙事。

叙事互动，即医者根据患者的顾虑，进行叙事性和临床性思考，以提出激发医患良性互动的问题。医生需要与患者合作，将患者的困境重新描述为临床问题。但是需要注意的是，医生往往关注的是以疾病为导向的替代指标，如糖尿病治疗中糖化血红蛋白往往用于评价糖尿病的治疗效果。但患者关心的是康复率、病死率或生活质量等结局指标，患者会关注糖化血红蛋白，也往往是因为医生告诉了他们这个指标的重要程度。因此，医生提问时应关注患者最为关心的问题，最终，通过叙事互动将诊断性问题与治疗性问题融合，进一步寻找证据以进行明确诊断或给患者提供合适的治疗方案。

叙事应用，即将叙事理念和叙事查房应用于临床诊断。在诊断方面应注意，诊断是由医生决定的，而不是检查决定的，因此需要考虑检查措施的敏感性和特异性。此外，检查结果是阳性的不一定患病，检查结果是阴性的不一定没病。在治疗方面，不同研究报告的结局指标不同，有些是患者报告的结局，而更多的是疾病导向的结局，医生需要从中选择与疾病最相关、患者最关心的结局指标。将信息应用于临床也同样涉及叙事方面的内涵，因为基于证据作出临床决策，会直接影响患者下一步的行动。在叙事术语中，这是转折点。将这些证据应用于临床问题是一种伏笔，医患共同建构的叙事由此出现。

叙事介入，医者运用叙事思维协助病患展开共同决策，同时运用叙事素养引导患者走出身心困境。这是一个叙事和证据整合的过程，也是全人疗愈的过程。在诊断过程中，医生将证据引入以全人关怀为中心的照护，在叙事语境中嵌入数据，可使患者更容易理解证据是如何与他们的故事建立关联。在治疗决策中，医生将风险信息传递给患者，向患者解释不确定性，通过使用身体语言、风险叙事，讨论治疗方案的不确定性。证据因此在叙事框架中得以位置化、具体化和语境化①。

临床叙事查房可以激发医者平行叙事病历与平行病历叙事撰写的热情。病历可以分为传统病历、平行病历和平行叙事病历三种。平行病历记录的是关于患者身体检查客观性信息之外的患者主诉的非疾病信息，如家庭状况、教育程度、收入状况、情绪状况等；而平行叙事病历是以真实病人情况为参照，将病人的情况以故事形式展现出来的病历，没有虚构成分，但是运用了叙事框架进行再现。平行病历叙事则是以提升医者叙事

---

① 熊建．叙事医学如何更好地诊疗治病［EB/OL］．（2023-01-31）［2023-12-05］．http://gd.people.com.cn/BIG5/n2/2023/0131/c123932-40283174.html．

意识和改变医患认知等为目的，参照一个或多个病人的病历和平行病历，运用虚构化叙事策略的一种创作形式。

> 团队合作之间建立叙事共同体关系是使每一个看似平凡的人取得不凡成就的秘密武器（Teamwork at the basis of narrative community is the secret that makes common people achieve uncommon results.）。
>
> ——叙事医院管理理念首倡者杨晓霖

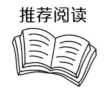

推荐阅读

安奈特·西蒙斯（Annette Simmons）的《说故事的力量：激励、影响与说服的最佳工具》（*The story factor：Inspiration, influence and persuasion through the art of storytelling*，2008）

霍华德·加德纳（Howard Gardner）的《领导智慧》（*Leading minds：an anatomy of leadership*，2013）

结语：医院叙事生态构建价值共同体

在现代社会，医院要实现高质量发展，必须注重提升暖实力和软实力，其中最重要的就是医院的叙事生态和医院员工的职业叙事能力。要真正落实《"健康中国2030"规划纲要》的战略部署，践行"大健康"理念，促进全人健康，应对老龄化、少子化等社会危机以及人工智能的医学应用带来的挑战与机遇，我们必须从家庭、医院、社区和养老机构出发，以医院为辐射点，营造全社会良好的生命健康叙事生态，而这些目标的实现都在呼唤新时代医学的叙事转向，将叙事医学有体系地融入医学生的培养课程中，让更多医生具备良好的叙事意识，积极展开叙事医学实践。

作为一种新兴的人文管理模式，叙事医院管理一方面可以提升科室内部和科室之间的凝聚力，推动各科室步调一致向前发展，提升医院整体医疗服务水准；另一方面，有利于形成管理者与医护人员及患者命运共同体和价值共同体，推动人文医院建设，打造有温度的医疗机构。可以预见的是，当叙事医学理念真正融入全国各大医疗机构日常管理工作时，当医院管理者真正具备叙事智慧，积极营造温馨和谐的医院叙事生态，充分运用叙事领导力感染和影响医护人员，而医护人员都具备良好的综合叙事素养和叙事调解能力，当医院的中坚力量都懂得如何运用叙事理念来构建医院各科室之间的整体和谐关系时，医院人际叙事危机事件将会随之大幅较少，和谐医院、健康医院和人文医院就能逐步实现。

故事是领导力的主要载体，伟大的领导者必定是说故事的高手（The principle vehicle of leadership is the story；good storytelling is a hallmark of effective leadership.）。

——哈佛大学认知心理学教授霍华德·加德纳（Howard Gardner）

（杨晓霖　李新江）

-∽ 第三篇 ∽-

实 践 篇

第一章　医院管理者的叙事领导力与核心叙事构建

　　阳光市人口众多，经济发达，阳光市第一人民医院是一家服务能力优秀的三甲医院，自2015年该市政府积极推进软硬件建设，近三年收支结余率一般在−1%～0.5%，运营情况较好，医院的服务水平和员工、患者满意度在本区域均首屈一指，发展势头良好。

　　然而2019年发生了两件大事，对一心一意谋发展的阳光市第一人民医院几乎是迎头痛击。第一件事相当于"釜底抽薪"：4月，上级发文，要求医院缩短供应链支付账期，要求中小企业账期缩短到1个月，要求其他企业账期缩短到3个月，并且有专家组巡查督导，要求各医院3个月内落实。阳光市第一人民医院流动负债总额巨大，其中95%是供应链应付款项，支付账期平均8个月，此政策下达之后，医院的流动资金立刻受到极大影响。第二件事相当于"暴风骤雨"：由于阳光市人口众多，老年人口比例近年不断升高，医保基金筹资和支付压力逐年攀升，自2018年1月1日开始，医保进行改革，从按项目付费变成了按疾病诊断相关分组（DRG）付费，2019年7月，阳光市医疗保障局公布了2018年医保费用结算结果，2018年阳光市第一人民医院出现5 000余万元的医保经费亏损。双重冲击之下，阳光市第一人民医院的现金流量8月出现了大幅减少，员工工资支付困难，全院人心惶惶。

　　阳光市第一人民医院的方院长是一位46岁的心血管专家，是全国最早开展心脏介入治疗的专家之一，临床经验丰富，且已从事了6年医院管理工作。方院长是一位学习能力强、善于创新、个性坚韧的专家，在过去的6年里曾带领一家普通的三级医院创三甲，作为优秀管理者调至阳光市，刚担任该医院的院长不到5个月。忽然遇到巨大的危机，方院长也始料未及。方院长查看了过往档案，其实早在2017年年中时，政府已经下发了医保政策改革文件，而针对资金问题，甚至早在2016年时就已有第三方财务专家提出了这个风险。但是当时并没有引起医院管理层的足够重视。

　　方院长立刻召集各院领导商议，组织医保专项会议。会议上，方院长对医保物价科主任说："2018年的医保亏损数据分析结果请您给各位与会者详细讲解，谢谢。"医保物价科王主任回复："我们主要的亏损集中在神经外科、重症监护科、普外科、心内科等十余个与手术、操作相关的科室，具体亏损我认为是我院的手术水平和急危重症的诊疗水平高，收治的患者病情重、花费大所导致的，跟我院本身关系不大。"方院长回复："您能具体解释一下吗？"医保物价科王主任支支吾吾说了半天，回复道："其实我是听医务总监孙总这么说，这个里面的原因，我不大说得明白。我以前主要管物价，是财务出身，医保这个是近两年刚合并到我部门的业务，再加上这个政策太新，我还没有弄清楚里面的细节。如果您要说具体财务问题，我可以再细说一下。"

方院长看着脸涨得通红的王主任，说："理解理解。团队要求大家各展所长才是。那请医务总监孙总补充一下。"孙总说道："由于这个结算政策是第一年开始执行，我们已和各位同行沟通过，目前基本50%以上三级医院出现了亏损，主要是3个原因：第一是医院面对新政策，对支付机理不熟悉，学习研究不到位，没有设置专门的编码员，没有对临床科室做出积极培训和引导等，此问题，医院可以系统性逐步解决。第二是临床存在病案首页出院诊断不当，以及部分科室仍存在药品耗材使用不合理等具体问题，使得部分亏损病例没有正确划入该支付的组，或者总费用虚高，这个通过数据分析，我们可以按二八原则抓住监控重点，将迅速见效。第三是由于2018年是DRG支付的第一年，而我市各医院诊疗水平差距很大，以三级医院为例，虽然都是三级，我们医院能做神经胶质瘤的各种术式，所以病人费用较高，而其他同级别医院只能做比较基础的术式，费用较低，因此医保支付时该病组的点数不高，不能反映我院实际费用消耗，而是比实际支出低很多，类似这类问题，刚好医保局也在征求意见，我们统一整理后反馈上去。"

方院长带领各副院长讨论后决定，对于目前面临的支付危机，由财务总监带领财务科、医务科将涉及的供应链的药耗应付账款清单整理出来，与医院现金流进行匹配后，积极向政府汇报医院面临的困难，争取政策过渡期内分批支付；向员工呼吁共渡难关，绩效奖金每月先按60%发放，差额半年内补齐。对于医保亏损问题，将医保物价科从财务部剥离，由医务总监统一管辖，与医务总监管辖的质控科（病案统计室）合署办公；迅速送质控科员工外出学习并考取编码员证书，在未来的3个月内，将医院亏损的前50个病组梳理清楚，与医务科联动，以带领各科室制订具体临床路径，紧急上线临床路径软件，并辅以绩效激励政策改革。

在接下来的中层干部大会，方院长讲解了医院重大的改革措施，在会上说："我们作为医疗从业者，应具有百折不挠的意志品质，因为我们每天会面临着各种不同病人、各种不同突发情况，最擅长的也是集合团队之力解决问题。我还记得20年前我在做住院医生的时候，抢救的第一个室颤的患者，我紧张、手抖，但当时仍然及时给予患者包括除颤在内的抢救，终于挽救了患者的生命。我想我们在座的每一位都一样，在危难中，我们经受洗礼，更能找到自我。各种的挑战，对我们每一个人都是一笔巨大财富。这一次外部环境的改变，确实对我们医院造成巨大冲击，等到某一天我们蓦然回首，会发现我们齐心协力共度的此时此刻，会是我们人生中最闪亮的一段时间。在此，我也表个态，相信和在座诸位一道，携手并肩，医院一定能如高尔基笔下的海燕一样，叫喊着，飞翔着，像黑色的闪电，箭一般地穿过乌云。谢谢各位。"

在之后的一年里，全院齐心协力，终于顺利渡过难关，医院也恢复了之前的发展步调，不断为区域居民提供更好的卫生健康服务。

本案例中，方院长的优秀领导力中相当一部分来自他的卓越叙事商数。作为一位经验丰富、成功的医院管理专家，在遇到职业生涯中少见的危机时，没有武断地决策，而是组织团队复盘事件；当团队成员解决问题能力不足时他没有气馁，而是通过叙事聆听和反思，迅速找到了危机发生的原因；通过与团队成员的互动，制订出行之有效的解决方案；通过充分展现自我，塑造自我形象故事来激励全院，成功地吸引了追随者，他是一位合格乃至优秀的精神导师，在危机中帮助每一位员工成长，同时促进每位员工朝着医院既定方向前进，真正做到"赋能"，最终成功带领团队走出危机。

然而我们也看到，在阳光市的这个案例中，阳光市第一人民医院面对的宏观环境变化巨大，但同时在政府颁布了政策、专家提出了建议之后，医院并没有强烈地感受到来自外部的压力，更没有及时做出防范措施，导致医院陷入被动的局面，原因何在呢？

一、复杂的乌卡（VUCA）时代与迟钝的医院感知应变力

领导者无法预测每一种具体情况，特别是当下世界所处的动荡（volatile）、不确定（uncertain）、复杂（complex）、模糊（ambiguous）的VUCA时代，领导者不可能完全准确地预测各方面的情况，但是应该具备仔细读取信息、高效回应变化的能力。

1987年，美国的迈克尔·A. 希特（Michael A. Hitt）等3位作者在《战略管理》（*Strategic management*）一书中提出企业宏观分析模型——PEST分析。其中P是政治（politics），E是经济（economy），S是社会（society），T是技术

（technology）。尽管世界处于乌卡时代，但是，总体而言，PEST仍是目前宏观环境分析三大工具之一[①]。

我们在分析医院的宏观环境时也可全面运用此模型。当然如果硬要分出关注的先后次序，从理论上，根据重要性，公立医院当首选关注政治"P"方面，政府的卫生健康政策对公立医院影响巨大，比如《公立医院高质量发展促进行动（2021—2025年）》[②]中提到总体目标是"2025年，初步构建与国民经济和社会发展水平相适应，与居民健康新需求相匹配，上下联动、区域协同、医防融合、中西医并重、优质高效的公立医院体系，为落实基本医疗卫生制度提供更加有力的保障"，在这样的整体方针指导之下，公立医院在保障和改善民生中的重要作用被进一步强调。在实际运转过程中，虽然这样的整体方针和思路对医院来说十分重要，但是战略思路对医院产生影响是一个相对缓慢的过程。除非遇到阳光市这样的具体医保改革和支付改革，才会在短期内产生涉及医院生死存亡的危机问题。

由于卫生健康行业是一个涉及国计民生的重要服务型行业，社会"S"方面影响相对直接，因此会直面挑战。社会方面比如人口学特征的变化会导致疾病谱发生重大改变，卫生经费支付的主力军医保基金筹资、支付也会不断遭到挑战，人们的价值观念在不断改变，对医疗行业的看法会影响医患关系。另外，经济"E"方面，经济发展水平越高，居民的健康需求水平相对提升，医院提供服务的质量和范围会受其影响；当然，如果通货膨胀率越高，随着人力成本的增加，医院运营压力越大等。技术"T"方面，医学技术和相关学科比如材料学的迅速发展，每当有新技术、新材料问世时，医院也需要予以关注，视情况开展相关诊疗活动，以保障临床技术的先进性。

绝大部分公立医院都如上述案例中阳光市第一人民医院一样，没有系统关注宏观环境的变化，缺乏洞察变化的敏感性，欠缺分析问题的能力，缺乏策略制订的系统性；当然，通常医院也缺乏相应的专业人才，常见的方法是"兵来将挡、水来土掩"。因此，组织架构的缺陷和分析能力不足是医院对宏观环境感知迟钝且应变不及的主要原因之一。在这一复杂的乌卡时代，外部宏观环境突然发生重大变化的概率高，一旦超过医院的风险承受能力，或将医院推向巨大危机。

[①] 希特，爱尔兰，霍斯基森．战略管理：竞争与全球化（概念）（原书第12版）[M]．焦豪，等译．北京：机械工业出版社，2018.

[②] 《公立医院高质量发展促进行动（2021—2025年）》由国家卫生健康委和国家中医药管理局于2021年9月印发，主要是为贯彻落实《国务院办公厅关于推动公立医院高质量发展的意见》而制定的行动规划。

二、叙事领导力赋能宏观环境分析和战略制订

PEST模型是相对成熟的、优秀的科学管理工具，但是如何有效开展PEST分析是一个困扰医院的问题。此类分析需要掌握大量的、充分的研究资料，并且对所分析的内容有着深刻的认识，需要组织者有丰富的管理学知识、行业经验和良好的洞察力。同时应用心理学的研究表明：很多人在分析问题时，并不是找到真相，而只是为了给自己一个满意的答案。因此，很多时候医院或做出了分析，但有形无实，起不到实际作用。并且对于医院而言，由于许多变化都是悄无声息地发生，或者已经发生了重大变化，但是医院决策层和中层管理者并没有意识到，在多重因素的叠加下，医院外部环境已悄然改变，此时再去应对，事倍功半。

这时候，管理者叙事领导力中"叙事反思"和觉察"叙事真相"（narrative truth）会帮上大忙。我们常常在各种场合听到管理者说："形势不同了，医疗行业变化很快"或者"这些医保改革应该会让一批原来不规范的单位难以继续经营"或者"这次支付改革会把现金流不充分的单位推向深渊。"回头看，大家都觉得医院的发展已经迈过了一个重大战略转折点，但是回顾往事的时候又说不清到底是哪一刻出现了重大转折。这种情况在医院比比皆是，拥有叙事反思能力的管理者在发现可能存在不可预测风险的时候，或者是已经发现危机的时候，会组织大家进行文本细读、深入故事，进行叙事反思，从往事中找到环境分析和战略制订的得失，开启新的事业征程。

比如，当发现医院对宏观环境应对不及时，出现危机时，可组织大家系统开展叙事反思，大家是从什么时候开始对外部环境的某个变化感到不安，是潜在竞争者大型非公医疗机构宣告要建大专科小综合的医院时，还是医保严查违规行为时；当时大家觉得有哪一项措施是不利于医院未来发展的，是否有提出，是否被采纳；最后新的战略定位、推进方法和措施等有没有及时制订并组织实施。尤其是发现某些看起来"好像合理又好像不合理"的事情时，这背后往往有众多原因，从多个角度去观察，认真从大家的讲述中找到"叙事真相"，从不合理中发现合理，从而完成叙事反思，将其纳入PEST模型中，指导并带领团队开展新一轮的宏观环境分析，从而进行战略目标和策略的制订。

三、医院的自适应力与管理层面核心叙事构建

"适应力"原本是生态学学科中的一个概念。以我们熟悉的医学知识为例，正常人体的温度在37摄氏度左右，当人体感染致病性微生物比如细菌时，细菌产生的炎热外毒素作用于人体，激活内生致热原细胞使之产生内生致热原，再经过一些后续环节引起体温升高。此时，人体免疫系统开始发挥作用，淋巴细胞、白细胞等免疫细胞被大量释

放，体温升高，免疫细胞功能随之增强，最终清除致病菌，因此人体具备免疫应答和体温调节系统，保障正常生命活动的需要[①]。这是典型的自适应力案例。

在本书的引言部分我们提及，近15年中国医院所处的宏观环境变化巨大，在对宏观环境感知和反应迟钝的前提下，大部分医院并没有因此停滞发展，甚至仍有运行良好之感。原因或在于，大型三甲医院的这种类似"集团公司"结构，决定医院的各个业务单元在多变的环境中可直面问题，及时应对，从而保持正常运作。因而，我们认为，医院是典型的自适应力良好组织。

最典型的是技术"T"。当某个学科出现技术革新时，某位医生或许会注意到这个技术的出现，从而向科室负责人提出开展需求，经过科室讨论同意后，会向医院申请购置经费和新技术开展许可。又或者是随着经济发展，皮肤科医生发现来院咨询抗衰老项目的人不断增多，同样也会推动这一学科下亚专科的发展。

其实在医院这样的组织中，类似上述的改革故事无处不在，在这样的故事里，我们也体会到了，具有强大自适应力的医院可及时发现变化、抓住机遇，不断发展。其实医院变革的动力，来自一线工作的概率很高，但同时，这些中层管理人员和一线人员虽然更早、更敏锐察觉到了变化，却很难如实、及时、高效地向高层解释清楚，从而获取应有的支持。所以，对于这样的一个组织，自下而上信息流通的有效性，自一线到决策层的策略或许更加重要。

在这样的前提下，我们来看看核心叙事体系里历史叙事、现状叙事、愿景叙事的构建。

对于历史故事，我们可以看到医院的发展离不开每一位员工，我们在历史叙事中强调员工的重要性、强调员工做出的巨大贡献，强调发现问题、提出问题的必要性，强调开明的言论环境，同时，我们也反思发现的问题，大家对周遭的变化视而不见，或没有顺畅的渠道向医院提出，因此错过了很多变革机会。现状叙事中我们要讲好当下的故事，让大家对现状有具象认知，明确当前的挑战和机遇。

愿景叙事对未来的发展尤其重要。著名的互联网企业阿里巴巴集团十分重视企业文化和培训，其著名的管理三板斧——"定目标""追过程""拿结果"对如何达成目标进行了方法论的高度凝练，其中定目标强调SMART原则（S = Specific、M = Measurable、A = Attainable、R = Relevant、T = Time-bound），要求目标是明确具体的，可量化的，可接受、可实现的，符合实际的，以及有时间期限的。

我们以叙事角度看待此方法论，可以发现两个管理框架工具的底层逻辑不谋而合，

[①] 王建枝，钱睿哲. 病理生理学 [M]. 9版. 北京：人民卫生出版社，2018.

甚至从叙事角度来讲述目标故事时，大家更容易产生共鸣。在愿景叙事中，我们要明确共同的方向，并且这个故事可以激励大家共同努力。当然这个故事最好也能符合SMART原则，否则就是"画大饼"。比如曾有一位管理者用"健康硅谷"的愿景故事吸引了很多管理专家和临床专家到一个小镇去建设国际化医院，而3年后却证实这个愿景故事只是一厢情愿的故事。

对于一家医院而言，构建核心叙事体系，不断在历史叙事中进行反思，梳理现状，用丰富的语言描述未来，可以进一步增进员工对身份的认同，帮助整个组织在面对外部环境的复杂变化时更快做出反应，制订策略，助推医院发展。

四、领导者良好叙事氛围营造与信息茧房破除

美国哈佛大学法学教授凯斯·R. 桑斯坦（Cass R. Sunstein）2006年提出"信息茧房"（information cocoons）这一概念。在他的《信息乌托邦：众人如何生产知识》（*Infotopia: How many minds produce knowledge*）[①]一书中写道，在信息传播中，自身的信息需求并非全方位的，因此人们只会注意自己选择的和使自己愉悦的领域，久而久之，会将自身像蚕一般困于"茧房"中。

医院管理层也会处于信息茧房之中。一方面，管理层精力、注意力都是有限的，面对无限信息量时，对符合自己价值观和理念的信息可能带有一定偏好，相对于不符合其偏好的信息，更乐于听取同质化意见。相对于自己不喜欢的员工，更偏好听自己喜欢的员工讲的事情，当然这很正常，"喜欢"意味着人与人之间的叙事连接紧密。而员工一旦意识到管理层这一偏好，将形成正反馈通路，会根据管理层的喜好提供更容易被管理层接受的意见和建议，使得这一"茧房"越绕越紧，信息面越来越集中。最终管理层位置越高，被信息茧房困住的可能性就越大，无法获取关键、有效的信息的概率就越高，久而久之，甚至会造成管理者思维固化、认知单一。

格兰仕集团原副总裁曾和平先生在《文明生长》[②]一书曾写道："事实上，没有什么比高层垄断造成的组织沉默更可怕的了。老板专制的第一结果是鼓励了企业内的投机行为，踏踏实实做事的人少了，大家都孜孜于做短线，身边渐渐围绕着一圈太监式的佞人，从而很难建立起与职业经理人之间的信任关系了。"

另一方面，在我国传统文化中的儒家思想中，涉及人伦关系时，曾有一代表言论，西汉董仲舒的《春秋繁露》一书提及"君为臣纲，父为子纲，夫为妻纲"，认为臣子必

---

① 桑斯坦. 信息乌托邦：众人如何生产知识［M］. 毕竟悦，译. 北京：法律出版社，2008.
② 曾和平先生是中国著名企业家、顶级职业经理人，长期从事国际贸易管理工作，退休前任广东格兰仕集团有限公司副总裁。

须绝对服从于君主。这样的话在各个组织中也不少见："领导不喜欢听到你们说不行，干不成，要说干得好的地方，不要弄得他一天到晚不高兴。""某领导说，这个项目必须在8月底前完成，希望大家排除万难也要达成领导的要求。"受传统文化的影响，一般员工们并没有及时提出建议的意识，个别常常提意见的员工甚至会被组织视为"异类"，这一文化特征导致人们被困于信息茧房。

当然，我国文化流派中也有不同声音，法家学派代表人物韩非子曾在《战国策》[①]中写道："臣闻之，弗知而言为不智；知而不言为不忠。为人臣不忠，当死；言不审亦当死。虽然，臣愿悉言所闻，唯大王裁其罪。"意思是，如果我不知道就说，是不明智；知道了却不说，是不忠诚。作为臣子不忠诚，该死；说话不合宜，也该死。虽然这样，我还是愿意说出自己全部的见闻，请大王裁断我进言之罪。这样的政治主张，提倡向君主讲述自己发现的问题。

斯凯特朗电视公司总裁阿瑟·利维说："沟通就是奉献爱心。"对于很多员工来说，沟通不一定能带来益处，尤其管理者信息茧房已经形成时，组织内的员工抱着"多一事不如少一事"的态度，少言寡语。管理者往往会低估了组织内信息不流畅的程度，没有意识到让自己和团队成员即使只保持关键信息对称也是相当难的一件事情，更意识不到组织陷入叙事闭锁的困境，可能对未来造成不可磨灭的影响。

好的叙事氛围使得管理者和员工能充分对话和交流，在各种场景下，比如临床科室工作中、会议中、日常闲聊中等，最终促使叙事共同体的形成。这样的叙事氛围营造就如同医院管理者所熟悉的医疗质量安全氛围营造，当员工身处于浓厚的鼓励医疗不良事件上报的氛围下，即使遇到Ⅳ级不良事件（临界错误事件），也能迅速辨别，积极上报，帮忙医院消除类似隐患。而如果是身处于叙事氛围的员工，叙事中分享的信息良好传递了医院正在发生的事情，代表了医院对本人的信任和重视；管理者越愿意分享信息，员工越愿意相信他们，也越愿意分享信息给管理者。对于管理者而言，员工叙事分享传递了一线工作中遇到的好事、问题，管理者获取了第一手信息，更容易在早期发现问题，从而做出决策并制订策略。

互相尊重、信任的叙事氛围对医院的信息分享和流通而言极为重要，更是破除信息茧房的利器。

五、谦逊与卓越叙事领导力

在理论篇中我们曾提到，谦逊是卓越领导者的叙事领导力中重要一环。

---

① 韩非（公元前280—前233年），战国末期著名思想家、法家代表人物，著有《韩非子》一书，极为重视唯物主义与效益主义思想。

医院本就是高级知识分子占比较高的组织，当然今后员工将越来越高学历化，高级知识分子如果不被尊重，被上位者随意驱使，会或明或暗予以反抗，这些员工也往往是医院的中坚力量。反之，医院管理者越是保持谦逊、持续学习，虚心向团队请教，越能得到员工对管理者的权力性领导力和非权力性领导力[①]的认同，和团队产生共鸣，促使团队人才各展所长，为之效力。

从叙事医院管理的角度，我们认为一流的医院管理者至少具备下列素质：

（1）品德高尚，意志坚定，工作勤奋，能激励、引领团队。

（2）头脑清醒，思路清晰，有敏锐的洞察力，擅长叙事反思。

（3）谦逊，保持学习。

（4）能换位思考，有人情味。

（5）保持和团队的良好叙事连接。

在国内近十年激烈的医院竞争环境中，不断涌现出从零开始建设，仅花费5~8年时间就异军突起的医院，有的医院甚至在短短5年的时间就已跻身全国百强医院。和多位行业专家交谈后发现，这些医院在建设过程中遇到不同的困难，但都有一个共同点：决策层有着一流的叙事素养，有清晰的目标和愿景，能带领各个管理层和员工围绕愿景构建良好的核心叙事氛围，吸引同心者同路，不同心者慢慢靠拢，从而以饱满的热情迎接各种挑战，走向美好的未来。

> 当你的组织文化重视同理心时，你的团队会有更紧密的协作、更高的士气，员工的恢复力也较强，比较懂得缓解压力，不会发生"压力破表"的情况。
>
> ——斯坦福大学教授贾米尔·萨奇（Jamil Zaki）

[①] 非权力性领导力是指领导者凭借知识结构、工作能力、工作作风、领导方法等诸多因素，让下属为之动心、为之行动，从而最佳地实现领导职能。

第二章　医院各科室之间的叙事统筹与管理力提升

案例一则

手术科室的医疗质量一直是医院关注的重点，质控科和手术科室、辅助科室都在努力改善和提升医疗质量。然而，在一次手术质量持续改进会议中，质控科和手术科室对于改进方向产生了分歧。

质控科认为，手术室的准备工作和团队协作需要进一步加强。他们建议在手术前增加一些团队沟通的环节，以确保所有成员都理解手术的目标和步骤。此外，他们还建议提高手术记录的完整性和准确性，以便更好地跟踪手术过程中的事件和决策。然而，手术科室认为，手术的流程已经非常成熟和高效。他们认为主要的改进点在于手术后的护理和康复阶段，包括病人的出院指导和康复计划的制订，通过在康复阶段更好地为病人提供支持和指导，可以提高手术的整体效果和满意度。

质控科的王主任是一位资深的心血管内科女医生，从事临床和质控工作已有20余年。而普外科的张主任则是一位43岁留学归国专家，曾在中国普外手术操作大赛中获得金奖，在现场沟通出现分歧后，质控科和手术科室之间出现了一些激烈冲突，"质控不是瞎指挥！你觉得你一个内科医生能比我们手术科的医生更懂手术质控？我的团队绝对没有问题！"张主任在短暂解释不能达成一致时，情绪有些激动。

"张主任，我打心底里尊重您和您的团队，我相信无论是手术，还是围手术期管理，您和您的团队都当之无愧是国内翘楚，如果我是您，我也一样为自己的团队感到骄傲"，质控科王主任说，"当我们的社工与前一例的手术患者交谈的时候，患者说他非常感谢您成功地将他的肝脏肿瘤切了下来，他手术恢复得也很快，但是他也谈到了术前他其实特别紧张，当他进入手术室等候区后，听到一位年轻医生问今日的手术大概需要多久时，他的紧张情绪到达了顶点。因为他觉得连参加自己手术的医生都不知道自己手术要多久，不知道手术团队是不是不了解自己的病情，很吓人，又不敢向手术医生发问。"后续质控科调查发现，当天提问的是手术第三助手，是一位正在进行规范化培训的住院医师，因为下午5点还要参加科研论文撰写会议，所以很在意时间的问题，并且在术前确实不太清楚手术结束时间。"患者麻醉前确实好紧张，对着我开了3次口没敢把问题问出来。患者本来没有高血压，但是术前血压160/90 mmHg（1 mmHg=0.133 kPa）。"患者的麻醉医生补充了一句。

王主任说："我建议，咱们开展一个质量改进活动，我把这个活动命名为'质量快闪'，我想张主任您会支持我，因为我们的目标是一致的，就是为了提高医疗质量，服务好我们的患者，保护好我们的员工。"

在接下来的"质量快闪"活动中，质控科、手术科室的医生、护士和管理层共同参与，活动中围绕这位肝脏肿瘤患者的故事，每个人都表达了自己的观点和意见，并经过开放而充分的讨论。质控科和手术科室的代表逐渐理解了彼此的观点。

最终，双方在共同努力下达成了一致观点，决定采取综合的改进措施，既包括手术流程的优化和团队协作的加强，也包括术后护理和康复计划的改进等。

在上述例子中，我们能深刻地体会到普外科的张主任对专业的坚持，也能体会到质控科王主任对医疗质量持续改进的热忱。王主任在面对张主任的坚持时，进行了叙事共情和换位思考，提出了"叙事统整"理念下的具体活动——"质量快闪"。在这样的一个活动中，全体人员共同参与，对本次活动进行了主动回顾和反思，将这样一个涉及多部门、不连续的患者诊疗故事整合成了连贯生命叙事，将过去发生的事件具象化。同时在群策群力之下，规划了持续改进计划。

这是一个当管理者面临管理困境时，运用叙事管理学化解管理危机的典型的叙事统筹和共享决策案例。应用叙事管理学，能够在保留了各管理部门对自己业务和身份认同的同时，促使各部门之间的进一步融合，不断提升整体管理水平。

一、科室协作与患者生命安全及健康保障

医院是一个复杂的组织，按国内惯例，大体分为行政部门和医疗科室两类，通过全院的通力合作向患者提供医疗服务。

行政部门通常由医院管理层、医疗业务管理部门和行政后勤支持部门组成。医院管理层负责制定政策、管理预算、制订医院发展规划，并确保医院正常运转。医疗业务管理部门负责监督医疗质量与合规事宜，确保医院的各科室遵守法律法规、医疗标准和安全要求，并进行内部审核、培训和制订质量改进计划等。行政后勤支持部门负责处理医院人力资源、财务、采购、信息技术、医保政策和公关等事务，一般医院均设有病人服务窗口部门，负责处理病人咨询、投诉等，致力于为病人提供完善的服务体验方面的支

持。这些部门确保医院的后勤和行政工作得以顺利进行。

而医疗科室是直接向患者提供各种医疗服务和护理服务的单元，如内外科、急诊、手术室、门诊部、放射科、检验科等。每个部门都有特定的功能和专业人员，如医生、护士、技师和其他医疗专业人员。本篇第一章已讲过，医院是一个自适应性良好的组织，那么是否意味着医院科室之间的协作并不那么重要呢？让我们来看看下列这个案例，这是医院常见的场景。

案例一则

3人在距离一家三甲医院1 000米的快速道上遭遇了车祸，被120紧急送到急诊科，其中一位患者已因为多处骨折失血过多，出现休克和心搏骤停，一位患者胸腔被车的破损零件刺穿，另一位患者是一位5岁的儿童，由于头部受到撞击已经陷入昏迷。

3位患者到达医院时，医院医疗副院长、医务科主任和同事以及急诊科、神经外科、创伤外科、心内科的医生均已经在急诊科等候。医疗副院长、医务科主任与临床专家商议后，立即展开紧急抢救，由急诊科医生和创伤外科医生就地评估3位患者的状况，并开始实施基本的抢救措施——心肺复苏和气管插管，护士监测患者的生命体征，为患者开放静脉通道。

多发骨折且心搏骤停的患者由创伤外科和急诊科开展救治，胸腔被刺穿的患者被迅速送到影像科进行影像扫描，随即送往手术室由胸外科专家实施紧急手术，而5岁的儿童在进行头部扫描后发现不宜手术，送入重症监护室治疗。检验科的技术人员迅速处理3位患者的血液样本，并进行必要的实验室检查，如血气分析、电解质检测、心肌酶水平检测和血型检测。血库根据3位患者的血型迅速配血，准备红细胞、冰冻血浆等血制品。

在整个过程中，医院医疗副院长、医务科主任和同事根据现场情况，迅速通知各专科专家前来急诊科会诊，通知影像科、检验科、血库开启绿色通道，通知手术室做好手术准备，通知ICU迅速转运儿童患者入科室。在发现胸腔贯通伤患者的手术缺乏某一种手术耗材时，通知了供应商紧急送来手术耗材。

3位患者经过了手术、精心护理、康复治疗后，分别在15天、20天和30天后好转出院。

在这个案例中，单靠一个科室、一个医生不可能挽救这些患者生命，各大部门及时沟通和紧密协作非常重要。通过迅速响应、统一指挥、有效沟通和专业知识的结合，各部门组成整合型团队，有分工有合作，在"挽救生命"的使命的驱使下，高效完成了整体救治任务，捍卫了生命。

从这个案例可以看出，医疗副院长、医务科主任与临床专家临危不乱，处置有方，均具备一定的叙事领导力和叙事智慧，短时间内能调动医院的医疗资源救死扶伤。即便最终的结局不太理想，至少所有参与抢救的人都不会留下太多遗憾和愧疚之情，患者家属也会感恩和表达谢意，毕竟所有人都在尽最大努力拯救生命。

二、运用叙事促进医院科室协作

上述案例是个偶发案例，在遇到重大事件时，医院员工往往会空前团结，这是因为重大事件通常具有紧迫性和严重性，需要全体员工紧密合作和协调行动，以应对挑战并确保患者的安全与健康。这时大家通常会放下个人的利益和分歧，加班工作、协调资源、分享信息和经验，集中精力保障患者的生命安全和健康。

而日常工作中，由于医院组织架构的特殊性，医院各部门之间常常存在沟通不畅的问题，导致信息交流不及时、决策不准确等，大家互相抱怨甚至会发生冲突，医院的各科室之间协作也会受到影响。由于医疗行为本身的独特性，领导临床医护团队并非易事，尤其是部门负责人要领导拥有一定专业技术的医生，而医生一般需要系统学习5～11年才能获得学士、硕士和博士学位等，还要经过住院医师规范化培训，最终慢慢成长为一位合格甚至优秀的医生。医生自律性很强，对自我工作管理意识更强。

医院通常给临床部门设置关键绩效指标（key performance indicator，KPI）或目标与关键成果（objectives and key results，OKR），但是这样的考核很难应用于职能科室，因为职能部门工作多数难以量化，评价体系制订不易，多以主观评价替代；而临床科室的KPI或OKR很难被科室和医生真正重视或执行，医院一般也会出于种种原因不会真正对临床科室执行考核奖惩。因此，科学管理手段在医院推行起来阻碍重重，很难奏效。

作为中国医疗行业的从业者，大家都很熟悉如下场景：

医生说："我们365天几乎不是在上班就是在上班的路上，有时刚到家屁股都没有坐稳，接到患者求助立马就要赶回医院。我们工作高度紧张，出门诊厕所都不敢上，做手术站到头晕目眩，加班加到快抑郁。但是行政人员能朝九晚五按时上下班，还能享受双休、假期，最后还能拿医院各科室的平均绩效奖金，我们医生在前面冲锋陷阵，却有这么多行政人员无所事事，每天只是喝茶、玩手机，就能拿高薪，这不公平。"

医生们心理不平衡，有情感要宣泄，更需要医院领导来聆听并做出有效回应。那么医院管理者如何倾听和回应员工的诉求呢？

行政人员说："我们比临床科室的同事想象中的要忙很多，工作也更是琐碎，上级领导经常布置很急的任务，有时同一时间要处理几件风马牛不相及的事情，精力严重分散，体力和脑力极度透支。加班是常态，基本没有调休。从临床转岗到行政部门的同事，转岗后工资都会打折，还要放弃一些很重要的东西包括自身的发展前景、专业技能的持续提升等，而且还经常收到临床科室的抱怨和领导的批评，不再像以前在临床科室那样受人尊敬。如果让我重新做选择，我坚决不会选择干行政，但是现在回不去临床了，内心备受煎熬，自己很委屈也很苦恼。"

行政人员也有情感需要宣泄，更需要医院领导来倾听和回应。那么医院领导如何来聆听和回应员工的诉求呢？

这样的背景下，行政和临床似乎存在一种天然的矛盾，那么互相抱怨、发生冲突似乎也是一种必然的结果。实际上果真如此吗？分析一下导致各方难以协作的原因：

第一，角色与职责模糊。医院跨部门协作时，可能出现角色和职责的模糊或重叠。比如医务科领导和专家组之间的关系，医务科主任一般具有临床专家背景，在开展医务工作的时候常常代入自己的临床专家角色，干涉具体的临床决策，专家组会感觉没有受到尊重，这直接导致了医务科领导和专家组的矛盾。究其缘由，是医务科领导对自己职责定位不够明确，任务不清楚，忽略了专家组的权责，没有顾及专家组的感受，进而影响整个工作效率和质量。如果各部门负责人非常明确自己的职责，各司其职，按照协作流程做事，跨部门职工放下自己的领导或专家身份，首先加强人际间平等的叙事性沟通，可以帮助解决跨部门协作问题。

第二，权力与权威问题。不同部门之间可能存在权力和权威的不平衡。有些部门可能拥有更多的资源和决策权，导致其他部门感到被边缘化或不被重视。比如医院往往更重视医务科、院办等，认为这些科室才是医院管理运转的重要部门，其他部门的发声往往没有那么重要。建立平等和公正的工作环境，确保每个部门的声音都被听到和被尊重，并且得到有效回应，是解决问题的关键所在。

第三，时间和资源限制。跨部门协作通常需要协调不同部门的时间表和资源。如果没有合理安排和分配资源，可能会导致任务延误或完成质量下降。有叙事领导力的管理层会统筹规划，合理安排工作时间，确保足够的医疗资源可用于跨部门协作项目。

第四，沟通问题。由于医院内部沟通渠道多样，方式多样，各部门、各员工沟通技巧和方式方法不一，各部门沟通不畅的事情常有发生，可能会导致协作困难，甚至会激化矛盾。如果沟通不顺畅或不及时可能会造成重要信息遗漏或者丢失，信息传达产生错误，最终导致决策延误或者决策错误，带来潜在危机。拥有叙事医院管理意识的领导层会建立快速、有效的沟通渠道，并要求所有参与方按照流程做事，促进重要信息的快速传递和共享，并进行高效沟通和决策，防止贻误最佳决策时机，造成医院或者患者人力、物力、财力的重大损失。

第五，不同部门的文化差异。不同部门员工囿于自身知识结构或者文化背景，常有不同的价值观，这直接体现在工作的方式和方法上。这很可能导致跨部门员工对同一工作任务的理解出现偏差，甚至出现分歧。

我们解决思路是，围绕各部门共同诉求展开叙事统整。叙事医院管理全新理念鼓励各部门员工求同存异，充分了解和尊重各部门员工的文化差异和工作方式的差异倡导树立跨部门合作的共同愿景和目标，这有助于各部门共建叙事共同体，并为此保持开放和包容姿态，促进跨部门合作。

在具体工作中，叙事医院管理者会尝试找到各部门的共同关切点，灵活运用叙事统筹的方法来促进各科室之间的协作，通过建立叙事共同体，找到共同关切点进行跨部门间的整合，并将跨部门的每个主体叙事整合在一起，发挥团队协作的力量。具体可以将每一位跨部门参与者的叙事资源充分运用起来，尊重每个人的叙事权，尊重人际间的叙事。团队共同愿景会将每个参与者紧密团结起来，有效连接起来，形成一个整体的叙事框架，促进参与者之间的沟通、协作和互相理解，进而达成使命，完成任务。

医生经常讲："比你的亲人更希望你尽快痊愈的一定是你的医生。"日常工作中，主诊大夫的主要立场或者叙事诉求就是尽快治愈患者；科室领导的叙事诉求是不要出现医保亏损，科室实力需要不断得到提升；医院的叙事诉求是医院要能持续发展，良性运营，建立口碑，不断提升在民众心中的名望和地位。那么大家共同的叙事诉求就变成通力合作，协调一致，为患者提供优质医疗服务，提升患者满意度和医疗服务水平，赢得业界口碑，共同促进医院可持续发展，保持医院良性运营。

通过跨部门的叙事统筹，叙事医院管理者尊重各部门每个参与者的叙事权和叙事诉求，共享经验，集思广益，调动每个人的积极性，共同促进跨部门间的沟通和协调。各部门代表可以在叙事共同体平台分享彼此的工作经验、具体的工作方式方法、过往成功的案例以及面临的各种挑战等，加深彼此信任度，互相理解和包容，高效完成任务。

案例一则

　　在某家医院，由于医保政策，收治患有多种慢性病的患者会使科室住院日拉长，医保费用亏损，因此存在着不同科室之间互相推诿慢性病患者的现象，急诊科接诊此类患者，请多学科会诊后，仍常出现患者滞留于急诊留观室的现象。每次遇到实在解决不了的案例，急诊科就请求医务科协调，医务科现场协调后也很难决策，考虑患者安全问题又不得不迅速处理，导致患者、患者家属、急诊科、收治的住院科室甚至医务科在此过程中都有不良体验，一度怨声载道。由于工作繁忙和专业领域的差异，对于此问题各个科室之间很少进行有效的信息交流和合作，短暂的协调会也无法给出有效方法，只能次次见招拆招。

为了解决这个问题，医院管理团队决定通过共享故事的方式促进内部沟通。医院发起了一个名为"谁来收治我？"故事分享活动，邀请医务科、医保科、其他科室的医生、护士和其他医疗人员分享他们在工作中遇到具有启示性或教育性的患者就诊故事。

活动参与者可以利用闲暇时间通过电子邮件、内部办公自动化（OA）系统或故事讲述会的形式分享他们的故事，每位参与者会获得参与奖励，优秀讲述者被授予"医疗改进特别贡献奖"。可以分享收治患者过程中的困难与突破、团队协作中的成功案例、患者与医护人员之间的感人互动等。很快，这个活动引起了医院内部的广泛关注和积极参与。许多医生和护士都纷纷分享了自己的故事，并从中得到了反思和启发。一些故事涉及患者收治时遇到的问题，医务科、医保科的同事们通过听取这些故事，更直观地了解到了收治过程中的难点和科室的顾虑，制定了解决方案。

这个故事分享活动结合了叙事性反思与总结，活动中医生们开始主动向医保科、医务科提供意见和建议，以确保患者的收治过程更加顺利。同时，医生和护士们也更加关注患者的个性化需求，通过故事中的互动案例分享和叙事性反思，跨部门间的员工可以学会如何与患者及其家属开展人际间的叙事性沟通，并施以人文关怀。

从这个案例中，我们能具象化体会到，叙事是人类交流的基本方式，故事渗透于人类生活的各个层面。如前文所述，从医学与语言、医学与艺术、医学与文学的关系中逐渐发展出医学与叙事这一人文新理念，而以主体间性和个人化故事为特征的叙事医学逐渐成为引领医学新时代的重要医学实践模式。在医疗机构开展叙事医学人文教育，鼓励医护人员在工作闲暇之余定期开展故事分享，可以增进对彼此的了解，进一步建立更为亲密的叙事连接，在临床实践中遵循叙事医学理念与原则被证明是实现个人化精准医疗的关键，更是实现员工价值共生所必备的人文基础。

三、运用叙事统筹强化跨部门间精诚协作

叙事医院管理者灵活运用叙事统筹，一方面可以帮助医院各科室之间传递共同的核心价值观，另一方面可以丰富人文医院文化建设内涵，旨在为患者提供优质的医疗服

务，提高患者满意度，推动医院良性发展。丹麦著名作家艾萨克·迪内森曾说过："讲故事使人成为人。"（To be a person is to have a story to tell.）故事本身生动、感性，可以比较立体和直观地还原事件的全貌，在故事分享者和故事聆听者之间很容易架起一道桥梁，冲破隔阂，拉近彼此，因为每个人都有表达的欲望和诉求。跨部门员工一起分享故事的次数越多，内容越丰富，人际间的叙事连接就越发亲密。医院员工日常工作忙碌而琐碎，每天都会面对生老病死，医院就是一个可以认真思考生命的地方。叙事医院管理者通过定期组织故事分享会可以增进跨部门间的了解与融合，有效提升医院整体管理水平，提升患者满意度，提升业界影响力。医院管理者可以通过以下视角展开叙事统筹：

第一，医院管理者定期组织员工讲述关于医院建院历史和初衷以及离退休院领导与人文主义医生忘我工作和治病救人的故事，阐述医院的使命与核心价值观。比如"某医院最初是一家教会医院，比较特别的地方在于它是最早聘用中国籍医护人员的医院。从建院到今天，历经93年风风雨雨，早期院领导筚路蓝缕，励精图治，矢志不渝，致力于为区域居民提供优质的医疗服务。本院也一直被当地居民当作心中的守护者，有些本地人几代人都在这家医院出生和求医问药，祖祖辈辈对医院有着难以割舍的情感回忆"。

这样的生动故事比"医院于1930年建院，现在占地200亩，开设临床科室54个，拥有各种先进的检测仪器和设备127台，其中学科带头人、教授和主任医师等高层次人才100余人等"更能增强员工对医院的认同感和归属感。医院的所有员工正是通过聆听医院先辈勤劳、勇敢、敬业的故事和分享自己的所思、所悟、所感后，与前人建立起新的叙事连接。正是在先辈故事的感召和激励下，员工更愿意肩负起医学使命和坚持初心，心甘情愿为医院奉献自己的聪明才智和为患者提供优质服务。

生命健康叙事理念倡导我们建立代际叙事连接，与前人世界建立叙事连接的重要途径就是在传记和史书中阅读前人的故事。如果我们不去构建与前人世界的叙事连接，人类智慧累积和传承的链条将在我们这一代断裂。生命健康叙事理念倡导我们尊重医院历史上杰出的院领导或者科室领导以及杰出的医生和护士，这对当代从事医疗服务的同行形成职业身份认同，并提升其职业道德素养极为关键。

第二，医院可以收集患者在诊治过程中的难忘的经历以及在整个治疗期间发生的感人或痛苦的故事，并将这些故事整合到一个大的叙事框架中，形成文字，结集成册或者直接通过故事分享会进行分享。这些故事素材会促进医护人员进行叙事性反思，进而以更加饱满的热情投身工作。比如有这么一个案例，有一位患者说："这次在医院接受的乳腺纤维腺瘤手术，做得很成功，也很顺利，恢复也很快，我很高兴把这个隐患去除了。但是我个性腼腆，又没有结婚，当时医生在病房给我换药的时候，虽然拉了帘子，尊重了我的隐私。而隔壁床患者的老公一直在旁边讲什么胸大疙瘩多的笑话，我当时很生气，也不好说什么，我当时真的很愤怒。"

身为医院管理者，我们首先对这个故事要共情，如果这个女患者是我们的家人，我们的姐妹，我们又会作何感想呢？女性护理病房是不是应该考虑提供更私密的空间？或者在治疗期间，是不是尽可能限制男同胞进出病房？患者的就医体验十分重要，可能直接影响患者的治疗效果，有可能影响医院的整体声誉。身为叙事医院管理者，我们能深切体会到患者迅速康复而带来的由衷喜悦，我们也要能共情于在就医过程中遭受苦难的患者，运用自己的管理智慧，尽可能改进病房的隐私空间，号召医生为患者提供隐私保护。

对患者就医体验是否持续改进和患者就医满意度是否逐步提升是评判一家医院好坏的不可或缺的指标。诺贝尔和平奖获得者，护理专业出身的特蕾莎修女讲过："照护的要义不在于你做了多少，而在于你在做的过程中付出了多少爱。"叙事医院管理者一定是那些鼓励临床一线的医护人员尊重患者的生命故事，并为患者提供个性化医疗服务的领导者。

第三，叙事医院管理者会鼓励员工找机会外出学习，加强交流，扬长避短，取长补短，见贤思齐。鼓励员工外出学习可以开阔员工的眼界和格局。学习结束后可以组织员工分享学习心得，将自己的所见所闻通过讲故事的形式分享出来，给大家提供新的思考路径。

案例一则

某医院一位儿科专家外出学习归来后和同事们分享了这样的一个见闻："这次去市妇幼保健院看到他们的儿科门诊接诊大厅后，我有一个很深的感受，他们医院从进门第一步起，就以小患者的视角设计了一套流程，既有可爱的卡通画，也有可以与小朋友互动的人工智能导诊机器人，医生和护士还穿着带有卡通设计元素的工作服，就诊完成后医生给予小患者奖励——各种'今天最棒小朋友'印章等。"这位儿科医生分享完自己的见闻后，大家都陷入了沉思，每个人脑海里都会出现那些温馨的画面，而不再是小患者哭喊着想逃离的画面，感受到小患者前来就诊时的放松和喜悦。医院管理者聆听这些故事也会进一步形成改进医疗服务的新思路。

四、跨部门叙事统筹助力提升医院管理力

叙事统筹从根本上加强了医院各科室之间的内部叙事连接，使得大家的合作意识增强，彼此信任度提升。医院由多个医疗单元和管理部门组成，看似分散，无交集。但是每个部门都有自己的叙事诉求，叙事统筹可将这些叙事诉求整合在一起，能关注和团结每个部门，让各个医疗单元和管理部门连接在一起。叙事医院管理者深谙团队合作的精髓要义，叙事统筹将助力医院管理力的提升。

各部门管理者若能善用叙事统筹的方法，便可以促进医院内部的沟通和信息流动。当不同部门和团队之间进行频繁而有效的沟通时，信息能够及时传递，问题得到及时解决，决策也更加迅速和准确。这有助于提升医院管理力，使管理者能够更好地了解和应对各个部门的需求和挑战。

跨部门之间的叙事连接可以鼓励和强化不同部门之间的合作与协调。医院内部存在着众多专业团队，涉及医生、护士、药剂师、实验室技术人员等。当这些团队的叙事诉求被统筹之后，各部门之间能够有效地协同工作，共同努力时，医院的管理力得以提升。通过跨部门之间的叙事连接，各个团队可以分享知识、协商决策，共同努力解决复杂问题，从而提高员工的整体绩效和医院运行效率。

跨部门之间的叙事连接也有助于传递医院的文化和价值观。当不同部门之间存在良好的联系和合作时，员工更容易感知医院的共同目标和价值观。这有助于塑造团队精神、增强员工的凝聚力和归属感，从而提升医院管理力。

跨部门叙事连接的加强有助于提高员工的工作效率和质量。当各个部门之间无缝协作、沟通顺畅时，工作更加高效，减少了资源浪费，消除了误解。此外，跨部门叙事连接也有助于实践和经验的分享，促进团队之间的学习和改进。通过不断优化工作流程和提升服务质量，医院的管理力得以提升。

案例一则

　　某三级甲等医院在过去的10年里发展迅速，病床从800张扩张到2 000张，员工从1 200人增加到2 600人，医疗技术也发展迅速，10年间创建省级临床重点专科5个，市级临床重点专科13个。近年来，医院管理层发现，虽然医院设备先进，医护团队专业，但由于各部门之间的合作和沟通存在问题，医院管理力并没有得到充分发挥，感觉管理效能比10年前下降了，医院内部运行效率不能满足医疗业务发展的实际需要。

医院院长和几位主管部门的负责人意识到必须改变这种局面。他们决定采取一种新

的方法增强对医院的管理，这个方法就是"叙事统筹"。

首先，他们组织了一次全员会议，邀请医院的每个员工分享他们在工作中遇到的问题和困难，以及他们认为可以改进的方案。通过这次会议，医院员工们开始更加了解彼此的工作，并且对医院整体的运作有了更深入的认识。

其次，院长设立了一个"叙事统筹团队"，由各部门的代表组成。这个团队的任务是每周召开一次会议，收集并分析员工们的反馈，提出解决方案，并将其传达到相应的部门。这样，部门之间的信息交流变得更加顺畅，问题得以迅速解决。

最后，随着时间的推移，医院内部出现了一种奇妙的景象。原本各自为营的部门开始主动协作，彼此之间建立了紧密的联系。举个例子，药房和护士站之间的合作变得更加密切。护士在每日例会上分享了患者用药的情况，药房的药师也在例会上解答护士们的用药疑问，大家共同讨论，同时简化药物从药库配送到科室的流程，增加物流机器人线路，为科室提供更便捷的送药服务，为患者提供更全面的医疗服务，患者满意度得到明显提升。

同时，医院还进行了一些跨部门的宣讲，帮助员工了解其他部门的工作流程和职责。员工们不仅能更加专业地完成本职工作，还能够在其他领域提供支持和帮助。

随着"叙事统筹"方法的不断推广，医院的管理力得到了明显提升。患者满意度和员工幸福感也大幅度提高。医院变得更加和谐，每个部门协调配合。

叙事统筹是十分有效的加强内部连接的手段。通过叙事统筹，每个员工都有机会分享自己在工作中遇到的问题、挑战及取得的成就。这种共享经验和感受，让同事之间更容易理解相互的处境和诉求，容易建立同理心，愿意为其他同事分析问题和解决问题，也加深了同事之间的友谊，丰富了人文医院文化建设内涵。

医院管理者通过叙事统筹，用"叙事"这条线将各部门同事连接起来，各部门员工愿意倾听和回应其他部门同事的叙事诉求，也愿意了解不同科室同事的工作流程和面临的困难。法国学者利科说："人类本质上就是叙事的人。"故事可以让人走进彼此，切身感受他人的喜怒哀乐忧，能真正体会到他人的难处，从而打破思维上的壁垒，减少误解，增进合作，实现跨部门协作，实现最终的目标。

同时，当员工们敞开心扉，各自讲述真实的工作体验时，会赢得彼此之间的信任和尊重。这种信任和尊重是以建立良好的合作关系为基础，有助于提升团队的凝聚力和协作效率。通过听取来自不同部门的故事，员工们可以汲取其他部门的优点和经验，强化创新和改进意识。他们可能会从其他部门的做法中找到适合自己部门的解决方案，从而提高整体工作效率和质量。

此外，叙事统筹可以在医院内营造一种积极向上的工作氛围。员工们会感受到彼此的支持和关爱，从而更乐于助人，共同为患者提供优质的医疗服务。

叙事统筹可以促进各个部门之间的沟通和协作，让医院各部门和员工相互理解，建立共同的目标，加强组织文化和价值观的传递，提升患者体验，医院管理者得以培养出更具主人翁意识和领导力的员工。这种管理方法有助于整合各方资源，促进医院的整体发展和目标达成。

没有什么能比一个打动人心的故事更能够将人们聚集在一起，激发他们的热情，并启发他们的行动。

——霍华德·舒尔茨（Howard Schultz）

第三章　医患生命叙事共同体关系与和谐医院建设

案例一则

　　客服中心的向主管曾谈及一起"奇葩"投诉。有一位患者家属投诉医生不负责任，原因是下午4点半她带正读初三的女儿来院就诊，发现有些检查第二天早上才能做，于是请门诊医生帮忙处理，被繁忙的门诊医生以"这是医院的规定，医院也不是我开的"这一句话给打发了。这位家属随即投诉到客服中心。经客服中心人员的耐心安抚之后，这位既焦虑又生气的妈妈讲出了自己的困难："我和老公离婚了，一个人带孩子，我工作时间比较特殊，得白班、夜班倒班，请个假也很不容易。现在孩子又在初三最紧张的时候，一听说还要第二天再跑一趟，真的要崩溃了。"客服中心的同事耐心地解释之后，孩子的妈妈仍说："我也知道这个要求不合理，但是真的是没办法了，请你们帮帮我好吗？"最后以客服中心协调患者到急诊科就诊，解决了这位焦急妈妈的诉求，化解了一场医患矛盾。

　　事后客服中心同事联系门诊医生谈起此次投诉，门诊医生面露愠色："这有什么好投诉的？医院就是这样运转的！我们这样拼命干活，你们却不维护自己人，反而这么和稀泥，只要有投诉，再奇葩的需求你们都去创造条件满足。我个人表示抗议！"科主任也在一边帮腔，认为这是不合理投诉。

　　医院每年处理的类似投诉较多，经客服中心处理，患者在同意处理方案，完成诊疗后基本满意，少数是带着怨气离开的，而医务人员却指责客服中心同事为了满足患者而做出例外处理。最初，医务人员还常常愤怒地就"不合理投诉"进行辩解，随后，客服中心的同事讲述了每位患者的故事，也倾听医务人员讲述每一个事件的始末，表达了对医务人员的理解，同时尝试去和涉及就诊流程的医务人员、其他配合部门人员进行沟通和协调。

　　虽然医务人员的日常诊疗行为并没有得到迅速改进，极快的工作节奏让他们选择迅速解决当下的医疗问题，而不是为患者进行方方面面的考虑。值得称赞的是，科主任、医务人员逐渐意识到，他们在繁忙的工作中确实忽略了一些东西，有一些问题也是可以兼顾的，并有意识地加以改进，患者满意度和员工满意度得以逐年提升。

在这个案例中，我们看到面对投诉，被投诉医务人员认为己方无错，直接将其归为不合理投诉；后续通过倾听患者和患者家属的疾病叙事，征求员工的意见和倾听员工的故事，逐步了解了事情的缘由，将建议和可改进的流程融入最终医疗就诊流程和环境。我们不断通过这样的日常工作塑造和谐的就医环境，逐步搭建起医患之间和员工之间信任和尊重的桥梁，结合叙事医院管理理念逐步构建起医医、医护和医患"生命叙事共同体"关系。

一、叙事共同体构建的时间投入与多方参与

医院从科学管理向精益管理和价值共生过渡需要一个过程，其中构建医患生命叙事共同体是过渡阶段不能逾越的一个关键环节。这需要时间，并非一蹴而就。生命叙事共同体的构建需要团队协作，需要跨部门的伙伴们通力合作，并肩作战，否则很难真正实现。原因很简单，主张并推动行动的往往是一小部分有叙事意识的领导者和员工，如果剩下的多数人不参与或不理解行动，则不可能发自内心支持，甚至阻碍变革的推进，使得整体行动虎头蛇尾，流于形式，难以产生实效。变革的过程也很难像预设的那样一帆风顺，而是充满曲折，并且有渐进明晰的特点，很难在一开始就规划得十分细致。

和谐医疗生态的构建需要多方参与，首先是医院服务的对象，包括患者、患者家属以及医疗机构覆盖的主要社区群众，其次才是医院的管理层和医务人员及工作人员。如果只是医疗机构从供给侧上进行变革，没有全部人的参与，变革则是不完整的或很难成功的。

在获取患者和员工声音方面，目前我国的医疗机构都是通过抽样问卷调查来跟踪患者满意度，通过全院问卷调查来探明员工满意度。而问卷的调查往往是定量数据，比如对医疗整体服务的评分，开放性问题较少。对这些定量数据进行分析，确实能反映一些问题，但是，当医院分析这些数据的时候，并不直观，甚至不太清楚为什么各项之间会产生分数差别，只能循着线索去调查、猜测。

医院通常以一些运动式活动来进行变革，今年运营管理项目、明年开展人文医院项目、后年全面提升医疗质量，参与者疲惫不堪，又不得不一边腹诽一边参与，而最终的效果则像是在一条旧裤子上打补丁，似乎解决了一些问题，同时带来一些新问题。

二、在冲突中积极寻找叙事共同体构建机遇

当客服中心的同事们接待或激动、或悲伤、或木讷的投诉者时，其实是遇到了构建叙事共同体的最佳契机。这些投诉者讲述自己在医院的不良遭遇，不加修饰，而这些故

事往往涉及医疗环节的方方面面，或是流程，或是态度，或是沟通，或是质量。在这样的一种叙事连接中，患者、患者家属和医院一起走到了三岔口。

当医院管理者认真聆听患者讲述的故事，并从故事中找到有价值的线索时，则去寻找变革机会，会给相关部门布置工作任务，大家携手以此为契机，齐心协力加以改进。借由患方投诉，跨部门间的叙事连接得以创建，推动和谐的医患叙事命运共同体的构建。相反，如果医院以处理投诉为主要目标，则把服务对象越推越远，以惩罚为手段也会把员工越推越远，不利于建设和谐的科室叙事生态，更不利于建设和谐的医院叙事生态。叙事医院管理者深谙医患叙事共同体建设的必要性和现实意义。

医院管理者怎样做才能与患者和患者家属建立叙事连接呢？进而抓住最有利的契机构建医患命运共同体呢？我们要解决的是两个方面的问题，第一是态度，第二是技巧。建立叙事连接首先需要耐心，对服务对象的投诉、哭诉、死缠烂打甚至蛮横不讲理，有一定叙事意识的管理者保持一种超然的关怀（detached concern），不过早被患者的故事感动或者激怒，从而失去聆听叙事的耐心和判断力。聆听过程中需要不时做出回应，否则主诉方会认为你没有听懂而继续重复讲述同一内容，导致关键信息被遗漏。医院管理者和团队真正学会聆听并捕捉关键信息以做出有效回应需要时间。作为叙事医院管理者，不能过度苛责自己或者团队成员叙事素养提升速度很慢，不会叙事性人际沟通和交流等，也不要轻易放弃与主诉方建立叙事共同体的最佳契机。

专注倾听和时时回应主诉方需要耐心和叙事智慧。当面对异常激动的主诉方时，不要盲目或者轻易下判断，不要使用封闭式问题去打断对象的叙述，比如，"您的意思是接诊医生态度不好，是吗？"管理者不妥当的提问或者盲目打断患者的叙述，很容易掩盖事实真相，从而阻碍有用信息或者线索的获取。当管理者向医务人员转述时，主观性较强，或者陈述不实信息，不利于医患叙事共同体的构建，更不利于问题的解决。

三、医院生命叙事共同体构建的维度与方法

据史实记载，广东佛山顺德自12世纪初即形成一种养鱼的高效人工生态系统，采用鱼塘的池埂种桑，桑叶养蚕，蚕沙、蚕蛹等养鱼，鱼粪肥桑，形成了一个桑、蚕、鱼相互促进的良性循环，打造了一个立体养殖生态环境，共同提升生命力，称为"桑基鱼塘"。这是为充分利用土地而创造的一种"塘基种桑、桑叶喂蚕、蚕沙养鱼、鱼粪肥塘、塘泥壅桑"高效人工生态系统，种桑养蚕的收益比种粮食高很多，而且保护生态环境，形成良好的生态共同体，是世界传统循环生态农业的典范，堪称中国农耕社会高级的农业形态，这是古代劳动人民智慧的体现。

"生命叙事共同体"是为充分利用医学和人文的价值而创造的一种"医能厚文，文

能养医，医能助患，患能帮医，医患共生"高效生态系统。医患滋养的收益比单纯的绩效高很多，而且可以保护医患双方，是医学人文更为高级的实践模式。"叙事共同体"则是医院整体及其各个层次的成员通过构建和谐健康的叙事生态所创造的价值共享体系。通过生命叙事共同体平台的构建，医护患和患者家属都获益。

叙事生命共同体的五个维度

医院叙事生态是对生命主体所处软环境的一种隐喻。医院叙事生态是由管理者、医护人员和患者及其家属的叙事素养和人际叙事关系共同构成的一个有机叙事体系。由各种人际叙事关系组合构成的医院叙事生态每天都在重新定义医院的文化和管理，形成独特的叙事风景。

- 医院顶层管理者（书记和正副院长）间的叙事连接和叙事性沟通状况
- 医院顶层管理者与职能科室以及临床科室领导之间的叙事互动状况
- 临床科室领导以及临床科室医护人员间的日常叙事连接与互动状况
- 临床医护人员与就诊或住院患者及家属间的人际关怀叙事互动状况
- 临床医护人员引导患者及其家属建立关于疾病主题的叙事连接状况

要想形成医患生命叙事共同体，可以从以下5个方面推进：

（一）医院顶层管理者（书记和正副院长）间叙事连接决定医院整体叙事领导力水平

我国的医院实行党委领导下院长负责制，这个制度下，医院的书记和院长是搭档，有不同分工。对于书记而言，把方向、管大局、带队伍更为重要，他必须保障医院履行法定义务和使命，落实上级决策；而院长更侧重于负责医院业务，带领医院团队为患者提供医疗服务；副院长则是负责提议并带领各自团队安排和执行医院管理层的决议。这样的分工使得顶层管理者有不同的工作重点和着眼点，由于大家的知识背景和具体擅长领域并不相同，因此在某些事件上常有不同看法和意见。

因此，顶层管理者们完全合拍是很难的，甚至当彼此叙事连接不够时，或者叙事共同体这一平台没有创建好，医院管理者会对同一工作任务和解决方案持不同意见甚至出现严重分歧，开会讨论时甚至不欢而散，不利于工作的开展和新任务的落实与完成。

医院管理者内部的叙事连接在管理层组织内部会发挥巨大的作用。比如：通过医院历史故事的讲述，强化管理层对医院过去认知的统一；通过医院现在故事的讲述，让管理层统一对医院现状的看法；通过医院未来故事的讲述，让管理层统一医院未来发展目标和方向，认同医院的核心价值观、使命和愿景，即管理者必须在现在打造什么，未来打造什么以及如何齐心协力完成目标上达成一致，这比在具体事项上的一致行动更重要。医院管理层的共同目标是在平等融洽的氛围中讨论和部署具体工作，职责分工明确。

书记和院长可以在医院的中层干部会议上共同发表讲话，书记可以首先强调医院的发展目标和重要举措，比如全国排名前十，然后院长可以进一步解释这些举措的具体实施计划和预期效果，比如加大手术科室的人才引进和资源投入力度等。他们可以通过相互引用对方的观点或补充说明来增强叙事性，以便于中层干部们理解。

因此，顶层管理者注重提升彼此的叙事素养，加深彼此的了解，让彼此逐渐成为"思想伙伴"，引发在行动、认知、态度上的自觉转变。顶层管理者的叙事连接越紧密，指挥团队的一致性、凝聚力越强，指挥效果越强。

（二）医院顶层管理者与职能科室及临床科室负责人间的叙事连接承上启下影响政令推行

医院的顶层管理者常常需要做一些艰难的决定，前文中提到了，医院所处的宏观环境正发生巨变，顶层管理者必须做出决策和应对，但是医院的资源极其有限，各职能科室和临床科室的需求无限，如何在无限的需求中找到最应该分配资源的地方是一门学问。同时，如何能让中层干部们真正理解顶层管理者的思路、决策等，也是一个值得探索的问题。

案例一则

某医院的书记是一位叙事医院管理者，叙事领导力很强，更是一位擅长讲故事的人。在一次中层会议上，讨论如何带领自己的人才团队时，书记说："作为团队领导者一定要与时俱进，充分考虑团队的特点。比如不同年龄段的人会有不同工作特性。60后是什么时间干完，什么时间下班；70后可以加班工作，干累了就下班，但不计报酬；80后可以加班，但是要加班费；90后可以加班，但是要看心情；00后现在进入职场了，是心情好也不一定加班。所以大家一定要关注团队中不同年龄段的人才对于加班理念的理解，这样才能好加班、加好班。"在座的中层干部都会心微笑，纷纷点头。

职能科室所提出的需求通常是基于本部门的工作需求，临床科室提出的需求多基于患者和科室未来发展。医院顶层管理者如果具备一定的叙事意识会首先获取明确的信息，做出更有利于医院服务对象的决策。比如可以邀请医院领导到职能部门考察，并向其讲述部门遇到的各种挑战，向院领导提出改进的具体需求以及期望医院如何改进等方面的创新思路。

在本章提到的投诉故事中，客服中心主任向副院长主诉内容是："院长，客服中心认为，医院不应当将患者的投诉分为合理投诉和不合理投诉两类。如同本次我们处理的投诉中，患者因为当天下午来就诊不能在当日完成辅助检查而投诉，在主诊医生看来这样的投诉很无厘头，但是患者确实是有不良体验，接到这样的投诉与医院的就诊流程是相关的。如果是我去医院就诊，又实在不方便跑第二趟，我也会懊恼焦急。其实我们目前判定为不合理投诉的事件，一般都是这样，我院没有明显过错，但患者确实是遇到了问题，投诉情有可原。我想，这类投诉其实是我们提升服务水平的契机。"

医院是一个庞大而复杂的组织，不同管理岗位之间存在着知识壁垒，所以当医院管理者能灵活运用引人入胜的故事来传递信息和表达观点时，便可打破科室间的壁垒，使得中层干部之间顺畅沟通，更理解对方，提高工作效率。因此，将叙事作为医院文化构建和内部沟通的核心策略，能让医院的顶层和中层管理层对医院整体使命的理解更容易达成一致。具备创新的叙事管理意识的医院管理者能够从医院全局视角（整体层面）积极创设良好的医院叙事氛围和叙事生态，帮助医院员工了解彼此以及患者、患者家属的故事，缩小视域差距，思想充分融合，促进医院实现高质量发展。

（三）临床科室领导及临床医者间的日常叙事连接决定医疗单元文化凝聚力和工作执行力

科室管理者既是第二维度中的成员，又是主导第三维度中的叙事管理者，作为"腰部管理者"，发挥的是连接医院与科室的桥梁作用。

案例一则

泌尿外科张主任已经担任科主任多年，学科建设和临床经验丰富，深知科室的医护人员只有紧密合作，方能为患者提供高质量的医疗服务。最近医院开展医疗质量专项提升活动。作为手术和内窥镜操作例数多的科室，泌尿外科是医院本次活动的重点关注对象，质量提升行动领导小组频频提出各类整改要求，泌尿外科的同事们颇有微词。

在一次科室会议上，张主任对医院的质量提升活动进行了讲解，并请大家发言，此时他发现，医护人员发言不够活跃。他意识到这可能是因为一些员工不理解医院的行动，或者是感到胆怯，所以不想在团队中发言。张主任说："不知道大家有没有看过一个电视剧，叫作《周一清晨》。这个连续剧围绕切尔西综合医院医生们每周一早晨召开的'患病率、治愈率、死亡率与错误率'的研讨会，讲述很多医学伦理故事。在这个研讨会上讨论了很多案例，谁在会上挨了批评、谁受到表扬也只有他们自己才知道。大家看到没有，无论在哪里，医疗质量都是医院的永恒主题，持续改进活动都在推进。大家有空去看看这个电视剧。"

张主任讲完后，科室的90后谭医生说："我看过啦，挺好的一部片子，建议大家看原音的，顺便练下听力和口语。建议医院质控科也看看别人怎么搞质量活动，不要闭门造车啦。"谭医生说完之后，团队气氛慢慢活跃起来，陆续讨论起来，提出了不少建设性意见，并汇总交给了医院的质量提升领导小组，部分意见由于贴近临床实际工作，被医院采纳。

这次会议后，张主任意识到，同部门员工间的叙事性互动和交流对于科室文化凝聚力的提升非常重要，通过故事分享，很多工作事半功倍。他决定每半月举行1次科室畅言会，让医护人员有机会分享他们的经验和观点，并提出任何可能提升医疗质量的建议，集思广益，群策群力，最终效果明显。

从这一维度来讲，理解医院目标、严格执行行动规划，并代表患者提出改进计划，才是最有利于构建和谐科室或者医院叙事生态的做法。当科室管理者运用一定的叙事智慧讲述医院目标和行动时，科室医护人员理解程度会提高；当科室叙事成为内部沟通的核心方式，科室日常会议的效率会提升，任务的行动力会得到最大化。

（四）临床者与就诊或住院患者及其家属间叙事连接助力和谐医患关系

患者及其家属选择到医院就诊的时候往往怀揣着焦虑和不安，期望通过就诊迅速消除困扰自己的病痛，而医务人员则需要根据患者的情况迅速做出医疗决策并执行，期望通过自己的医疗行为尽快解除患者的病痛。因此，医患双方的根本目标是一致的。然而医疗存在不确定性和复杂性，往往导致消除病痛这个目标难以迅速实现。常言道："病来如山倒，病去如抽丝。"因此出于诊治需要，医患之间快速建立叙事连接非常关键，也是有必要的，这是医患互信的基础。打造医患叙事共同体，有助于医生获取患者真实的病情、建立良好的沟通渠道，不断增强彼此之间的信任与合作，消除病痛。

案例一则

一位14岁女性患者在爸爸的陪同下来到三甲医院消化门诊就诊，患者自述半年来几乎每分钟都要放一个屁，饱受困扰，来门诊前已在三级、二级、个人中医诊所等多家医疗机构就诊，间断服中药、西药半年没有明显好转。门诊李医生仔细看了外院的各种检查报告单，发现患者的胃肠镜报告、肝胆胰脾彩超，肝功能等均提示未见异常。李医生完成了问诊和体格检查后，发现除孩子自述放屁多，并未见其他异常，而且患者进入诊室已经超过5分钟，并没有放屁的现象。李医生问陪同的家属："请问一下您是孩子的爸爸吗？可否让我和孩子单独聊一下？"孩子爸爸有点诧异，但仍然退出了诊室。

　　李医生："孩子，你觉得自己生活中有不顺心的事情吗？或者学习压力很大吗？阿姨虽然是消化内科大夫，但有时候工作太累，太紧张，也会肠胃不舒服。如果你很累或者有压力很大的情况，不妨和阿姨聊一聊。"

　　患者："我学习成绩很好的，没有学习压力。但是我爸妈对我太关注了，有点风吹草动就恨不得跟着我，我觉得有点烦。"

　　李医生："我上高一的时候走读，父母还天天接送，我当时还被同学笑。我很理解你的苦衷。这个可以和父母慢慢沟通，我看你爸爸也是很温和的人。还有什么其他的困扰吗？"

　　患者："我的同桌是我喜欢的人，我感觉我放屁他能听到，我觉得很羞愧。越是这样，我越想放屁，而且我感觉我放屁之后他经常看我。近半年为了这个我天天晚上都睡不好觉。"

　　李医生："阿姨很理解你。你进来了快10分钟，自己感觉到放屁了吗？"

　　患者："我感觉我在我同桌旁边才会这样一直放屁呢。刚在诊室我没注意，好像没放。"

　　李医生："小姑娘，首先我需要和你说，我们从你的整体情况来看，并没有发现明显异常。你可以和同桌互相督促，好好学习，争取都考重点高中。你不用吃药，没有生病，放轻松就可以了。你也可以放心，阿姨会为你保守秘密。"

　　随后，李医生叫患者爸爸进来，告知患者爸爸孩子并没有生病，不需要吃药，回去调整生活习惯就可以了。患者爸爸问能否再做一次大便常规，李医生开具了大便常规检验单，患者跟随爸爸离开了诊室。大约2小时后，患者爸爸单独进入诊室给李医生看大便常规结果，是正常的。患者爸爸："李医生，孩子刚表现得轻松多了，孩子也跟我说了，跟你讲了她生病的过程，我非常感谢你听孩子讲那么多，也告诉她不用吃药了。"

医护人员在门诊和住院部开展医疗活动的时候，在可能的情况下，应倾听患者和家属的叙述，关注他们的经历和感受，尽可能从中寻找完整的诊断证据；用通俗易懂的语言向患者及其家属讲述相关的医疗信息，包括诊断、治疗方案和预后等方面的信息。及时分享信息，可以帮助患者及其家属更好地理解疾病和治疗过程，并做出更加明智的决策；用更通俗易懂的语言替代医疗术语，帮助患者和家属更好地了解病的性质、治疗的目的和可能产生的风险，从而减轻他们的焦虑和恐惧。

最重要的是，医护人员可以通过人际叙事这一媒介表达同情、关怀和支持，这种方式更利于和患者及其家属建立情感联系与互信关系，在各个国际疾病日用叙事视角传播健康理念，可以更直观地提升医护患的疾病认知素养。

（五）临床医者与患者及其家属的疾病主题叙事连接帮助患者及其家属提升疾病认知能力

患者患病后有时会陷入叙事闭锁状态，反复地自责、自怨自艾，不愿和家属交流，不愿和社会接触，最后一人生病，全家干着急。引导患者与家属建立叙事连接是构建和谐叙事生态不可或缺的一部分。

案例一则

炎症性肠病是一种慢性、终生性疾病，除疾病反复发作需住院诱导缓解治疗外，平时的维持治疗及患者的依从性也很重要。因此，患者及其家属对疾病的认知十分重要。

医院为此专门举办了"世界炎症性肠病日叙事医学主题活动"，邀请医护人员、患者及家属参与。活动中，医护团队就患者服药、饮食等方面与患者及其家属进行沟通和讨论，并通过讲述身边或名人与疾病共存、自我肯定、自我升华的故事，阐述"人际互动""人文关怀"对炎症性肠病患者身心健康的重要性。医护团队现场与患者及其家属积极互动，并鼓励患者勇敢分享和表达对疾病的认识和感受。

一位患者的妻子说："我以前只知道给他做好吃的、好消化的，而且以为他吃着药控制得很好，没有太特别的。今天才知道他为了不让我担心，一个人默默忍受了这么多。以后我会更关心他，也按医生说的，在不同的情况下做更适合他的饭给他吃。"说完之后，患者虽是七尺男儿，也忍不住泪洒当场。

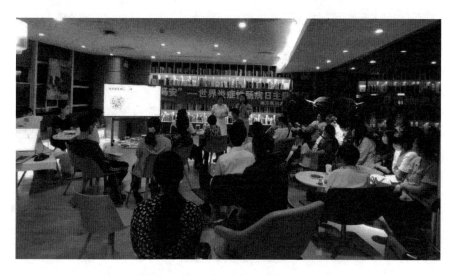

在引导技巧方面，临床医护人员可以鼓励患者和家属彼此倾听，并给予充足的时间和空间，鼓励大家勇敢地表达自己的观点和意见；医护人员应该认真聆听并尊重他们的意见，不偏袒任何一方，保持中立；还可以通过提出开放性问题鼓励患者和家属展开更深入的对话，并促使他们更详细地描述他们的关切和期望；当患者和家属之间存在误解或疑虑时，医护人员应及时介入，澄清事实，并提供准确的信息。这有助于消除误解，并建立起更紧密的叙事连接。

我们不难发现，医护人员既是科室维度叙事生态的共建者，又是患者和家属叙事的主导者。医护人员发挥了连接医院科室内部和外部社会（患者及其家属和普通民众）群体的桥梁作用，医护人员的叙事素养也起到了关键作用。

四、积极营造医患生命叙事共同体构建环境

医患生命叙事共同体关系的构建集中体现在以下几个方面：

（1）医疗机构是否重视叙事生态的构建？

（2）医院管理者是否注重提升员工的叙事素养？

（3）医院管理者是否尊重医疗专业人员的生命故事和职业发展故事？

（4）医疗专业人员是否尊重患者及其家属的生命故事？

（5）医疗机构是否将叙事（叙事教育、叙事调节、叙事赋能）作为认知、预防、管理和治疗疾病的必要手段？

医院可以从下列五个方面着手建设：

第一，为医院管理者和医护人员提供专门的叙事培训和教育课程。培训内容可以包括叙事的基本原理和技巧、有效沟通和表达、故事结构和情感表达等方面的知识。通过系统的培训，帮助他们理解叙事的重要性和应用场景，并提升他们的叙事能力。

第二，营造鼓励反馈和学习的文化氛围。管理者应该积极倾听医护人员的故事，并作出有效的反馈和提供支持。同时，鼓励医护人员之间互相交流和学习，促进彼此之间的叙事互动和共享。

第三，创造分享平台和机会。为医院管理者和医护人员提供分享叙事的平台和机会，以及与患者及其家属互动的平台。可以组织定期的病例讨论会、学术交流会或叙事工作坊，让医护人员分享自己的成功或失败案例、面临的挑战和取得的经验教训等。这样的交流可以帮助他们从多个角度理解和分析病例，积累丰富的叙事经验和增强思考能力，积累叙事资本，进而形成叙事智慧。而与患者及其家属的交流可以帮助医疗机构更好地理解患者的个体需求和关注点，医疗团队可以提供更加个性化和针对性的医疗照护，满足患者的需求，并提升患者参与度和满意度。

第四，鼓励叙事性反思和自我觉醒。叙事医院管理者应该鼓励医护人员定期开展叙事性反思活动，可以通过写作、个案分析等方式，总结自己的临床经验，并从中吸取教训和得到启示。这样的反思可以增强叙事能力和积累叙事资本，长年累月，即可形成叙事智慧。

第五，提供支持和资源。医院顶层管理者应该为中层管理者和临床一线医护人员提供必要的科技工具和软件支持，或者其他资源，旨在帮助大家更好地记录和管理患者的叙事信息；请全国知名叙事医学专家提供专门的叙事指导和辅导等，专项培养有助于快速提升大家的叙事素养，帮助大家解决和应对在提升各自叙事素养过程中所面临的困惑和挑战等；提供相关叙事案例和其他文献资源，逐步拓宽大家的叙事视野和知识面以及格局。

构建医患生命叙事共同体可以帮助医疗机构更好地记录和传达患者的病情及治疗过程，从而提高医疗质量、提升患者体验感；可以促进医疗团队内部的交流和协作，医生、护士、技师等可以通过共享患者的叙事信息，深入了解患者情况，提高团队合作的效果；也可以促进医疗团队与患者及其家属之间的沟通，共同制订治疗计划，增强治疗效果。

越来越多的医院管理者和医护人员意识到，医疗本身是一个团队活动，无法通过个人的努力完成。而医疗活动的本质，是消除患者的病痛和担忧。在这样的认知基础上，加强医院管理者-中层管理者-医护人员-患者-患者家属的人际叙事连接，从而构建医患生命叙事共同体，对和谐医院的建成和实现医院的高质量发展将起到助推作用。

构建医患生命叙事共同体任重而道远，无法一蹴而就，需要我们日复一日，年复一年地坚持。日常工作中遇到的每一个冲突和挑战，都可能成为推进叙事共同体建设的良好契机。整个团队唯有坚定信心，持之以恒，方得始终。步调可以放缓，但要一直保持前行。

人生犹如一股奔流，没有暗礁，激不起美丽的浪花。（Life is like a torrent, without reefs, it can not stir up beautiful waves.）

——罗曼·罗兰（1915年获诺贝尔文学奖）

第四章　叙事医院管理赋能新时代医院高质量发展

案例一则

　　某公立医院面临质量问题和内部困扰，连续3年区域医疗质量考核排名倒数第一或第二，医院领导被上级管理部门约谈，患者满意度低，员工士气低迷，整体表现不佳。新任的医院业务副院长决定采用叙事医院管理的方法全面推动医院医疗质量改进工作，促进医院高质量发展。

　　医疗副院长召集了医院的各级领导和关键员工，共同制定医院的愿景和目标。他们讨论了如何提供优质的医疗服务，提高患者满意度，并建立了一个共同的愿景：成为患者信赖的、面向区域基层的高水平医院。

　　"什么才是面向区域基层的高水平医院呢？大家想想，区域基层居民就医需求是什么？"医疗副院长问，"是希望我们医院完成心脏移植？不是的。患者是希望他95%的就医需求在我们这里可以满足，而且最好满意度高。比如我们做小男孩的包皮环切手术，那我们就要从围手术期开始着手，比如从对家长的嘱咐开始、从院内手术前的准备、从手术操作的精细程度等全方位入手，用一个高质量的专病带动一个专科发展。"

　　听众有的领首，有的陷入了沉思，有科主任问："那这就意味着我们不发展新技术新项目了吗？"副院长回答："我们讲高水平，有两个"高"，一个是把常见病、多发病诊疗水平全方位提高，这是我刚刚讲的包皮环切的例子。另一个就是在医院学科基础上建高地，把优势专科的水平进一步拔高，比如大骨科，是我们常规强项，把各专科原有的优势技术水平进一步拔高，比如康复医学的关节炎治疗技术。"经过座谈会，各主要科室主任和医院领导者就愿景基本达成一致。

　　接下来，在做医疗质量系列改进项目时，为了传递医院的价值观和文化，医院领导者开始走入各科室参加早交班，在早交班的时候讲述一系列鼓舞人心的故事，分享了医院成功挽救生命的案例，患者及其家属对医院员工的感激之情，以及医护人员不辞辛劳的付出。并组织了定期的团队会议和小组讨论，鼓励员工分享他们的意见、问题和建议等，医院领导者积极倾听并采纳其中的合理建议，对其他问题也做出有效回应，员工有强烈的参与感，主人翁意识明显提升。

医院还开展了一系列的医疗质量管理和叙事培训课及工作坊，以提升员工的技能和扩大员工的知识面。同时，医院鼓励员工提出改进建议，设立一个专门的团队来评估和实施这些改进措施。员工们普遍意识到自己的声音被听到，自己的意见和建议被重视，并感到自己对医院的发展有直接的影响力，至少助推了医院的发展，极大地激发了他们的创造力和积极性。

一年半以后，医院取得了显著的成效。患者满意度大幅提高，员工的工作热情饱满，士气得到了恢复。医院在质量指标方面也取得了显著提升，从倒数跃升至第5名（共15个单位进行排名）。

在我国，医院的设置由政府统筹，以满足群众卫生健康需求为核心，根据人口分布情况来进行总体规划和配置，医院有三级、二级、一级之分。在公立医院高质量发展的形势下，各级医院都有不同的高质量定义和范围。在上述案例中，睿智的领导者运用叙事智慧，将大家连接在一起，用叙事统整助力医院找准"高质量发展"的目标定位，并通过多项活动提升员工叙事素养，积极应对危机，最终带领团队走出困境。

一、系统思考医院实现高质量发展的要点

我国针对医院高质量发展，主要充分考虑公立医院资源消耗、专科服务能力建设等内容，围绕党建引领、能力提升、结构优化、专心增效、文化聚力5个方面开展建设，其核心是让医院进行更科学的管理，更优质、更安全、更舒适、更高效地消除患者病痛。

其中，加强医疗质量控制和安全管理，建立健全质量评估体系，及时发现医疗事故并纠错，确保患者的安全和治疗效果，是医院高质量发展的基石，高水平的医疗质量代表医院能为病人提供稳定的、有价值的医疗服务。

而患者的体验感则与疾病的转归，医院接诊过程，诊前、诊后流程，还有医护人员的态度等息息相关。现在国家倡导智慧医院建设，业界也认同引入现代化的信息技术和管理工具，能有效提高服务效能，例如建立便捷高效的预约挂号和就诊信息化流程，建立医患沟通和信息交流信息化渠道，能有效提高患者的就医体验。当然，建立现代化、科学、规范的管理体系，优化医院的运营流程和管理流程，也是提高医疗服务效率和服务质量的重点之一。

目前相较于发达国家，我国医院医护人员工作量不在同一数量级。以北京协和医院和梅奥诊所为例，2022年北京协和医院一年接诊量约300万人次，在职员工4 000余人；而梅奥诊所当年接诊量约500万人次，但员工有75 000余人（含全职科研人员

5 000余人）[①]，我们可以看到协和医院的接诊量约为梅奥诊所的60%，但工作人员数量仅为梅奥诊所工作人数的5.4%。2022年我国卫生健康事业发展统计公报中也提到，2022年我国公立医院医师日均担负诊疗有6.2人次。

可以看到，我国医院工作人员人均负荷大，并且负荷还在不断增加，医院面临的问题多数是现有资源不足以向患者提供足够时长的优质医疗服务。由于医疗需求相对是无限的，医疗资源却是有限的，医疗优化、增加医疗资源的投入，包括医生、护士、设备和设施等，提高医院的服务能力和治疗水平，确保资源的公平与合理分配，是医院能持续高质量发展的关键。

随着科技的发展，人工智能和机器学习等技术在医疗领域的应用越来越广泛。例如，医疗影像分析、辅助诊断系统等技术可以帮助医生进行更准确的诊断、为患者提供有效的治疗方案和更好的医疗护理。但医疗行为仍然需要人来主导和监督，医生和其他医疗专业人员具有独特的专业知识和技能，可以综合考虑患者的整体情况，并提供个性化的医疗护理。人类的情感表达和同理心在医疗过程中也起着重要的作用，这是科学技术无法完全替代的，由于医疗行为由人来主导，医疗对象是人，是人就有情感诉求，医护人员和患者家属也不例外，同样需要人文关怀和叙事照护。因此，提高医务人员的专业素质和人文素养以及叙事能力，可使患者本人和患者家属直接获益。

医院高质量发展的建设要点很多，从何抓起呢？

决策者的系统思考和叙事能力对医院高质量发展至关重要。著名系统思考专家、美国麻省理工学院教授约翰·斯特曼（John Sterman）的研究表明，人们用来指导自己决策的心智模式，在应对系统的动态行为方面具有天生的缺陷。通俗来讲，面对复杂问题时，人们容易出现"系统思考缺乏症"的五种典型症状：

（1）只见树木，不见森林。

（2）只看眼前，不看长远。

（3）只看现象，不见本质。

（4）头痛医头，脚痛医脚。

（5）本位主义，局限思考[②]。

任何一个系统都包括3种构成要件：要素、连接、功能或目标。对于医院而言，要素包括了医院的工作人员、医疗设备设施、药品等。在一个系统中，要素虽然是很重要的，但是让各要素之间产生紧密连接以达成目标更为重要，尤其是在外部宏观环境变化大的前提下。

① 庄一强，廖新波. 中国医院竞争力报告（2023）［M］. 北京：社会科学文献出版社，2023.
② 梅多斯. 系统之美：决策者的系统思考［M］. 邱昭良，译. 杭州：浙江人民出版社，2012.

因此，我们可以得出一个结论，医院、引进人才、购置设备、扩大床位数量、提高周转率等等，都是"树木"，而制定医院内部能达成一致的目标，让大家理解目标，激励大家围绕目标努力，让人-人，人-设备-耗材-药品-设施产生紧密连接，其实更重要。从系统角度思考，方能打造出茂盛的森林，带领医院在复杂的环境中实现高质量发展。

好的思路和目标需要好的方法或者媒介来传播。哈佛大学马歇尔·冈茨（Marshall Ganz）说："每个领导者必须是好的storyteller（讲故事的人），成为storyteller的过程绝非偶然，需要反复练习和精确指导。好的领导者必须能透过'头脑'（head）和'心'（heart），也即'心入神通'来促成群众的行动。头脑仰赖的是理性的策略，让群众知道要如何遵循。而'心'则是要透过故事，以故事的价值（value）来调动群众的情绪（emotion），最终使人们开展行动（action）。"

二、叙事医院管理加强医院内部连接

前文中我们提到，医院结构复杂，每个临床科室作为对患者直接负责的团队，相对独立，又依赖于整体资源供给。而临床科室下又分亚专科、医疗组，最小的结构单元是医疗组，甚至只有三四人。医院从上到下，层次性明显，医务、质控、医保、院感等各职能部门都需要直接与临床科室对接，管理系统复杂，医院规模越大，内部协调难度越大，信息上传下达速度减慢，内部消耗的资源进一步增多，整体效能随着规模的扩大可能不升反降，容易出现"规模不经济"现象。

系统思考理论认为："一个成功的组织，只要不触动系统的内在连接和总目标，即使替换所有的要素，系统也会保持不变，或只是发生缓慢的变化。"例如前文提到的桑基鱼塘，只要养殖目标不变，鱼、塘、桑树、蚕之间的关系不变，即使替换鱼的品种、土质等，仍有较高产量，但是如果内部之间配合程度下降，整个鱼塘的产出一定会产生波动。

因此，如何持续保持医院内部各要素之间高效连接，是医院高质量发展的一个重点。在前文中，我们已经提到了各部门之间的叙事统筹如何来开展，这里不再赘述。形成内部有效连接的第一要旨，是形成清晰的医院愿景，让员工能相互合作，朝着共同的方向努力。而不清晰的医院愿景显然难以凝聚员工，下列这些医院愿景表述我们时常能见到：

（1）成为国际化的高水平医院。

（2）成为地区领先的医疗中心。

（3）成为卓越的教学医院。

（4）成为以科研为核心驱动力的高水平医院。

上述这些医院愿景要么束之高阁，要么不被员工认可。以"成为国际化的高水平医院"为例分析：

第一，这样的愿景缺乏具体目标和计划。如果该医院没有明确的目标和计划，以达到国际化和高水平的医疗标准，那么这样的愿景就缺乏实际意义。一个具体的愿景需要通过明确的目标和清晰的路径来实现。

第二，这家医院缺乏相关资源和能力。要成为国际化高水平医院，需要具备相应的资源配套。这可能涉及先进的医疗设备、高素质的医务人员、先进的技术和流程等。如果医院没有这些资源和能力，那么该愿景就可能是空洞的。

第三，这家医院忽视了内部问题和挑战。有些医院可能存在内部问题和挑战，如管理不善、低效率、缺乏合作等问题。如果这些问题没有得到解决，医院就很难达到国际化和高水平的标准。仅仅制定一个愿景并不能实际解决这些真实存在的内部问题。

第四，缺乏外部认可和知名度。国际化高水平医院通常需要在行业内建立声誉和信誉。如果医院缺乏外部的认可和国际上的知名度，那么宣布这样的愿景可能会被视为缺乏实际依据的夸大宣传。

因此，如果医院制定了一个不切实际的愿景，在员工眼中就是海市蜃楼。这样的一个系统目标不会使员工产生共鸣，而是产生一种"梦想很美丽，现实很骨感"的感觉。我们可以采用叙事思维制订的愿景加强医院内部连接。

医院结构复杂，层次丰富，在这个系统中存在多个子系统，要使多个子系统达成一致目标并非易事，当子系统目标不一致时，就会产生变革阻力或内部冲突。比如，医保科要求全面禁止低标入院治疗，然而临床一线医生常常会面对苦苦哀求、要求住院治疗的患者，那么如何在符合医院规定的情况下解决患者的健康问题就成为化解内部冲突的关键。

叙事医学理念倡导我们积极了解服务对象和医务人员的期望以及其他诉求等，以便更好地了解医院当前的优势和不足之处。比如一位在医院工作了近30年的医生说道："我从1990年毕业就到这家医院工作，我们医院也是本省最早开展腹腔镜治疗的医院之一，我觉得在这家医院工作很幸运。"从这位医生的故事里我们看到，工作人员的职业荣誉感来自自己的工作内容，也来自对所处的系统（医院）和子系统（临床科室）的认同。

一位接受了腹腔镜治疗的患者说："由于我家里有长辈是患胰腺癌去世的，当时我体检发现有胆囊息肉，又听说会癌变，吓得不得了。本来准备到省城去做手术，在你们医院看门诊的时候听了主任的耐心讲解，最后在你们医院做了手术，恢复得很快，我真的很感激！"他笑着说，"不过你们医院门诊病人太多了，尤其是有一次周一来复诊，拿药等了1小时，排队站得腿有点打战。"从这位患者的故事我们看到，患者身体的诊疗或许已经结束了，但是他所需要的不仅仅是诊疗行为本身，而是围绕健康整体的服务。

聆听医患各自的故事之后，我们可以通过分析，确定其中的共同主题和价值观。这些主题和价值观可以成为实现医院愿景的基础，反映医院所关注的核心价值和关键领域。

我们可以使用叙事的方式来呈现医院的愿景。构建一个有意义和激励人心的故事，描述医院的理想状态、价值观和目标等。这个故事应该能够提升医务人员的参与感和归属感，并能够让患者产生共鸣。

一个好医院的愿景故事应围绕医护患三方的需求，强调以建立和谐的医护患叙事关系为中心的全新理念，并确保医务人员能理解。医院的愿景中，关注医务人员的成长环境同样重要。这里包括为医护人员提供良好的工作环境、专业发展机会和团队合作的机会等。

例如，这是一家区域医疗中心的愿景故事：

阳光医疗中心的愿景是成为"本区域居民的卓越健康伙伴，为每个人提供个性化和综合的温馨医疗照护"。阳光医疗中心的愿景故事是：在我们中心，医务人员不仅关注患者的生理健康，还关注他们的心理健康，我们愿意和患者分享故事，倾听患者的痛苦、恐惧和希望。我们中心致力于提供先进的医疗技术和最新的治疗方法，医生们不断与国内外的研究机构和学术界合作，将最新的医学进展和创新带到本地区。我们团队致力于建立温暖、关怀和支持的医疗环境，将与患者和家人一起制订治疗计划，共同决策，并提供情感上的支持和心理健康服务。

医院愿景为医院提供了明确的方向和目标，医院愿景融合叙事医学理念后会变得更清晰、直观和具象化，更能提升员工的参与度和归属感，使他们朝着共同的目标努力；当医院的团队有一个共同的目标，并且为之努力时，患者通常会受益于更高水平的医疗质量和服务，有助于提高患者满意度；更可以推动医院团队寻求新的方法和解决方案，以实现所设定的目标；当医院能够明确自己的发展方向和目标时，管理部门、投资者和合作伙伴更有可能对其感兴趣，并愿意提供支持和资源来实现共同的愿景。

叙事医院管理者善用叙事医学理念促进医院内部凝聚力的提升，可促进医-医、医-护、医-患、护-患、患者-家属的沟通和理解，将有效加深系统内各要素之间的连接，促进组织和谐发展。

　　科室里的医护人员和患者及其家属可像桑基鱼塘里互相滋养的鱼、塘、桑树和蚕一样，建立生命共同体关系，互相依赖，互相滋养，和谐共生。而在缺乏叙事理念、人际叙事连接薄弱、叙事生态不好的科室和医院，员工倦怠，缺乏工作热情，患者得不到尊重，员工对患者家属的叙事诉求置若罔闻。医护患三方如果缺乏叙事连接和及时有效的沟通和回应，以及十足的耐心和同理心，医院的高质量发展就很难实现。

　　医患矛盾的根源在于医院管理者缺乏叙事管理意识，没有积极引导医生全面提升个人的职业叙事素养。运用叙事管理理念，能强化管理者和医护人员的叙事意识和服务精神。叙事医院管理全新理念，可以将各部门员工黏合在一起。一方面可以缩小管理者与医护、医护与患者及其家属之间、医院员工与社会之间的多维视域差距，另一方面又可以减少员工职业倦怠，消除管理盲点，化解医院危机，促进医院各维度关系和谐，实现医院高质量发展目标。

三、临床叙事思维与医院医疗质量提升

　　加强医疗质量控制和安全管理是公立医院高质量发展不可或缺的一环，既往医疗质量控制与安全管理主要从"人机料法环"5个方面展开，重点关注患者安全、流程和结果质控，环境感控和安全等。近年来，行业从业者不断认识到医疗活动需要患者和患者家属共同参与和积极配合，其中医患、护患的有效沟通显得尤其重要。

　　"世上没有一个病人的症状会像教科书描述的那么典型"，这是临床医务人员达成的共识。医生通常结合患者的症状、体征、辅助检查结果来综合诊断，但由于个体差异、现代医学自身的局限性和平均就诊时间不足等多方面的影响，误诊率不低。有着叙事思维的医务人员，在饱含同理心的基础上提问，引导患者有效讲述疾病故事，患者讲述的疾病的故事中迅速获取有助于诊治的有效信息，使医患沟通更彻底、更全面、更立体，有助于诊疗活动质量的提升。

> **案例一则**
>
> 　　一个炎炎夏日的上午10点，李医生在消化内科门诊接诊了一位以上腹部饱胀不适、消化不良等为主要症状的王先生。王先生是一位瘦高体型的患者，近几日在家总觉得消化不良，上腹饱胀不适，有时候还觉得胸骨后有点不舒服，好像被食物堵住，总下不去，希望医生开点促消化的药给他。
>
> 　　李医生问："王先生，您本次出现消化不良之前，有没有特别的情况？比如吃了难消化的食物或饮酒等？"王先生回答："我这个人消化功能一直都挺好的，而且我不喝酒，就喜欢抽烟。"医生又问："请问您消化不良和饱胀不

适持续了多久？稍活动一下之后会不会缓解？"王先生说："有四五天了，我记得5天前我开会坐了一天，因为会议讨论得比较热烈，我会议中间陆陆续续出去抽掉了一包烟。后面这几天每天觉得肚子胀，消化不良，有时候胸部还不舒服，活动之后不舒服的范围好像扩大了，整个胸部、腹部都不舒服。是不是前两天累着了，天气又热，所以消化不良？"

了解患者前几天的经历和症状后，李医生认为病情可疑，请王先生躺在诊床上进行体格检查。李医生检查中发现王先生腹部并没有发现明显阳性体征，反倒是心脏听诊心音弱，便迅速安排王先生进行心电图检查。心电图显示王先生V2-V5 ST段抬高，李医生结合症状，认为应该将王先生转到院内急诊科的胸痛中心就诊，首先排除最致命的急性心肌梗死。

王先生听李医生说要转诊至胸痛中心，当即提出疑问："医生，我觉得没有什么大问题啊，我这活动自如的，就腹部一点不舒服。"李医生跟王先生解释说，典型的心绞痛部位是在胸骨后或左前胸，而不典型的症状隐匿，或者看起来跟心脏没有关系，如果既往没有消化系统疾病病史，出现比如自觉胃肠道不适、恶心、腹痛，甚至呕吐，休息后不能缓解，或活动后腹部不适、腹痛等症状加重，伴有胸闷，就要引起警惕，而且心电图已有异常，出现在心脏前壁。

"我们曾遇到过比您还不典型的心肌梗死患者，上次有位患者只是轻微腹痛，但是也是活动后腹痛加重，我们迅速进行心电图检查，发现就是心肌梗死，而且是广泛前壁心肌梗死，很凶险的一种。我作为医生，一定要为您的生命健康负责。这么说吧，如果您是我的哥哥，我一定会请您去胸痛中心。所以，请您相信我，还是去胸痛中心就诊吧。"李医生望着王先生的双眼，十分诚恳地表达了自己的意见。

王先生在听了医生的病史解释之后，虽然有点将信将疑，但仍听从医生劝说到胸痛中心就诊。胸痛中心立刻为王先生开启绿色通道，抽血检测肌钙蛋白T为74 μg/L，结合心电图，诊断为急性心肌梗死，而且有紧急手术指征，遂将王先生送入导管室进行心脏介入手术治疗。主刀的心血管内科陈医生在手术中发现，王先生心脏冠状动脉左前降支中段狭窄约80%，回旋支近段狭窄约50%，右冠近段次全闭塞，立刻实施了球囊扩张及支架植入术，患者胸腹部不适感逐渐缓解，术后转入心脏重症监护室重点观察。

术后，李医生到心脏重症监护室看望王先生，王先生说："李医生，我是真没想到这次得的是冠心病，觉得没有什么特别不舒服，所以才来消化内科看病，本来就想拿点药就回家的。谢谢您这么细心，特别谢谢您劝我去胸痛中心，我这才保住了一条命。"李医生回复："是我们一起努力，才使得您转危为安。您安心休养，积极配合治疗，不要太担心了，这次手术很及时也很成功，术后在心脏重症监护室也很安全。"

经过精心治疗和照护，王先生转危为安，稳定后转到了心血管内科病房，3天后好转出院。

李医生针对这个案例进行叙事性反思，在为患者转危为安而欣喜的同时，心有余悸，因为这是一个在繁忙的门诊接诊中特别容易漏诊的病例。李医生由衷感谢医院前期开展的叙事医学理念培养，让自己的叙事素养有所提升，具备了一定的叙事意识和叙事能力，在繁忙之中能认真聆听患者讲述患病前后的故事，并引导患者讲述可能和疾病最相关的内容，并迅速提炼出几个关键要素；当患者不理解甚至质疑时，自己能巧妙灵活运用叙事智慧让患者快速和全面了解自己当前所面临的棘手或者"生命攸关"问题，推动了诊疗的迅速开展。最终患者遵从医嘱及时转诊至胸痛中心，并及时做了手术，直到脱离生命危险并出院。事后，李医生也复盘了自己在发现患者心肌梗死之前、之后的整个接诊过程，为以后的工作积累经验。针对这个案例，李医生意识到：医患叙事共同体的建设最终成功消除了症状不典型的心肌梗死带给王先生的死亡威胁。后续，李医生把自己遇到的这个案例写成了稿件，标题为"男子上腹饱胀不适，以为'消化不良'，实则是心肌梗死"，在医院外网和内网发布，并与医院各位员工分享。

医院各位同事也纷纷表示，以后会更关注涉及患者生命安全的各种不典型症状，关注患者的故事。这样的一个小小案例，触动医院整体医务人员团队，生死有时只在一瞬间，除了必要的高超科学诊断技术外，医生的叙事能力尤为重要。

叙事医学理念倡导医生、患者和其他医护人员将各自的诊治和就医体验与经历以及感受等分享出来，让大家能够更好地理解彼此的角色和责任，缩小视域差距。叙事医院管理理念有助于增强医院跨部门之间的团队合作，减少不必要的误解和冲突，提升诊治效率，及时挽救患者生命。通过分享医疗故事，医生和患者之间的情感距离可以拉近，能够更好地理解和感受对方的处境和诉求。医患之间共情和同理心的建立有助于促进医患信任，提高医患沟通的质量，也能够增强团队精神。

叙事医学通过分享和讲述医护患三方故事，传递医疗团队的核心价值观和专业精神。这些故事可以激励医护人员为患者提供优质的医疗服务，并在面临困难和挑战时保持积极的态度。这种共同的价值观有助于增强医院内部的文化凝聚力，使团队成员更有归属感和认同感。

叙事医学可以成为一种教育和培训的全新理念，帮助医护人员分享他们的临床经验和专业知识，提升各自的临床技能和人文素养。通过讲故事、演情景剧等多种方式，医院内部的团队成员可以相互学习、交流和取长补短，进而在职业生涯中实现再次成长。

　　医院作为一个层次复杂的组织，进行着精细的活动，运筹学理论家拉塞尔·阿克夫（Russell Acoff）[①]指出，管理者所遇到的问题都不是彼此孤立的，而是相互影响、动态变化的，尤其是在复杂动态情境中。在这种情况下，有清晰的共同愿景，建立内部的跨部门之间的紧密连接，才是解决问题的根本之道。而叙事医学通过愿景故事的讲述，加深员工对共同目标的理解，通过叙事统筹提升医院内部的凝聚力，医-护、医-医、护-护之间的同行叙事能够互相支持，增强职业认同，激发团队活力，促进医-患、护-患、医护-患者家属之间的叙事实现共情连接，增进理解和合作，从而实现生命质量提升，最终助力医院全面高质量发展。

　　　　人类有史以来最伟大的发现，就是可以借由改变思维态度来改变自己的命运。

　　　　　　　　　　　　　　　——阿尔伯特·史怀哲（Albert Schweitzer）[②]

---

① 拉塞尔·阿克夫1919年出生于费城，哲学博士，1957年著《运筹学》，被誉为系统理论之泰斗。
② 阿尔伯特·史怀哲，德国著名哲学家、医学家、人道主义者，被称为二十世纪最伟大的精神之父。

第五章　叙事医学助力区域健康卫生事业和谐发展

案例一则

阳光市是一个拥有180万人口的县级市，人均GDP在全国处于中等水平。该市有1家三级甲等综合医院、1家三级乙等中医医院、1家二级甲等妇幼保健院，还有8家镇级二甲医院、8家社区卫生服务中心。

在过去的10年里，阳光市的经济增长平稳，各医疗机构发展迅速，也形成了一定分级诊疗格局。但同时也出现了各公立医院无序投入建设的问题，尤其两家三级医院，由于考核压力，都向手术科室、微创手术科室、疑难危重症建设方向大力发展，说服政府和管理部门同意医院购置大型设备，最终导致资源浪费。

为了提高区域医疗服务质量和效率，政府构思将各单位合并成一个医疗集团，并进行了前期的调研摸底，刚开始调研的时候，政府设计并制定了以定性和定量指标为主的问卷，向各医疗机构和居民发送。问卷结果提示，大部分居民都表示支持政府工作，医疗机构也纷纷投了赞成票。然而实际开始制订方案的时候，制订的征求意见稿每一次发出，总是收到很多修改意见，同时各单位领导通过各种途径向政府表达了不同意。

改革小组意识到，重点环节需要面对面交流，于是到各单位逐一走访。"我个人肯定服从上级啊。但是各位，我们中医院在患者心目中是无法取代的，骨伤科和康复科是我们医院的传统强大学科，凭什么合并给人民医院？"中医院院长愤愤不平地说。

而在走访群众的时候，时常也能听到群众的意见。一位69岁的男性区域居民对本市的医疗服务颇有微词："说我得了肺癌，我在这家看，这家给我一个住院手术的方案，我在那家看，那家给我一个先化疗后手术的方案，我很绝望，也不知道听谁的好。然后我孩子带我去省城看病，省里的大医院告诉我，是误诊。虚惊一场，我以后再也不在市里看病了。你们怎么改革我们老百姓说了估计也没用，我只是希望我下次看病的时候，各家医院水平能高点。不要搞到人无所适从。"

通过走访，听了从业者和数百位患者、居民的讲述之后，改革小组意识到成立医疗集团需要突破的政策很多，实施起来也会困难重重。比如，有些医院希望保持自己的独立性和权力，担心合并后会失去控制权，另一些医院则相信合并可以带来更大的规模效益和实现资源共享；有些医院在某些特定领域拥有卓越的专长，而其他医院则在其他领域表现出色，如何在合并后整合各医院的专长，保持区域内医疗服务的多样性，是一个需要解决的难题；合并还会引发医院员工和患者的担忧和不确定性，员工可能面临工作变动、岗位调整或者裁员等问题，而患者可能对医疗集团的改变和未来的服务质量感到担忧。

面对这些困难和挑战，管理部门进行了思路转化，选择以常见病、慢性病急危重症的诊疗水平提升为改革目标，以"区域资源共享+专科联盟带动区域整体水平发展"为主要改革方向，以医保政策作为支撑。经过5年的建设，阳光市的诊疗水平提升迅速，各医院以"专病带动专科"为理念，抓重点和难点，居民的满意度也逐步提高了。

在上述案例中，阳光市各医疗机构在复杂的环境变化和内部发展驱动下不断扩张，政府和管理部门敏锐地意识到了这个问题，用科学思路制定调查问卷，获得了形式上的第一手信息。然而，由于医疗是一项精细的人类活动，医改涉及管、医、患三方，调查问卷的定性和定量指标获取的只是片面的数据，难以获取真正的改革需求信息。医改小组在意识这一点之后，迅速调整思路，展开叙事反思，从访谈开始，寻找叙事真相，找到了患方的真正需求，根据医方的特点制定方案，最终走向坦途。

近年来，医疗行业从业者已经逐步认识到，叙事医学在医疗实践中应用，能促进医院的高质量发展，使患者身心获益。而在区域医疗保健体系中应用叙事医学，提高区域卫生健康体系的建设能力目前仍是一个被卫生健康事业的供方和需方所忽略的问题。

叙事医学是民主的。它不属于任何人，也不站在某个特殊的立场上，而是属于所有个体；叙事医学可以促进医疗体系和患者双向交流[①]；而在区域医疗中，叙事医学能促进医患之间互动，从而促进整个健康卫生事业生态的繁荣，形成区域卫生健康价值共生。

一、当前区域卫生健康发展重点：医疗资源供给侧

直至今日，我们仍然在各种场合听到"医改要解决看病难、看病贵的问题"这样的言论。然而根据《中国卫生健康统计年鉴（2022）》，截至2021年，中国医疗卫生机构每千人口床位6.70张，超过美国2.78张；每千人口执业（助理）医师3.04人，数

---

① 马里尼. 叙事医学：弥合循证治疗与医学人文的鸿沟［M］. 李博，李萍，译. 北京：科学出版社，2012.

量首超美国的2.7人；2021年医院次均门诊费用329.2元，日均住院费用1 191.7元，2021年中国人均医疗保健支出约为美国人均费用的1/40。从服务能力和费用上看，似乎已经谈不上难、贵。然而如果深入探讨此问题，我们会发现，目前医疗资源分配上，三级医院承担了60%的诊疗，这与美国社区医院承担86%的诊疗的占比大相径庭。我国目前无论医务人员的知识结构还是医疗机构的分布均衡性，乃至行业整体医疗服务水平，相比发达国家仍有一定差距。

目前我国的区域卫生健康事业主要由上级规划各医疗机构的规模，围绕居民的需求和权益，同时兼顾卫生经济学而开展，主要关注以下几个方面：

第一，区域高度关注医疗卫生人才队伍的持续培养和吸引，包括医生、护士、药师等。由于医疗机构服务的特殊性，机构的服务能力与医疗技术人才团队关系紧密，各区域均高度重视人才团队的培养，并给予多项政策促进人才团队的可持续发展，以不断提高卫生健康的专业水平和服务质量，满足群众对医疗服务日益增长的需求。

第二，完善基础设施设备，医院、诊所、卫生中心等，是医疗卫生人才开展服务的场所，是确保居民可以方便地获得医疗服务不可或缺的条件。

第三，为了提高医疗服务的质量和效率，近年来医院管理水平被政府提到一个新的高度。政府不断下发相关指导文件，督促医院加强管理，推广现代医疗技术和设备，优化医疗流程，提高医疗服务的满意度和安全性。

第四，提高居民健康素养，也逐渐成为区域关注点。各医疗机构均开始加强健康知识宣传和教育，开展义诊咨询等活动，以期提高居民对健康生活方式、疾病预防和治疗的认知水平，倡导健康的生活方式，减少疾病的发生和传播。

第五，区域层面目前也加强了疾病的监测和预防工作。一般由区域疾病控制中心、慢性病防治中心等机构牵头辖区各级医疗机构，开展疫苗接种和传染病防控工作，提高公众对疾病预防的重视程度和自我保护意识。

第六，近年来医保政策不断改革，建立健全医疗保障体系，推进医保制度改革，降低居民医疗费用负担，确保群众能够负担得起基本医疗服务。《2022年全国医疗保障事业发展统计公报》数据显示，截至2022年底，我国基本医疗保险（以下简称医保）参保人数134 592万人，参保率稳定在95%以上；2022年，参加职工医保人员享受待遇21.04亿人次，比上年增长3.1%，参加居民医保人员享受待遇21.57亿人次，比上年增长3.7%，享受医保待遇的人次数增长明显。同时，截至2022年底，全国30个按疾病诊断相关分组（DRG）付费国家试点城市和71个区域点数法总额预算和按病种分值（DIP）付费原国家试点城市平稳运行。各地积极行动，完成DRG和DIP支付方式改革三年行动计划覆盖40%统筹地区的目标。

第七，在可持续发展方面，各区域也意识到交流与合作的重要性，不断加强与其他地区在卫生健康领域的合作与交流，借鉴其他地区的成功经验，共同应对全球性、全国性的卫生健康宏观、微观环境的挑战。

上述七个方面是目前区域健康卫生事业发展关注的重点，共同构成了一个区域卫生健康事业的发展框架，旨在为居民提供全面、高水平的医疗卫生服务，促进居民的身体健康和增进社会福祉。

二、当前医疗机构服务基本理念：以疾病诊疗为中心

"有时治愈，常常帮助，总是安慰（Cure sometimes, treat often, comfort always.）。"这句话在说明医疗有限性的同时，也强调了一种信念，即医生不只是治疗疾病，更是帮助一个人。

现代医疗水平显著提高，医疗机构的焦点已经转移到了疾病上，医护人员不断专业化、亚专业化，最终成为某个专病的超级专家。不可否认，医护人员的高度专业化为医疗健康卫生行业增加了巨大的价值，单一疾病的治愈率、控制率不断攀升。但是，在这一发展过程中，医疗也失去了其他价值，医生成了"疾病解决者""疾病终结者"，接诊患者时的核心提问是"你哪里不舒服？"然后是"我们来做些治疗。"这种情况在医疗机构并不少见：

患者："医生，我肚子好痛，快帮我开止痛药。"

医生："你肚子怎么个痛法？具体哪里痛？有没有向哪儿放射？持续时间有多长？中间会不会缓解？"

患者："我今天中午肚子这块（用手指向上腹部）突然特别疼，这个痛怎么说呢，闷闷的，我也说不清，反正一直疼，中间吐了一次，对了，我……"（被医生打断）

医生："好，我知道了，先去做下检查，我给您开一个上腹部B超，抽个血，但是由于现在距离您中午吃饭才5个小时，可能有点看不清。"

（患者完成B超检查和抽血后回到诊室）

医生："你这个是急性胰腺炎，要住院，赶紧去办住院。"

（看完检查和检验结果，然后飞快写病历）

患者："医生，我就肚子疼，开点药给我可以吗？我不想住院。"

医生："你这是很重的病，要住院，不住院很危险。"

患者："医生，你能详细说说吗？"

医生："急性胰腺炎是我们内科最严重的几种病之一，如果是急性重症胰

腺炎，在医院里面死亡率也会达到30%以上。很严重，要住院啊。"

　　患者："就肚子疼，能有这么严重吗？"

　　医生："我也很想细细和您说，但是门诊患者太多了。赶紧去住院吧。"

　　在上述病例中，我们可以看到繁忙的医生经过快速的诊断，给出了医疗建议。但是医生频频打断患者对疾病故事的讲述，介绍医疗方案时也十分简洁，并没有耐心聆听患者的叙述。这位患者之后就回家了，后续由于饮食不当，多次被诊断为胰腺炎，不得不住院治疗。对于案例中的患者来说，他的最终需求是恢复健康，以后尽量不生同样的病，回归家庭，目前的健康服务体系仍不能满足这位患者作为"人"的需求。

三、未来医疗服务新的倡导方向：以人为中心

　　2022年6月，总部位于爱尔兰都柏林的国际医疗质量协会（International Society for Quality in Health Care，ISQua）发布了白皮书《以人为本的医疗照护：从理论到实践》（*Person-centred care systems：From theory to practice*）。该组织成立于1985年，是全球卫生健康质量与安全领域的领导者，也是世界卫生组织（WHO）的战略合作伙伴。白皮书的作者来自世界各地，有患者、有行业倡导者，以及医疗机构专业人士，共同阐述了四个问题：

　　（1）什么是以人为本的医疗照护？

　　（2）为什么以人为本的医疗照护如此困难？

　　（3）以人为本的医疗照护能产生怎样的影响？

　　（4）我们如何使以人为本的医疗照护成为常态？

　　白皮书认为，一旦人生病，进入医疗机构就诊时，就被看作一个病人，而忽略了首先这是一个人，同时医疗机构的设计思路都是更高质、更快捷解决问题，医疗机构的资源又十分有限，因此以人为本的医疗照护难以实现。

　　以人为本的医疗照护理念认为，每个人是自己的健康第一责任人，医疗保健的作用是帮助人们消除疾病和维持健康，因此，医疗保健可以提供手段去支持和指导人，这个人才是最终的决策者。所以如果不了解病人的需求并找到可行性措施，医疗保健工作可能会导致资源浪费甚至对病人造成痛苦。医保支付系统应该通过流程设计，让医务人员与患者充分沟通，让患者有机会在治疗过程中参与决策。因此，以人为本的医疗照护理念倡导专业人员和医保支付系统设计者，围绕为患者需求，一起来设计患者旅程（patient journey），这样方能兼顾专业、法律、道德和经济条件，做出对患者"重要的医疗决策"。

　　在这样的前提下，叙事医学能很好弥补医疗机构和服务对象之间沟通的不足。想要

建设"以人为本"的医疗体系，需要尝试营造值得患者信任的安全和开放的叙事氛围，和患者形成有效互动。比如，使用开放性问题来收集意见，鼓励患者讲述自己的健康故事，从中找到其心理、生理、全人健康需求。当然，也可按主题来进行意见收集和整理，比如"您在居家期间需要哪些健康服务？"也可由行业专家和第三方抽样，电话或当面访谈患者，倾听就诊故事，结合故事审视患者整个就诊过程，看看有无改进之处。需要注意的是，中国人大多是内敛的，要收集病人的故事讲述，倾听他们的疾病故事，应提前告知病人，他可以是匿名的，也可以是实名的，方式可以是打电话、网上聊天，也可以是面谈。而访谈者最好由不属于医疗服务提供者团队的人担任，如研究人员，通过患者的故事分享，促进对话、反思，并找到改进机会。

四、管理模式新转变：中国叙事医学的系统性优势

叙事医学从系统性角度来看待患者，真正契合以人为本的医疗照护的理念，同时在区域中应用叙事医学时，还可扩大到"以人为本的健康照护"，基于居民的健康需求和权益来设计区域健康服务，构建更为友好的照护体系以及支付机制。因此，要充分获取有关区域居民需求的信息，信息不能全部来源于医疗行业专家、政策研究者，以及并不十分准确的调查研究数据。

一项叙事医学研究显示，在80%的个案中，患者只需要2分钟（当然医生得认真倾听）讲述自己的疾病故事，就足以让医生获取有助于诊断的关键信息。如同上文中不幸的张先生，后期住院治疗的时候发现不仅患有急性胰腺炎，而且有慢性胆囊炎急性发作，由于在就诊过程中医生实在没有足够时间倾听张先生的阐述，就没有听到患者想说自己既往患有慢性胆囊炎、早上起来和朋友一块喝了2两白酒的故事。

当然，要求每一位医生花2分钟认真听完患者讲述的故事并不现实，我国医疗机构医务人员负担重，要提高处理效率，必然会导致其他方面的损失。但是，叙事医学可用于区域卫生健康研究，让研究者从居民的讲述中找到改进预防、筛查、诊断、治疗、康复各种流程的机会，从而优化流程，提高效率。

叙事医学不仅仅能增进患者与医务人员之间的人际交往和沟通。在区域中推行时，也可以促进不同医疗机构之间的沟通和协作，提高区域医疗团队的整体效能。正如本文阳光城案例，在区域各机构成员之间，叙事医学可以帮助医生更好地了解患者的病史和病情，这有助于促进专科之间、医院之间的协作和沟通，防止患者的病情被忽略或重复处理。通过建立一个跨学科的叙事医学团队，不同专科、医院的医生可以共同评估患者的病情，制订综合性治疗计划，提高治疗效果和患者的满意度，减少医疗错误和不必要的治疗。

同时，机构和机构之间的叙事，可以增强各机构之间叙事连接，建立不同医疗机构之间医-医、医-护之间的信任和互动关系，从而为患者提供连续性、综合性的治疗计划，在提高医疗团队的整体效能的基础上，重视患者的个人经验和情感，从而向居民提供"以人为本的连续性医疗照护"。

近年来，我国的医疗保障体系的发展大体可以分为四个发展阶段：医疗保障制度的改革探索阶段（1978—1997）、医疗保障制度体系的初步形成阶段（1998—2008）、医疗保障制度体系的不断完善阶段（2009—2017）、医疗保障制度的深化改革阶段（2018年至今）。支付方式也从最初的"按项目付费"，转向鼓励各地参照疾病诊断相关组付费。经过几十年的改革探索、不断完善，取得了一系列积极进展，有效节约了医保经费，同时提高了居民参保覆盖率，大病医保更是减少很多因病致贫、因病返贫的现象出现。

但是，目前的医保政策仍不完善，尤其随着我国人口老龄化，以及疾病谱的改变，四大类慢性非传染病疾病（心脑血管疾病、癌症、慢性呼吸系统疾病、糖尿病）患者人数不断攀升，医疗保障体系在收支两方面都感受到明显的压力。

叙事医学旨在通过加强医患之间的叙事连接，来帮助患者和家属理解疾病的预防和治疗过程。它强调了患者的个人经验和情感。比如一位高血压病患者说："我大概5年前得了高血压病，前年的时候，我在别人的劝说下报了一个太极拳班，认真地学习，学会了36式、48式等，然后每天坚持打拳两小时，今年我有一次出去旅游了半个多月，忘记带药，发现血压竟然降下来了。"我们知道，流行病调查时，入组标准和排除标准通常严格，这样的打太极拳治好高血压病的患者绝不会被纳入研究范围。因此，就会错失了一个调整医保覆盖范围，减少费用支出的机会。

每一位患者的故事都是独一无二的，贴近自己的生活。这样的故事中，隐藏着很多的研究机会、改进机会。这些机会如果用在医保上，或能跳出原有支付思路框架，找到更好的支付方式优化方案。

案例一则

这是一位刚从金融行业退休1年的女性高管讲述的患病前后的故事。

我过去的20年都保持很高的工作强度，基本上可以说是一个工作狂，也是金融行业中不多见的一直担任CEO的女性高管。在我51岁的时候，体检发现血糖高，医生提醒我要到医疗机构就诊，但我并没有觉得有任何不适，并没有意识到糖尿病的严重性，加上工作忙，一直没有去医疗机构就诊。

刚过54岁生日的第二天早上，起床后我明显感到疲劳、口渴，我以为是前一天晚上过生日吃的东西不对，并没有特别留意，在那一天，我喝了很多水。接下来的一个月，每一天我都感到疲惫不堪，一个月后，我的体重从61千克下降到52千克，而且开始视线模糊。我不得不在繁忙的工作中抽出时间去看医生，诊断的结果让我措手不及。医生告诉我，我确诊患上了2型糖尿病，而且肾脏和视网膜已经出现问题，这是慢性疾病，需要长期的治疗和管理，否则可能会患尿毒症，甚至失明。

面对这个噩耗，我感到非常沮丧和恐惧。我开始问自己："为什么我要得这种病？我会不会失去我的事业？失去对生活的控制？会不会给我的独生子添很多麻烦？"我浑浑噩噩地回到办公室，看着办公室墙上的"独钓寒江雪"的画，感觉一切在离我远去。

我的主治医生安慰了我，告诉我积极控制血糖，还是有望控制并发症的发生和发展。我开始积极地学习关于糖尿病的知识，并且接受了医生给我的治疗方案。我每天都要检查血糖水平，控制饮食，注射胰岛素，服药，并且进行规律的锻炼。这些变成了我生活的一部分，虽然不易，但我必须面对并接受这个现实。

然而，病魔并没有轻易放过我。随着时间的推移，我糖尿病性视网膜病变还是不断恶化了。有一天早上起床，我突然发现眼前的世界变得模糊不清。这让我非常沮丧，我开始担心自己会失明，我陷入了绝望。

尽管我陷入了绝望，但我不能就此放弃。我知道，我不能改变已经发生的事实，但我可以转变自己的态度和应对方式。我决定要更加积极地对待生活，寻找希望和快乐。我在55岁生日前的1个月，提前办理退休，停止工作，开始系统寻求医疗专业人士的帮助，接受了眼部治疗，同时也开始学习如何应对视力下降带来的挑战。通过半个月的住院治疗和门诊3个月规律复诊，我的情况稳定下来了。然而我的心情仍然很糟，在内分泌专家的建议下，我去了心理门诊就诊。心理门诊专家很认真听我讲了失眠问题，以及对生活提不起兴趣等问题。后来我掌握了日常生活中的自理技能。我的家人和朋友也在我身边提供支持和帮助。

虽然我失去了一部分视力，但我并没有失去对生活的热爱。我学会了用其他感官来感受世界，品味生活的美好，进入了"慢生活"。每天早上7点左右起床，先去天台做八段锦，我重新点燃了自己对绘画的热情，用画笔表达内心的情感和感悟。

我在医生的鼓励和朋友的支持下，规律服药，管理体重，保持好睡眠，坚持运动，现在的我已经不再是当初那个沮丧的女人。我学会了适应糖尿病和应对视力下降带来的挑战，变得更加坚强和勇敢。我是一个拥有梦想和热情的女性，我希望能够继续享受生活的美好，并在有限的视野里，看到更广阔的世界。

这样的一个故事里，我们看到了即使是高级知识分子，在疾病的预防和并发症的筛查方面仍存在很大欠缺；在治疗过程中，内分泌以外的心理科对于患者的状况改善起到了很大作用；在后续疾病管理过程中，患者的自我减重，八段锦体育锻炼、规律服药，心情调整都有助于恢复健康。

这样的经历，或许能引发对医保支付制度改革的思考：可不可以将医保经费用于疾病预防和筛查？可不可以对心理咨询、八段锦等药物、医疗干预之外的项目进行报销？可不可以对自我管理好的患者进行医保支付的奖励？比如提高自我管理良好的糖尿病患者的报销额度，来促进各位患者对自身的管理，最终达到节约医保经费，提高整体健康水平的目的。

> 价值应该是医疗保健系统中的首要目标，因为这最终对客户（患者）至关重要，并使得系统所有参与者的利益统一起来。
>
> ——迈克尔·E.波特[①]

[①] 迈克尔·E.波特（Michael E. Porter, 1947—），哈佛大学商学院教授，被誉为"竞争战略之父"于2006年提出"价值医疗"概念。

第六章　叙事管理在数字医疗时代的发展与展望

消化内科的吴主任最近被投诉了。有一位患者和家属好不容易挂上他的专家号，从外省坐飞机赶来医院。"我们从外省赶过来这么远，在门诊等了半小时，看诊总共就不到7分钟。"患者委屈且愤怒地说道，"而且，在这7分钟里，吴主任基本上全程对着电脑，只看过我一眼，全程不停地问，不停地在电脑上打字，不停地操作各种系统，他的问题我才回答一两句就会被打断。最后他打印出来一堆检查单、化验单，让我去检查、抽血。但是等我下午检查结果都出来的时候，我到门诊才知道他下一次出诊在3天后。我现在怎么办？在这儿住3天吗？"

"您在来医院之前没有注意到前面的温馨提示吗？"消化内科前台文员耐心地解释道，这里写有："考虑部分检验、检查结果当日不能出具，请您安排好就诊时间，提前挂复诊号。""您这儿的温馨提示有几页纸，怎么可能看得过来？"患者忍不住嚷嚷起来，"你们的系统就不知道自动帮我再挂一个号？""很抱歉，我们信息系统没有这么智能。"文员只能真诚地道歉。

患者最终还是在科室的协调下由另一位出诊大夫接诊，进行了诊断，制订了治疗方案。最终，患者撤销了对吴主任的投诉，但是对医院的信息化程度颇有微词，对医生盯着电脑几乎没有关注患者的接诊过程耿耿于怀。

在数字时代悄然来临的今天，人们发现生活确实被科技改变了许多。不想自己做饭，在外卖App上搜索各种菜系，下单、付款，稍稍等候饭就到手；去了陌生的城市，踏上再复杂的道路，导航软件会人性化地提醒你"前方拥堵，建议切换道路"。遗憾的是，由于医疗活动的复杂性，医疗信息化程度到目前为止仍不能满足患者的需求。在上述投诉案例中，远道而来的患者由于自己的就诊流程不那么顺畅，加上医生频繁盯着电脑屏幕，少有交流，就诊体验十分糟糕，但是，这样的情况在绝大部分医院比比皆是。数字医疗行业不断发展的今天，医务人员对数字医疗的依赖愈加严重，而和患者的目光接触、和同行的面对面交流也越来越少，医疗活动中的人文元素也随之减少。如果各医疗机构不加以应对，医者或退化成使用数字医疗的机器。

数字医疗在国内行业目前应用的主要包括电子病历（electronic medical

record，EMR），居民健康档案系统、计算机辅助诊断系统（computer aided diagnostic system）、远程诊断、人工智能以及大数据等。目前大部分医院已经使用电子病历进行患者就诊的信息采集，信息均由电子设备来采集存储，包括电脑、平板、连接到电子病历系统的智能终端设备等。居民健康档案系统是公卫医生和基层临床医生共同使用的一个系统，记录患者的健康档案、慢性病患病信息等。

近年来，计算机辅助诊断系统开始在临床应用，这是一类帮助临床医生诊断的软件，比如医学图像计算机辅助诊断系统、临床决策支持系统等。另外，远程诊断随着医联体建设的推进发展得如火如荼。近年来人工智能也被应用于医疗中，比如与患者对话、给予智能分诊等。当然，医疗行业大数据的挖掘和使用，将资源孤岛全局化，通过数据分析，为未来数字医疗发展寻找技术革新机会和途径，为政府做出决策、医疗卫生事业的发展提供工具。

数字医疗这些年虽发展迅速，但是由于医疗行业服务流程的复杂性，信息化程度显得不那么尽如人意。常见的场景是，一旦更换医院信息系统（hospital information system，HIS），一线大夫抓狂，临床科室主任抱怨不断，信息科主任抑郁，院领导不得清静，而患者也并没有在信息系统升级之后有明显的服务提升体验；目前人工智能在医疗行业的应用除个别领域外，绝大部分仅能满足患者最基本的需求，或协助医生完成图像识别等工作；另外，医疗大数据挖掘由于数据口径、数据清洗等存在底层逻辑困难，应用有限。

一、数字医疗引发伦理问题和人性危机

最早在公元前5世纪，希腊就有医者撰写的医疗记录，医生以故事讲述的方式记录了患者的病情，有位患者的病情被描述如下：病人发烧加重，进食后肠道几乎没有任何排泄，尿液稀少，不睡觉……大约在因病卧床的第14天，病人先打寒战，然后严重说胡话，大喊大叫，神情痛苦，言语破碎，随后安静下来，陷入昏迷状态。而在数字医疗时代，病历作为质量控制检查的重点、医保支付的凭证，已经和希波克拉底时代有了本质的区别主要由对疾病的症状和体征的客观描述和各类检验、检查结果组成[①]。

在数字医疗时代，医生与医生、医生与护士、医生与患者之间的连接模式都发生了变化。以科室之间的会诊为例，过去，邀请其他科室医生往往是通过电话邀请，送去会诊单，被邀请科室的医生会和邀请科室主管医生一起去病房观察病人，然后回到医生办公室讨论，最终给出会诊意见；而数字医疗时代，大家甚至可以进行远程会诊，通过线

---

① 瓦赫特. 数字医疗：信息化时代医疗改革的机遇与挑战 [M]. 郑杰，译. 北京：中国人民大学出版社，2018.

上系统进行患者病历资料分享，展开病情的讨论，最终得出结果，这样的模式下，医务人员之间的亲密协作关系由线下变为线上，指着一张影像学胶片头碰头讨论的场景成为历史。

在2020—2022年新型冠状病毒感染流行期间，中国的互联网医院遇到了一个巨大的发展机遇。政府迅速出台了相关政策，各医院纷纷上线互联网医院，在线上进行发热咨询，并辅以智能辅助问诊系统等，疫情期间起到了减小就诊人员密度，降低新型冠状病毒传播风险的重要作用，同时各医院互联网诊疗的人次数剧增，线上就诊慢慢变成患者问诊的选择之一。

但同时，这样的变化带来了一个副作用，就是人与人之间的叙事连接明显减弱了，无论是医务人员之间，还是医患之间的连接都减弱了。传统的医患交流、医医交流、医护交流，逐渐转变为由信息技术主导的医疗活动。以在线的医疗咨询方式为例，这样的医疗活动虽高效，但由于没有见面、没有眼神交流，很难和患者产生叙事连接，与医学的人文本质逐渐背离。

二、人工智能医者取代真人医者的思考

2022年11月，人工智能领域发生了一个里程碑事件，美国人工智能实验室OpenAI推出一款应用程序ChatGPT，这是一款聊天机器人，几乎可以回答人类提出的所有问题。在医疗方面，比如可以问它："我发热到37.5摄氏度，咳嗽，打喷嚏，我得了什么病？""炎症性肠病的激素药物使用注意事项是？"当时的ChatGPT已经能给出相当准确的医疗答案。

无独有偶，2023年6月30日，在成都高新海尔森医院举行国内首场"AI医生"与真人医生的一致性评测。每位"AI医生"（MedGPT）配以一位医生助理，负责将患者的症状等以文字形式传递给MedGPT。最终一共接诊了120余名患者，AI医生MedGPT与来自四川大学华西医院的主治医生们在比分结果上的一致性达到96%。据悉MedGPT已经可问诊3 000多种常见病症，今年年底将完成第一阶段的测试，届时它的可问诊病症数量将有更大幅度提升[①]。

医务人员的学习能力和知识广度、深度受到生理条件限制，更受教育背景影响，导致拓展空间十分有限，而AI在算法、大数据、深度学习等快速升级发展的背景下，相对人类而言，AI的扩展能力是无限的，可以形成知识鸿沟。因此，预计在不久的未来，AI的医疗诊断的能力或将迅速赶超人类，换言之，AI或许能替代医生做诊断思考。硅谷

---

① 该案例来自成都商报2023年7月的报道《国内首次！AI医生与真人医生一起义诊》。

传奇投资人维诺德·柯斯拉（Vinod Khosla）提出，到2035年，80%的真人医生将会被大数据和智能医生取代。随着技术应用越来越精细化和专业化，人工智能技术终将影响医学领域中的每个人，不仅是放射科、影像科、检验科和病理科等"有工作模式可循"的医生，还包括护士、药剂师、康复师等，人工智能有潜力承担他们的工作。也就是说，一部分医护人员被AI取代是未来健康医疗行业的一个大的趋势。

我们看看向ChatGPT对"未来医生会失业吗？"问题的回答。

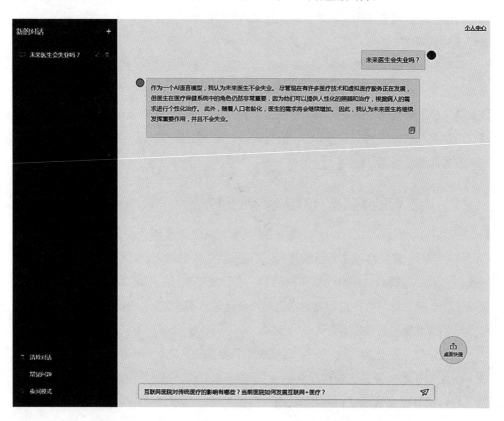

ChatGPT认为医生不会失业，因为健康医疗行业的服务对象是人，而非机器，人与人之间的深度交流、人性化的照护无法通过智能医护人员实现。

美国医学人文学者凯瑟琳·亨特（Katherine Hunter）如是说："医疗从本质上来说是叙事的，其日常实践充满了故事。"

患者常常这样表述："医生，两天前的晚上我吃了一顿烧烤，喝了两瓶冰啤酒，大概到了夜里两点，我肚子好痛，把我痛醒了，起来坐了一会儿就去吐了，吐的全是吃的东西和酒。我在家休息了一天，好像好了一点，但是肚子还是隐隐作痛，还拉了两次肚子。我好怕自己胃穿孔了，所以赶紧来看看。"

医生从患者的故事中找到了诊断线索，触摸患者的腹部进行体格检查，由护士抽血送标本去检验，最终医生做出诊断，并告诉患者目前有多种治疗选择，各有利弊；双方达成一致，选择口服药物治疗；医生最后给出了近期居家应注意事项。如果换成AI医生，它会对患者的症状进行识别，然后开药，列出一个注意事项提醒表单给患者，结束诊疗。从上述例子中不难看出，在医疗活动中，医生做出医疗决策的同时，对患者的故事聆听，对患者的关心和安慰不可或缺，而后者正是冰冷的AI无法做到的。

AI和真人医疗的最大不同之处在于AI"没有灵魂"，无法建立人际叙事连接，展开情感方面的深度交流，机器无法最大化地模拟人类的共情能力。对于不可靠叙事者，AI智能医生无法识别，无法通过用心的沟通，将其转化为可靠叙事者。患者有的时候不会透露自己所有的症状，在和医生的互动中，可能比较愿意将信息提供给"对诊断相对有帮助的人类，而不是一个计算机系统或智能系统"[①]。

2015年，新加坡大学推出全球与真人最像的机器人"Nadine"，开发者称，Nadine最终将提供儿童看护服务，并为孤独老人提供陪伴。但是，英国萨塞克斯大学的认知科学教授玛格丽特·A.博登（Maggie A. Boden）警告说："机器永远无法理解抽象的概念，例如忠诚感或内心的伤害。"博登教授指出："从表面上看来，机器人可以与老人聊天，老人可以给机器人讲述她的人生故事，这样机器人能逗老人开心，而且，如果老人一遍遍地给机器人讲同一个故事，机器人也不会觉得厌烦。甚至，机器人还可以收集老人的记忆，把它变成一本日记。"

"但是，当老人讲述类似自己的丈夫曾经背叛她出轨的事情时如果对面是一个人，那么，听故事的人一定有能力识别这种情绪，并以恰当的方式回应老人，因为这是一个关于忠诚与背叛的故事，一段让人伤心欲绝的悲惨记忆。但是，如果对面是一个机器人，她并不能识别这种深度的情感变化，也无法予以适当的回应。因而，我认为机器人陪伴和机器人健康从业者会因无法真正满足人类在情感上的基本需求而变得非常危险。类似机器人如在儿童身上过度使用，会影响儿童的语言、情感和人际发展。"

虽然许多研究显示，AI智能医生能弥补新入职医生在经验和知识方面的不足，但是，如果年轻医生不再积累经验，而是直接依赖AI智能应用，对于医学教育和传承而言，将是一种毁灭性打击。医疗行为最重要的前提是保证诊断的正确性。在过去很长一段时间里，医学的诊断和治疗都仰赖前人经验积累。而在人工智能时代，AI能够在数百万个病例数据库中，通过深度学习提升诊断和治疗的正确率，辅助医生进行诊疗。这将直接引发经验的贬值。

---

① 杨晓霖. 中国叙事医学与医者职业素养［M］. 广州：广东高等教育出版社，2023.

医疗领域中，医者实践经验的贬值容易导致对医疗活动中人性的忽视，只有在医学教育和临床实践中延续经验传递的叙事传统才能真正引领数字医疗和医学朝着深度人性化的方向发展。

三、数字医疗匹配与现实需求转化

无论从业者想还是不想，谁也不可否认，数字医疗的时代已经来临，并且未来将面临10倍速的发展。是参与还是旁观？这个问题不难回答。

数字医疗归根结底是解决医疗问题，比如对于患者来说，就医更便利、就医过程更顺畅、质量更高；对于医院管理来说，业务数据更准确、更翔实，更智能地分析医院运营数据，比如运营效率、运营效益等。

患者的数字医疗创新思路主要来源于一线医务人员和服务人员在实践中的感知和积累，必须以解决临床问题和满足患者需求为首要目标。但其实，从日常繁杂的工作中发现问题，提出解决问题的方案，找到兼具科学性、创新性、可行性的思路并非易事。这样的需求挖掘和方案制订是一个复杂的过程，叙事思维此时能帮上大忙。

中山大学社会学与人类学学院涂炯副教授于2020年出版的《癌症患者的疾痛故事》中描述了患者从发现疾病、找寻病因、经历治疗、追寻意义、康复的整个历程，书中对癌症患者切身体验的细致呈现，均可帮助改进医疗服务。比如肿瘤治疗期间是否需要给主诊大夫进行随访日期的智能提醒，患者居家期间如何突破心理障碍与医生无障碍沟通等。

与患者、与自己的同事进行叙事交流是找到改进机会不可或缺的一环。一方面，可以通过患者故事讲述，运用叙事反思了解并分析困扰患者的难点和痛点，找到患者数字医疗改进需求；另一方面，通过和同事进行故事再现交换意见，在检索最新的研究进展的前提下，共同讨论对患者问题和需求的看法和建议（在这个过程中应用了叙事反思、故事再现等手段）。

同时需要注意的是，既要结合患者的实际情况，又要多方面考虑，结合医学的发展趋势，从不同的角度综合考虑患者的真正需求。

当医院管理者和医务人员提出临床上的数字医疗需求时，这些需求或与医学信息学相关，或与医疗智能相关，常常处于某些交叉学科地带。即便是在数字医疗飞速发展的今天，我们仍发现有大量的需求项目得不到数字医疗市场的认可。其中重要原因之一是医院方提炼出来的数字医疗需求是伪需求。伪需求是指医院或患者虽有需求，但以目前的解决手段无法实现，或用户量过少，无法让投资方收回投资。

究其原因，医院方和合作方、投资方未能形成有效叙事连接。首先从技术研发上来说，"隔行如隔山"，对医院管理者和医务人员来说，由于工作繁忙，他们可能没有足够的时间与其他领域专家交流和合作，医生比较容易沉浸在自己的专业领域中，甚至出现叙事闭锁。当遭到投资方拒绝时，医生固执地认为是投资方水平问题或资金问题，也不擅长与投资方进行叙事性沟通。而投资方有时鉴于医院提出的数字医疗需求并不足以支撑一个商业模式，市场化可能性不高，拒绝投资。由于知识背景不同，也缺乏相应叙事智慧，投资方并未在拒绝的同时充分表达今后继续合作的诚意，从而导致合作不能向更好的方向推进。

案例一则

　　疼痛科周主任在接诊患者的医疗活动中发现一个现象，对于部分口服止痛药的慢性疼痛患者，给予安慰剂口服，也能达到一定的止痛效果。基于此，周主任联系一家智能医学装备公司共同商议，是否能开发一个止痛药智能药盒，实现如下功能：当慢性疼痛患者每日服药次数超过规定上限时，患者按下药盒出药键，药盒给出安慰剂，安慰剂和止痛药都由家人提前装入药盒。为了探讨此药盒的必要性，周主任在检索文献证实部分患者安慰剂给药确实有一定疗效后，曾对多位患者和患者家属进行了访谈，针对给药的流程与智能医学装备公司工程师进行细节交流，对应用智能药盒应用场景进行了模拟，最后和投资方一起进行了市场预测。1年后，止痛药智能药盒的专利顺利转化。周主任回想了整个转化过程，总结了得失，3年间，又陆续实现了两个智能发明专利转化。

　　在这个案例中，我们看到周主任充分应用他的叙事知识，转换角度去理解患者和患者家属、理解工程师，通过叙事统整实现与工程师的细节交流和药盒应用场景模拟，应用"叙事想象力"对市场进行预测，终于成功匹配患者的需求，并做出满足市场需求的改进方案，成功进行了需求转化。而通过对整个转化过程展开自省，最终实现了自我成长（叙事预测力）。

四、未来数字医疗与叙事医院管理应用

　　我们可以试想一下，当患者入住病房时，在超级数字医疗背景下或是身处下列场景：

　　患者所在的病房是一个万级层流室，患者呼出的气体会迅速被空气洁净系统吸入清洁；患者所在房间的墙壁有自动感应功能，当细菌数和病毒数超过限值时洁净机器人会自动清洁墙壁、地面等；患者的所有生命体征均由智能心电监护装置监控，整个房间被智能装备覆盖，当患者感到不适时，只需要喊：

"小医小医。"智能医生会回复："我在呢！您哪里不舒服？"根据患者的描述智能医生会处理常见症状，不能处理时会提醒真人医生或护士到病房中查看病人；临床决策支持系统会在医生做出每一条医嘱之前、之后给出自己的意见；智能护士会根据医嘱到患者病床前发药、打针；智能医生每天根据患者病情变化和检验检查结果自动撰写病历，并上传患者的诊疗计划和病情变化情况到患者及其家属查看平台，以传递信息，实现沟通。患者回家后，智能装备还会源源不断传来数据，并进行出院之后康复情况自动评估，进行健康宣教，并提醒医护人员注意异常健康事件。

这样的场景是依据现有的数字医疗发展做的设想，看起来似乎有些科幻，但在未来很有可能会实现。我们的问题是，如果真的处于如此智能的状态下，医院的管理者和医务人员工作应该干什么？

数字医疗专家们也不得不承认，数字化在提供给医疗行业巨大助力的同时，有三大软肋：沟通、流程与文化。

人机对话无论多么智能，始终冰冷。数字医疗智能化将大大减少医务人员在医疗文书撰写方面的工作量，也会辅助医生做出更优的医疗决策；护士发药、打针等机械劳动可以由智能护士替代。这样，医生和护士可以把更多的时间投入AI不擅长的沟通中，在与患者的面对面沟通中，通过叙事连接给予患者更多的关爱，帮助患者实现身心健康。当然，我们也可以在数字化医疗的设计中融入叙事医学理念，比如在AI诊断、AI全人疗愈和AI健康管理当中融入叙事性建模数据，引导AI往人性化方向发展。

医院管理者和医务人员也可以把更多的精力投入挖掘数字医疗流程改进机会中。例如患者提出的问题是叙事性的，如何帮助智能系统更好理解患者的问题，需要医务人员从患者故事中反思、提炼，总结成智能系统能理解的语言和表达形式。再比如反思流程中的展现方式，例如智能系统提醒医务人员时到底是电话，还是弹窗，需要医院管理人员与医务人员充分沟通，找到答案。

最重要的是，医院管理者应带领团队构建人类所需的叙事文化体系并将其融入日常活动中。我们有了更多的时间，可以真正实现"关爱患者，关爱员工"的价值取向。另外，倡导数字医疗创建"人体生命数据库"（biobank）的同时创建"生命叙事库"（bio-narrative bank），当我们有了叙事语料收集意识和处理软件，这些叙事性数据，能够为今后设计出提供更高的医疗服务水平的AI智能医生打下基础，保障人工智能应用的伦理性和全人性[①]。

---

① 马修·阿诺德（1822—1888）是维多利亚时代三大主要诗人之一，他在《文化与无政府状态》中提道：人性要臻于完美，就要兼备智与善。本处提及的全人性，指人工智能需具备的"智与善"。

如果说人工智能的深度医疗需要更多循证医学的研究支撑的话，那么，人工智能的深度情感的实现必须依靠叙事医学。借由叙事表达和传递人际情感是AI目前无法完成的。通过叙事医学教育与临床实践，真人医者的职业叙事暖实力得到全面提升，在AI智能医者承担了大部分重复的、技术性的临床工作的语境下，具备"人文心"的医护人员能够充分运用自己的叙事智慧开展"科学脑"之外的医学工作，医患之间的距离得以拉近，人际叙事互动变得频繁密集，患者与医者之间曾经宝贵的连接与信任——深度人性化情感沟通才有机会恢复。也只有广大医护人员参与叙事医学实践，积累叙事方面的大量数据，才能让未来人工智能医者发展"深度叙事连接"成为可能。

罗伯特·M. 瓦赫特（Robert M. Wachter）在其《数字医疗》（*The digital doctor*：*Hope*，*hype*，*and harm at the dawn of medicine's computer age*，2015）一书的最后一个章节"艺术与科学"（art and science）中写道："在过去一个世纪里，我们的诊断与治疗手段迅猛发展，但是我们运用这些手段的方式远远落后，医生不堪重负、缺乏时间、没有快乐，丧失了同情心。如果我们的技术能够成功地帮助我们管理这些信息，医生和其他医疗行业人员就会发现自己将回到医学的基本工作中去，进行诊断、治疗、安慰、教学和探索。这是一个多么鼓舞人心的想法，而不是过度的盲目乐观。"

智慧、情感、伦理和价值是未来数字医疗应用的关键词，叙事医学全面提升医务人员的叙事素养，才能为未来数字医疗的设计与开发打下深度情感和人际连接的基础。同时，在未来数字医疗的迅猛发展的预期下，医者的职业叙事能力以及医院管理者的叙事领导力将成为医务人员不可取代、医疗机构拉开距离的重要因素。在中国叙事医学的推动下，我们才能真正让医学在成为一门科学的同时，发挥出其作为人文和艺术门类的潜能，推动人类的健康事业高质量发展。

　　追上未来，抓住它的本质，把未来转变为现在。

——车尔尼雪夫斯基[①]

（李钊）

---

① 尼古拉·加夫里诺维奇·车尔尼雪夫斯基（1828—1889），俄国哲学家，人本主义的代表人物。

后　记

我是理科生，毕业于临床医学消化病学专业，读博士、做科研、工作，一直以来都是用理科生思维解决问题。2015年我机缘巧合转入了医院管理行业，虽然跨了专业，也仍然习惯用科学、逻辑、循证来指导自己的工作，惯用的方法论是项目管理、六西格玛管理，信奉哈佛商学院、德鲁克等管理思想，在"术"的层面不断去学习、实践。既往在从事医院管理期间，取得了一些成绩和荣誉，同时也发现各种管理学方法论在实际工作应用中有不少局限性，明明存在规范的做法，偏偏按规范来推进却不那么顺利，随后慢慢意识到医院管理工作无疑有它独特的一面。

每个医学生都知道希波克拉底誓言，除了专业技术，人文才是誓言的底色。对于人文最好的注脚莫过于特鲁多医生的墓志铭："有时治愈，常常帮助，总是安慰。"那么如何将医院的管理与医院的人文结合，就是我一直在探索的课题，但总有一堵墙壁横亘在前，我久久不得其法，直到遇见了杨晓霖教授。杨晓霖教授是中国叙事医学的开创者之一和积极倡导者，是我在叙事医学领域的领路人，也是我的邻居。她就是我的破壁人。

叙事医学是将医学与文学相结合的学科，医院管理是将医学与管理相结合的学科，作为两位跨学科的管理者，我们当然也会习惯性地跨过中间的墙壁进行交流。刚开始我这个理科生一直没有体会到叙事医学的魅力，有一次她讲到家庭叙事生态，我突然产生了共鸣。我们家族世代行医，我能心甘情愿地传承衣钵，就是归功于我父母的叙事智慧。我小时候没考好，父亲说："看到隔壁唐伯伯家孩子找工作到处求人没有？你如果不好好读书，以后不仅做不了医生，就算是想到医院来扫地都困难。"母亲说："你爸爸上街，满大街的人跟他问好，感谢他救过命帮过忙，你们老李家世代行医，就算20世纪40年代打仗的时候，全家都被乡亲保护得挺好，就连兵匪看到这是家医馆，都不进去捣乱。我希望你以后做医生的时候要认真、努力，要知道，行医不明，是暗刀杀人，当医生就要当好医生，这样才能像你爸爸和你们老李家祖上各辈医生一样，帮助别人，受人尊敬。"就这样，将来的事和过去的事串在了一起，我就心悦诚服地端起医生这个饭碗。

相比父母用叙事智慧管教幼年的我，用叙事智慧管理医院当然要复杂得多。以前我努力地将一些项目管理的理论具象化、简洁化、模块化地分享给团队成员，做到可意会可言传，在一些领域实践起来也常能立竿见影。但当叙事与医院管理结合起来时，就不是那么的容易了，这样的人文医学门类，常常要静心才能意会，即使意会，仍有言传不易之感。而言传之外，实践中又难免碰到各种问题。即便如此，我也坚信，医院管理与人文的结合一定是未来的趋势，而叙事医学正是最能代表医院人文的领域。也许管理医院有许多方法论和理论，但这些都是"术"的层面，医院长久稳定的发展取决于"道"的和谐，也就是本书提到的"价值共生"，虽然困难重重，但我已经在路上。

正是看到我如此身体力行的实践，所以杨晓霖教授在此书筹备之初，就想到我这个参悟得"头破血流"之人，把我叫到她家，让我参与这本书的编写工作。感谢杨晓霖教授和李新江书记的不弃，让我有机会将医院管理知识、实战经验与叙事医院管理理论紧密结合，更加系统地深入思考、反思，形成了更加完整的知识体系。通过"引言"部分，提出为什么需要"叙事医院管理"；通过"理论篇"阐述什么是"叙事医院管理"；通过"实践篇"展现怎样使用"叙事医院管理"进行实践，通过"why-what-how"方式的呈现，总结我们对叙事医院管理的感悟，供行业专家们参考，为叙事医学的推广尽绵薄之力。

感谢我的博士导师——中国著名的消化病学家姜泊老师，这次成稿离不开他的言传身教，今年老师已逾耳顺之年，仍笔耕不辍。感谢我的管理学老师——中国著名企业管理专家、顶级职业经理人曾和平老师在管理学上的引路，让我在踏入管理大门之初即以科学、系统的视角去学习、实践，让我一开始就站在管理学知识架构这一高起点。感谢这些年在医院管理工作中帮助过我的、和我共同奋斗过的每位老师、专家、同袍，启发我深入思考，一起攻克一个又一个的管理学难题。特别感谢我的先生，一直鼓励我写作，同时费心照顾孩子，让孩子能茁壮成长。

让我们充分认识并尝试理解世界的复杂性和多态性，做终身学习者，一起叙事向未来。

李钊

2023年10月